汉竹主编●白金女人系列

金紫亦 著

代谢好 自然瘦

Dai Xie Hao Zi Ran Shou

扫一扫 看瘦身操视频

汉竹图书微博
http://weibo.com/hanzhutushu

江苏凤凰科学技术出版社
全国百佳图书出版单位

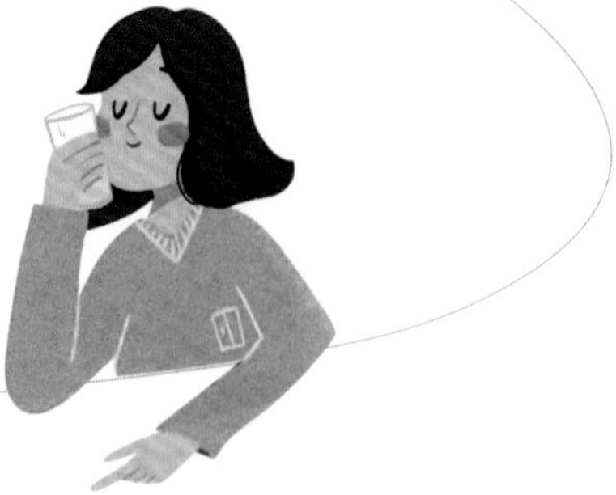

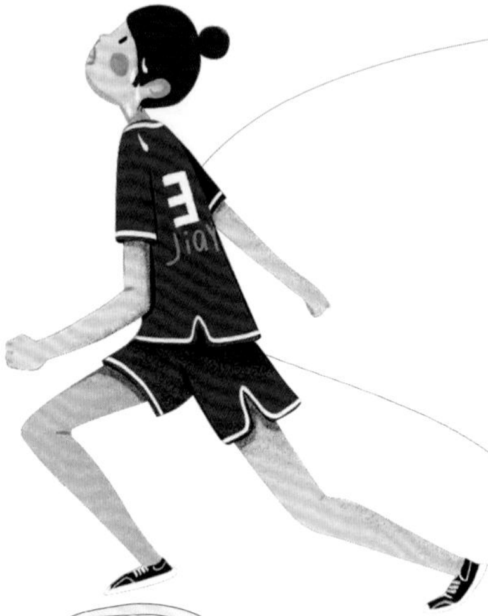

Preface

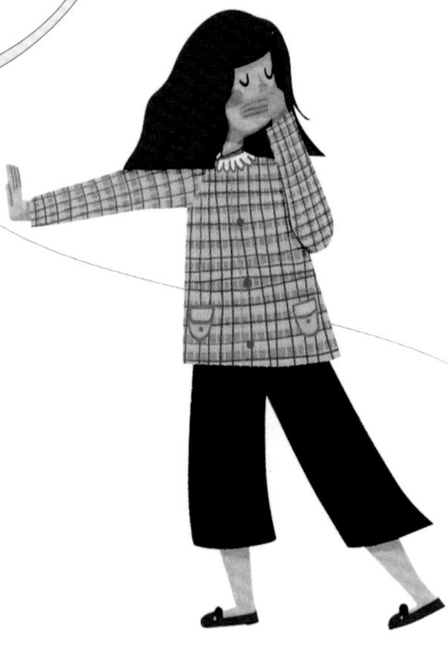

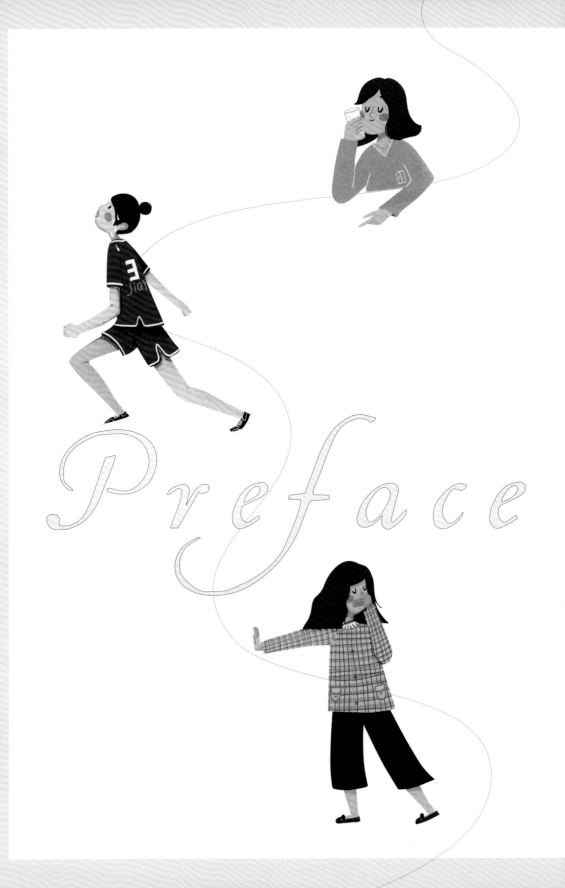

自序

身材是一个人很重要的名片，减肥更是很多女性的终身事业。可现实总会将理想击碎：20岁时，少乘电梯，多爬几层楼梯就能瘦；30岁时，健身几个月却一点没瘦……主要问题在于代谢变慢了！

我是金紫亦，两个孩子的妈妈，由于产后不注重锻炼，赘肉爬上了我身体的每一个部位。身高172厘米的我，体重一度飙升到90千克。我深知，30岁之后代谢变慢是大多数女性的“宿命”。但我也坚信，只要找到方法，就能成为“逆袭者”——分娩后，我用半年时间成功减重30千克。

曾经的我，也是一个“运动小白”。经历过两次瘦身失败的打击后，我开始明白，在对自己身体和科学合理的瘦身方式没有足够了解的情况下，盲目训练只会让我走更多弯路。之后，我学习了营养师课程，综合理论与自身实践，最终总结出了一套饮食与运动相结合的方法——把70%的力气花在“吃对”上，再加30%的运动，减肥速度和效果就会成倍提升！这套方法后来在大蜜减脂营帮助近20万女性成功瘦身。

在多年的学习和指导过程中，我发现，市面上的营养瘦身类书籍往往内容太过“沉重”，令许多缺乏专业基础知识的女性望而却步。因此，我将自己的瘦身经验和方法写进这本书中，希望用通俗易懂的语言和简单易学的方法，帮助想要瘦身的你找对方向、少走弯路。这本书里的方法，都是几年来，我在指导十几万学员的过程中不断打磨而成的。通过这些科学、合理的瘦身方法，提高身体代谢水平，你就依旧有可能回到18岁的苗条模样！

如果你做好了准备，也希望30岁之后，让“代谢”这个身体中的小“发动机”，依旧能每时每刻不停地为我们身体加快热量燃烧，那就跟着我一起行动起来，让身体代谢的速度跟上想变瘦变美的心情！

相信我，超越自身的可能就藏在我们每个人的身体中，它一直在等你。

金紫亦

2020.02

目录

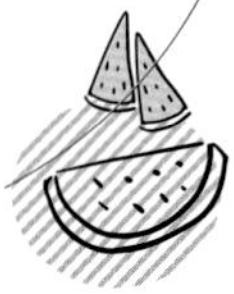

CONTENTS

第2章 越吃越瘦，提高代谢力

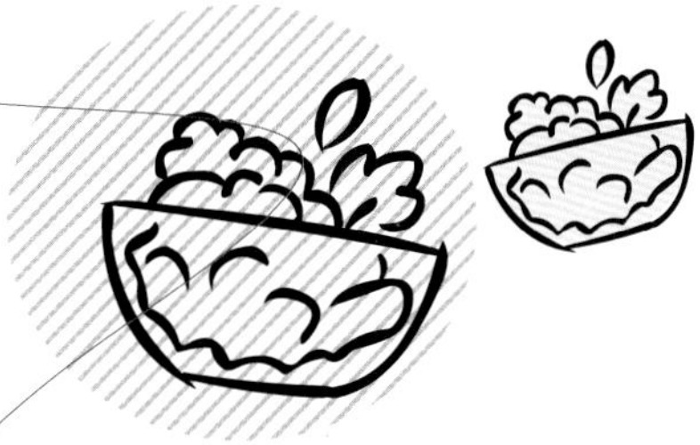

第4章

调整代谢模式，激发身体燃脂本能

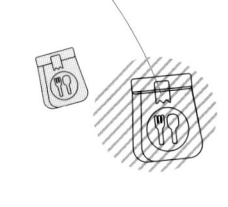

CONTENTS

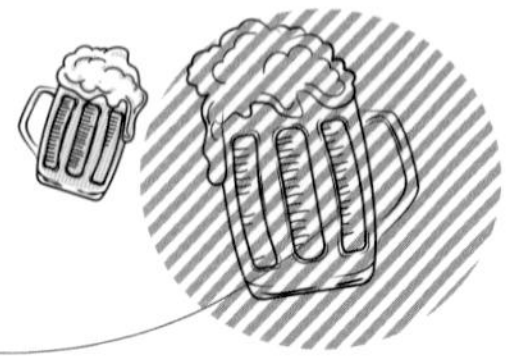

代谢好 自然瘦

Dai Xie Hao Zi Ran Shou

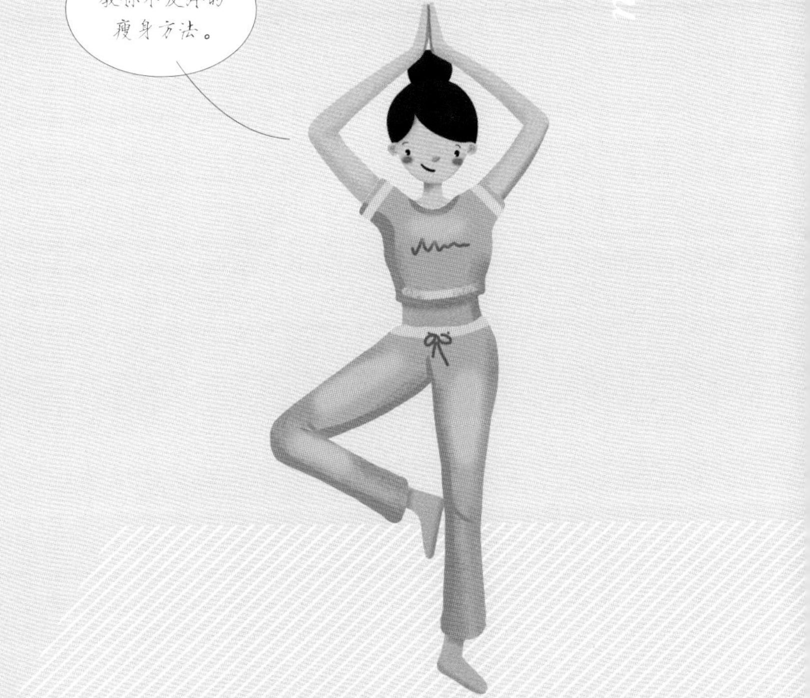

第 1 章

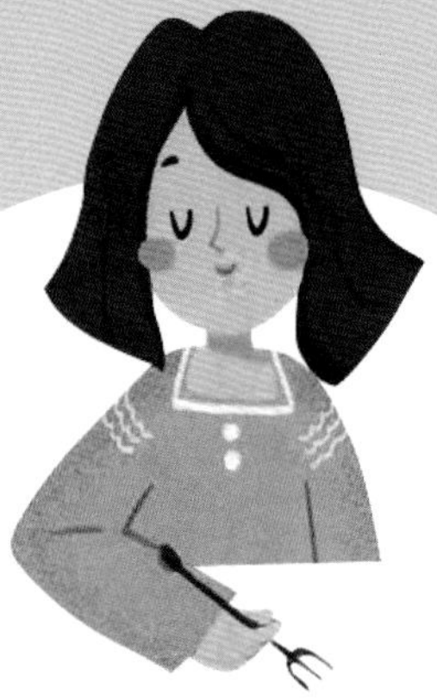

认清肥胖的真相

01 减肥的关键不在减重，而是降体脂

隐形肥胖者

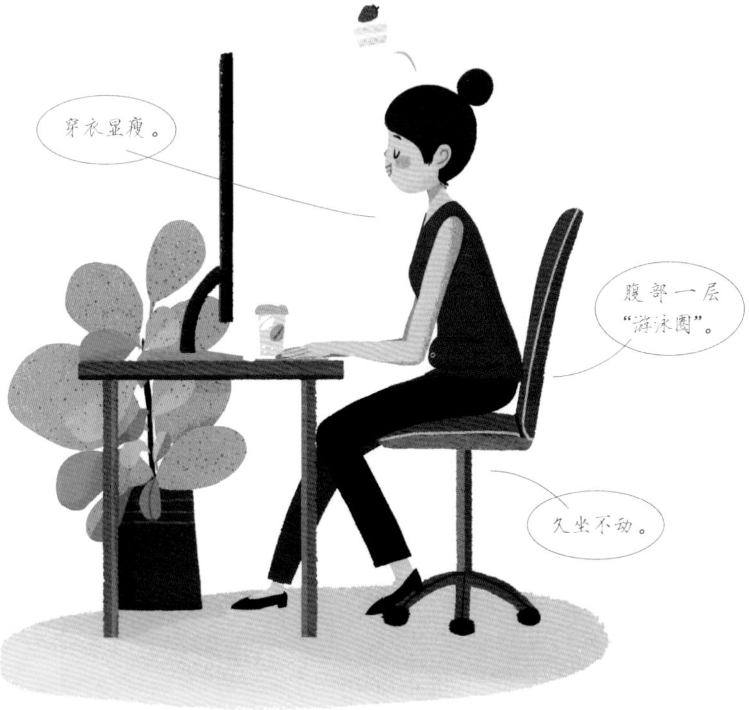

特征

- 有小肚腩，其他地方比较苗条。
- 内脏脂肪多，身体处于亚健康状态。
- 体重中等，多数时候减肥意愿不强。

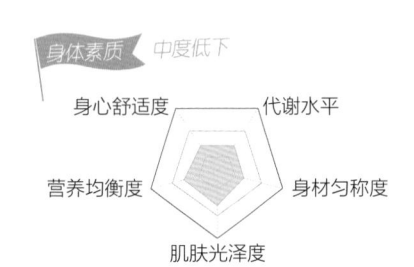

身体素质 中度低下

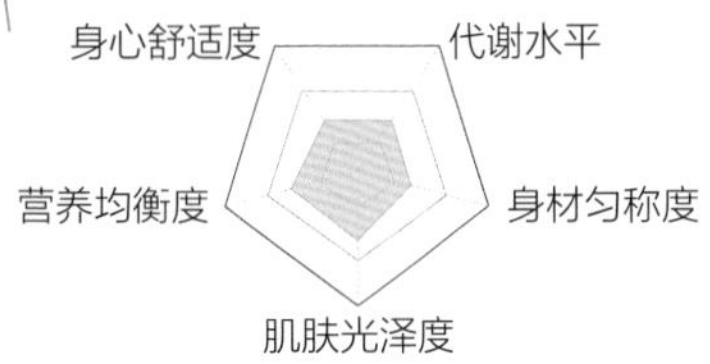

胖还是瘦？别只盯着体重看

Q1 身高、体重差不多，为什么我看着比你胖？

A 体重确实是判断肥胖较为普便的一个方式。以168厘米的身高来说，50千克和80千克肯定代表了不同的身材，体重80千克的人要比体重50千克的人看起来更胖一些。但只用体重来衡量一个人的胖瘦，并不十分严谨。体重相同，并不代表两个人身材是完全一致的，因为身体的组成比较复杂，包含水分、肌肉、脂肪、骨骼、内脏等，又称体成分。因此我们就可能会遇到“我的体重、身高和你差不多，看起来却比你胖得多”这样的情况。

Q2 不看体重，那看体质指数（BMI）行不行？

A 体质指数 = 体重（千克）÷ 身高（米）^{2}

从公式上看，BMI是用来称量单位身高的体重。BMI反映了人“横向发展”的程度，越胖的人，BMI自然越高，BMI=19和BMI=25的两个人，他们的身材肯定不同。

但BMI也有其局限性。首先，BMI不区分脂肪和肌肉，有些人超重[①]是因为脂肪太多，而有些人超重是因为肌肉比例大；其次，BMI不区分脂肪分布位置，两个身高、体重相同的人，一个胖得很均匀，一个脂肪集中在腹部，从审美和健康角度来说，两个人的身材完全不同。因此BMI指标较为粗略，特别是对于肌肉发达的运动员、水肿的病人、孕妇等人群来说，BMI并不适用。

---

① 按照我国标准，BMI值18.5~23.9算正常体重，24~28算超重，超过28算肥胖。

体脂率越低，减肥效果越佳

真相公开

- 体重＝体脂（即脂肪重量）＋瘦体重（去体脂重，即除脂肪以外其他身体成分的重量）。
- 体脂率是指人体内脂肪重量在总体重中所占的比例，又称体脂百分数，它反映人体内的脂肪含量的多少：体脂百分比＝体脂重量／体重 ×100%。
- 体脂率是评价身体成分的重要指标，也是衡量一个人胖瘦的常用鉴定方式之一。
- 体重相同，体脂率低的人看着更苗条。
- 减肥最理想的体成分变化，是脂肪减少、瘦体重增加。

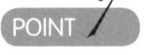

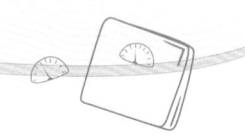

Action! 这样瘦更快

POINT 1 体重不降？不如测测体脂率

在持续的瘦身过程中，测量体重不如测量一下自己的体脂率，看看是否有下降。如果体脂明显下降，说明你已经在靠近自己的减肥目标。

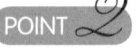

POINT 2 不反弹的真减肥？减脂与增肌并重

对于脂肪过多、体脂率高的人来说，有氧减脂、抗阻增肌训练都很重要。有氧运动对心脏和耐力增强有益，并且能达到消耗能量的目的，让你瘦下去；抗阻训练（即采用外在阻力的方式进行训练）可以增加肌肉的总量，从而提高新陈代谢率。这二者是运动瘦身的核心所在，缺一不可。

体重轻，也可能是隐形肥胖

一个体脂率高的人，全身上下的脂肪分布大体是均匀的。但有一类人明显胖得不够均匀，腹部是脂肪堆积最多的地方，这是一种相对更容易被忽视，也非常“危险”的肥胖类型，我们称之为隐形肥胖，又称腹型肥胖。

“腰粗”就是隐形肥胖！

- 哪怕体重不超标，只要腰围长期居高不下，就属于隐形肥胖。
- 脂肪主要分布在腹腔内的器官上。

女性腰臀比大于0.8就是隐形肥胖！

- 界定隐形肥胖的指标：腰臀比，即腰围的厘米数除以臀围的厘米数。
- 标准身材的腰臀比指标是：女性小于0.8、男性小于0.9。

危害：患代谢综合征、糖尿病、血脂异常、高血压等疾病的风险非常高。俗话说“裤带越长，寿命越短”，即腰围是衡量人体健康的重要指标。

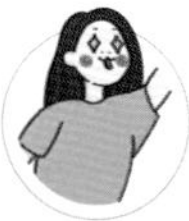

少量锻炼即可改善

关键：即使不进行严格的饮食控制，只进行少量的低强度锻炼，也能有效改善隐形肥胖。

运动要点：每周5次消耗能量在756千焦（女性）和1254千焦（男性）以上，即可适度减肥。换算成每天需要锻炼的内容，大致是女性快走40分钟，男性快走1个小时，这样的运动习惯是比较容易坚持的。

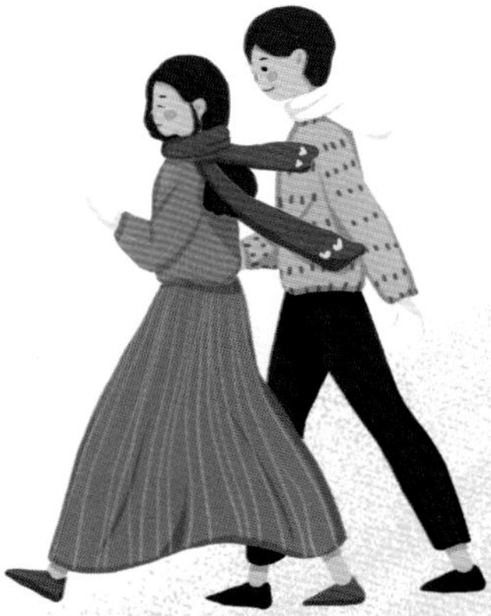

02 水肿不是真胖，却比真胖更难缠

水肿型肥胖者

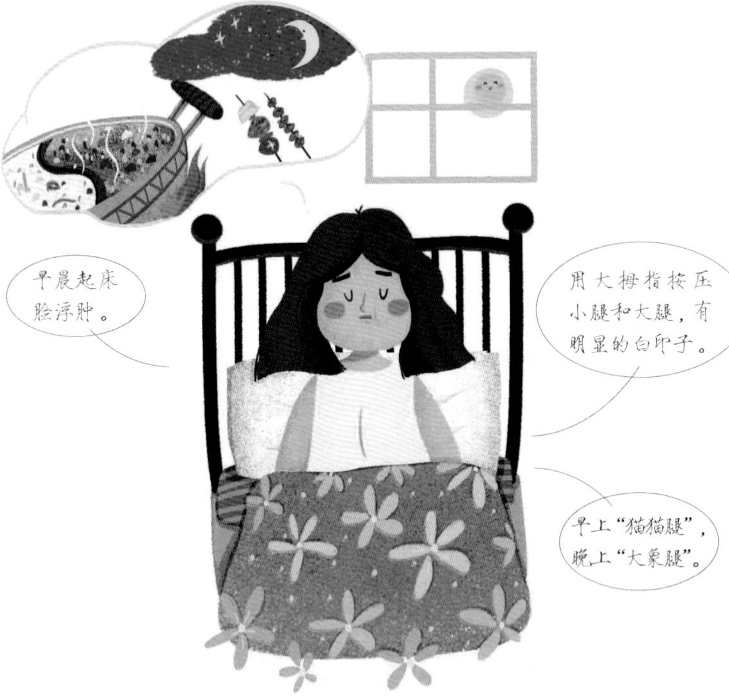
早晨起床
脸浮肿。
用大拇指按压
小腿和大腿，有
明显的白印子。
早上"猫猫腿"，
晚上"大象腿"。

特征

- 日常饮食口味很重。
- 自封"水肿型体质"，基本放弃改善。
- 时常觉得疲乏无力。

身体素质 中度低下

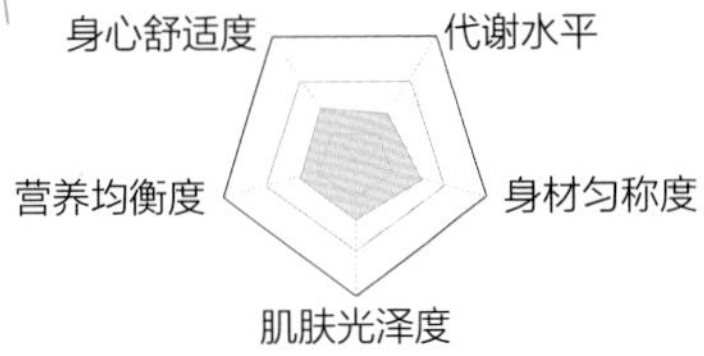

改善水肿的第一步：科学地吃

水肿就要少喝水

引起水肿的原因有很多，喝水太少也有可能引起水肿。水是人体摄入营养素的基础，还直接参与人体的许多代谢反应，人体内水分不足，各种代谢废物和多余的盐分等难以排出体外，就很容易引起水肿。**因此水肿型肥胖的首要步骤是合理饮食和运动，并且适当补充水分。**

中国营养学会建议每天饮水量不要少于1.5升，如果天气炎热或运动量过大，出汗较多，还应该喝得更多一些，2升左右比较合适。

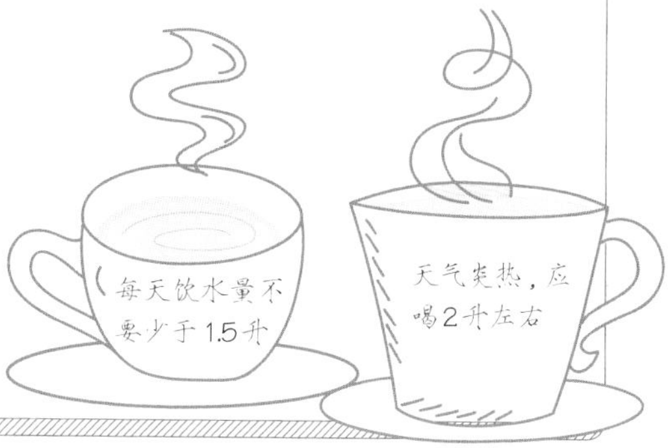
每天饮水量不要少于1.5升
天气炎热，应喝2升左右

清淡饮食减轻水肿

钠和钾是一对调节细胞渗透压的元素，钠盐摄入多了，细胞会吸收更多水分。**许多水肿型肥胖者日常饮食中的钠盐含量过高，若要消除水肿，饮食应当清淡一些**，少吃麻辣火锅、麻辣香锅等食物，减少肾脏的负荷。减少体内盐分过量地滞留，也能减小对血管的压力。

适量摄入一些含钾食物，会帮助身体排出水分。含钾比较丰富的食物有香蕉、橘子、土豆、萝卜和豆类食物等。

另外，**适量吃有助于利尿的食物。**比如绿豆、薏仁、芹菜、赤小豆、冬瓜等，也能够缓解水肿。

水肿是代谢变差的危险信号

真相公开

- 成年人身体大约70%是水分，当人体出现淋巴系统受损、消化系统功能低下、激素紊乱等，会导致多余水分滞留在体内，容易形成水肿型肥胖。
- 基础代谢是身体中的小“发动机”，它每时每刻不停地为我们身体燃烧热量，保持体内各个部位正常运转。
- 基础代谢水平越高，血液循环的效率就越高，水分代谢也就越快，水肿自然也会消失。
- 提高基础代谢不仅能提高身体机能，而且能打造“易瘦体质”。

Action! 这样瘦更快

POINT 1 基础代谢需要“食物燃料”

如果将基础代谢比作身体的“发动机”，那么良好的饮食习惯就是让“发动机”保持正常运转的“供能系统”。重视早餐，少食多餐，合理补充蛋白质、矿物质、膳食纤维和维生素等都有助于提高人体新陈代谢。

POINT 2 运动是基础代谢运转的“加速器”

肌肉锻炼可以增强人体的基础代谢率。增加肌肉总量必须通过高强度的抗阻训练，训练强度大时就是无氧运动，训练强度小但是持续时间长就是有氧运动。长期的有氧运动，使身体的能量消耗处于提高状态，而无氧运动通过增加肌肉总量能够长久地提高基础代谢。

了解自己的体质再做减肥计划

相对于体脂高、腰围大这两种“真胖”类型来说，“假胖”即水肿型肥胖，是女性肥胖中更为普遍的一种状态。不了解肥胖类型就贸然减肥，无疑跟开跑就跌倒一样。在这里，我们需要了解一下运动的两种方式——有氧运动和无氧运动。

有氧运动

定义：是指人体在氧气充分供应的情况下进行的体育锻炼，其特点就是强度中低水平、有节奏并可持续时间长，如瑜伽、快走、慢跑、游泳、登山等。

效果：“减脂”，增强耐力。

无氧运动

定义：是指人体肌肉在“缺氧”的状态下进行高速剧烈的运动，大部分是负荷强度高、爆发性强的运动，如举重、百米冲刺、摔跤等。

效果：“增肌”，提高人体基础代谢率。

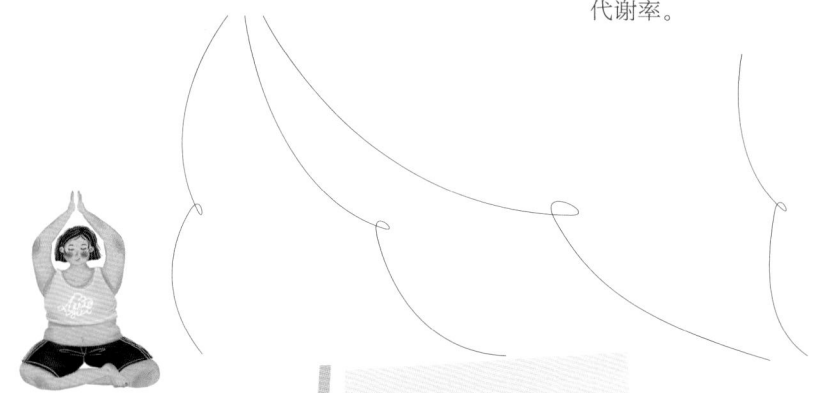

···腰围大···

肥胖类型：真胖。

运动方式选择：有氧运动，少量的低强度锻炼。

···水肿···

肥胖类型：假胖。

运动方式选择：有氧运动，促进血液循环。

···体脂高···

肥胖类型：真胖。

运动方式选择：有氧运动、无氧运动并重。

03 没有“一吃就瘦”的酵素产品

酵素“铁杆粉”

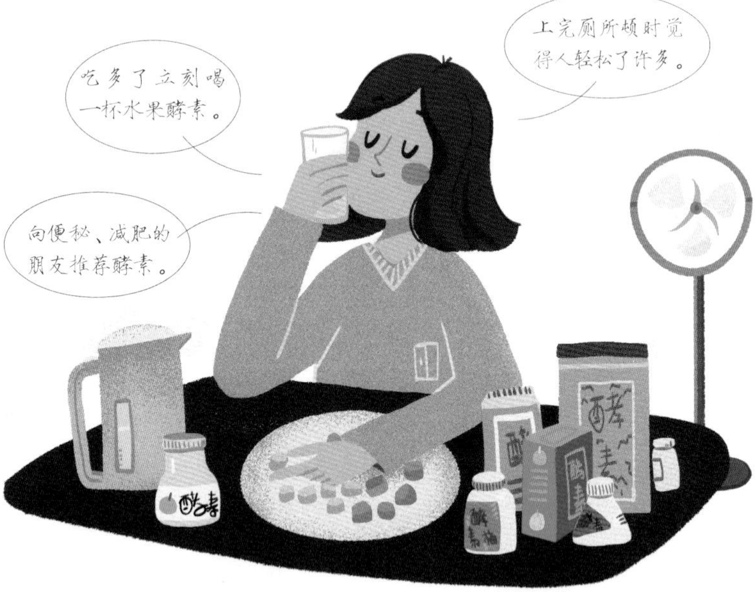

特征

- 认为酵素饮品、酵素梅味道不错，健康又减脂。
- 购买各种品牌的酵素产品。
- 停止酵素后又“打回原形”。

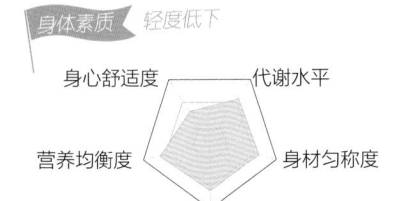

身体素质 轻度低下

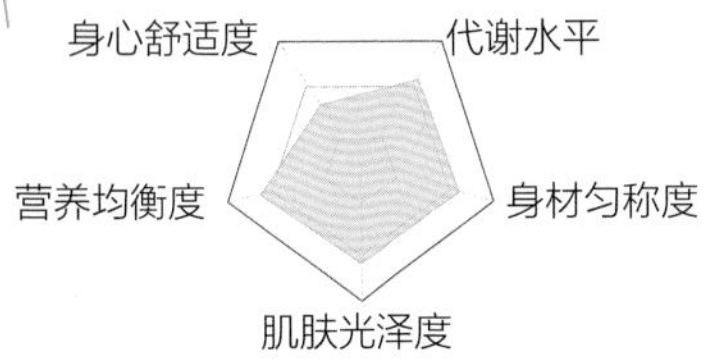

很多市售酵素无法为身体补充瘦素

酵素扛不住胃酸“攻击”

“酵素”其实就是我们常说的酶。酶必须在一定的pH和一定的温度条件中才能发挥活性，除了胃蛋白酶可在pH为1.5的胃酸条件下工作外，大部分酶可发挥活性的pH在7~10。同时，酶会被蛋白酶水解失去活性。

了解了这些之后，让我们再看看市面上销售量很高的“清脂酵素”进入到我们体内会发生什么吧。**胃酸的pH在1左右。一般而言，酶到了这样的环境中是很难保持活性的。**但是，胃中有专为这种酸性环境而生的胃蛋白酶，可以分解别的酶。接着，这些被分解的酶到了小肠，那里的蛋白酶活性更强，不管是食物蛋白还是酶，都会被进一步分解。**失去完整结构的“清脂酵素”自然也就不再具有活性了。**

酵素就是发酵物，并不稀罕

再来说一说如今非常受欢迎的酵素产品。这些酵素产品有液体、干粉和胶囊等各种形式，其主要成分由蔬菜水果“精华提炼”（其实是发酵）而成。这个发酵过程是以各种果蔬为原料，给予适当的温度和湿度，让果蔬表面自带的微生物进行代谢反应，生成氨基酸、维生素和有机酸等生物活性成分。

在这个过程中，酶以蛋白质的形式从果蔬中释放，但又被快速分解。可以这么理解，正是因为有这种“精华提炼”的过程，剩余成分中，已经基本没有果蔬中的酶了。因此，**酵素产品及“酵素减肥法”并没有商家宣传的那么神奇！**

唬人的“酵素速瘦法”

真相公开

- 酵素分为体内酵素（即我们体内的酶）和食物酵素（即市售的酵素产品），之前提到的清脂酵素、水果酵素都属于后者。
- 酶是维持我们生命活动不可或缺的物质，如果体内酶机能不佳，代谢就会下降。
- 酵素产品能提供酶的种类非常少，而且大都不是关系到健康的关键酶。
- 人体不需要额外补充酵素，因为人体自身就有控制酶产生和分解的完整机制。
- “吃酵素产品能增加体内酶，或是让体内酶活性化”，这样的观点缺乏较有力的科学依据。

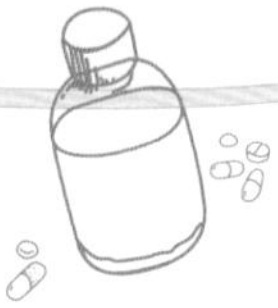

Action! 这样瘦更快

POINT 1 远离不靠谱的“瘦身捷径”

酵素产品的宣传常会利用我们追求快速减肥的心态，这样的“瘦身捷径”若带来副作用，对身体的危害远大于一时带来的“瘦身效果”，甚至还会出现反作用。所以为了达到长久瘦身的目的，必须掌握“吃什么、怎么吃”的方法。

POINT 2 吃好早餐比吃酵素更能提高代谢率

很多想要减肥的女性，从早餐开始，就将酵素当作有助于瘦身的“安慰剂”。其实，用心吃好早餐比多吃一份酵素更重要。人体在夜间的代谢是一天中最慢的，一觉醒来，血糖水平很低，身体急需营养补给，只有摄入能量之后，才能更好地激活代谢能力。所以早餐一定要营养全面，最重要的是，要挑选富含蛋白质的食物！

吃酵素不如补充膳食纤维

商家大肆宣传排毒减肥、消耗过剩脂肪、增强免疫力、促进新陈代谢等功效，使得酵素产品备受青睐，然而过度依赖酵素是不科学的。

人体肠道内有无数细菌，饮食结构不合理、膳食纤维摄入不足，容易导致肠道内有害菌的旺盛繁殖，抑制脂肪代谢，从而造成肥胖。因此，喝酵素不如在日常饮食中摄入充足的膳食纤维！

1 ···膳食纤维···

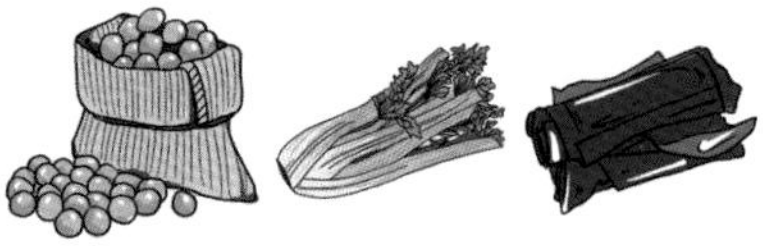

功用：防止过多热量和脂肪摄入，促进消化和排泄固体废物。

代表性食物：蔬菜水果、粗粮及菌藻类食物。

饮食关键：中国营养学会建议，成人每天应该摄入25~30克膳食纤维。然而，中国疾病预防控制中心的相关调查显示，我国居民膳食纤维摄入量仅为10.9克/天，远远低于推荐量，建议成人每天吃蔬菜300~500克，水果200~400克。

2 ···可溶性膳食纤维···

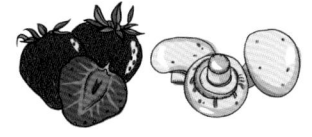

别名：益生元。

代表性食物：草莓、苹果、圣女果、木耳、海带、裙带菜、口蘑。

饮食关键：可溶性膳食纤维有助于产生饱腹感，比较柔和，对消化道刺激小，适合肠胃功能较弱的人。

3 ···不溶性膳食纤维···

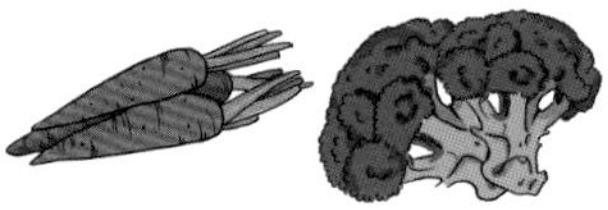

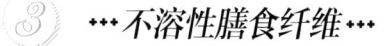

别名：肠道清道夫。

代表性食物：芹菜、大白菜、萝卜、玉米、西蓝花、胡萝卜。

饮食关键：不溶性膳食纤维对肠胃的刺激较大，肠胃功能欠佳时，尽量少吃“筋”多、富含不溶性膳食纤维的食物。

04 吃错蔬菜，反而胖得更快

食草族

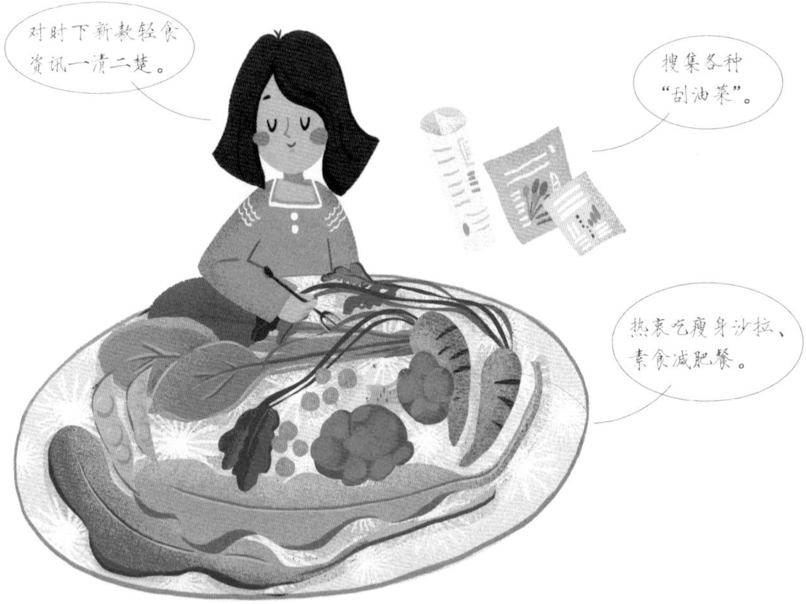
对时下新款轻食资讯一清二楚。
搜集各种“刮油菜”。
热衷吃瘦身沙拉、素食减肥餐。

特征

- 少吃或不吃淀粉类主食。
- 认为蔬菜热量少，可以大量食用。
- 有时体重不减反增。

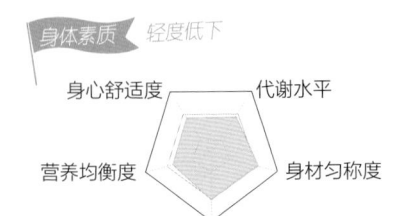

身体素质 轻度低下

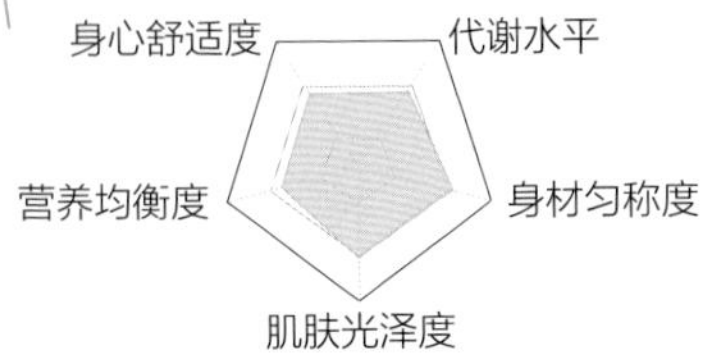

蔬菜中也有隐藏的“陷阱”

蔬菜沙拉，就是低热量、低碳水

有很多减脂期的女孩喜欢用沙拉餐代替正餐，以此达到快速瘦身的效果。满满一盘沙拉，蔬菜占有相当大的比重，理所应当是利于健康，利于减肥的。

不过，即便是再“素”的沙拉，如果吃太多，一样会发胖。更何况，我们很多人可能不知道，沙拉中有些“蔬菜”的热量也较高。例如玉米和豌豆，这两种沙拉中很常见的配菜，它们都是淀粉类蔬菜，放入沙拉中，沙拉的总热量就会被提升。**淀粉类蔬菜含有大量的碳水化合物，消化之后，其中的淀粉会转化为糖，容易提高血糖值。**此外，调味用的沙拉酱热量也非常高。

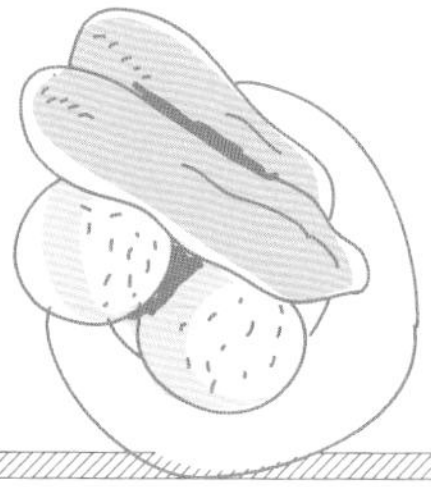

淀粉类蔬菜，应当归为主食

我们经常认为，只要是蔬菜，都应该算作“菜”，而不是“主食”。但我们通常会忘记——蔬菜也可以作为主食！植物中碳水化合物大部分以淀粉形式存在，含量高的像豆类：黄豆、绿豆、红豆、豌豆等；薯类：土豆、红薯等。

这些淀粉含量高的蔬菜，都可以替代主食！

拔丝白薯、炝炒土豆丝、松仁玉米等“菜肴”其实都可以算主食。如果我们总是将这些淀粉含量高的食物当成佐菜和主食一起吃，无形中就会摄入过量的碳水化合物，不利于瘦身。

光吃蔬菜，代谢能力直线下降

真相公开

- 减脂饮食的主角是高蛋白质的肉类，蔬菜次之。
- 长期用蔬菜沙拉代替正常饮食，非常容易造成蛋白质缺失，导致人体营养不良。
- 蛋白质是肌肉和肝脏、肾脏等重要器官的组成元素，而肌肉和这些器官参与基础代谢时，都会消耗大量热量。
- 蛋白质是代谢的关键，蛋白质的摄入量减少，会导致肌肉被渐渐分解，肝脏的机能也会降低，并不利于瘦身。

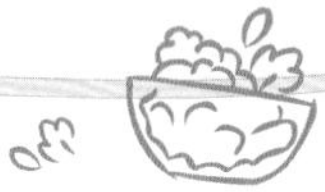

Action! 这样瘦更快

POINT 1 大胆地加入“食肉族”

只吃蔬菜填饱肚子，不愿食用蛋白质丰富的肉类，短时间内体重可能会减轻，但是这种饮食方式一方面不容易坚持，另一方面也不利于打造“长久不发胖”的体质。

POINT 2 高蛋白的肉类更容易燃烧脂肪

蛋白质有很高的产热效应，消化吸收过程中，约有30%变成热量直接被消耗。减肥期间，适当增加蛋白质的摄入量，有助于保持肌肉量，从而保持基础代谢率，这对持续减肥非常有好处。

要强调的是，选择高蛋白饮食的同时，要注意挑选低脂肪的肉食，纯瘦牛肉、鸡胸肉以及大多数鱼虾蟹贝类食材是较好的选择。

常见的“主食型”蔬菜

薯类的土豆、红薯和谷物类的玉米等都应被当作主食，而很多人误把大量“主食型”蔬菜当成普通蔬菜食用，一顿饭不小心吃进去过多的碳水化合物！下面列出了一些常见的“主食型”蔬菜，有不少人把它们当成佐菜食用。

1

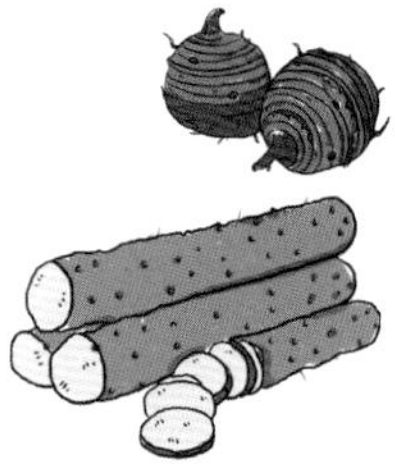

…根茎类…

代表性食物：山药、芋头。

山药虽然热量不高，但是碳水化合物含量比其他蔬菜高得多。很多女性都偏爱蓝莓山药这道冷盘美食，却不知这是披着凉菜“马甲”的主食。

芋头和山药一样，含有丰富的微量元素和维生素，所含脂肪量相当低，但是碳水化合物含量却很高。

2

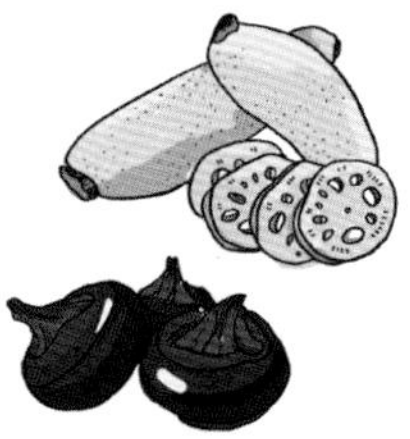

…水生根茎类…

代表性食物：莲藕、菱角、荸荠。

莲藕做凉菜或炒菜都很清脆爽口，但它的淀粉含量较高，所以要是吃了藕，还是少吃几口饭吧。

菱角的饱腹感很强，但每100克菱角就含有20多克碳水化合物，减肥期间吃它并不会减少能量的摄入。

荸荠俗称马蹄，口感很好，汁多水甜，但是它的淀粉含量较高，不宜大量食用。

3

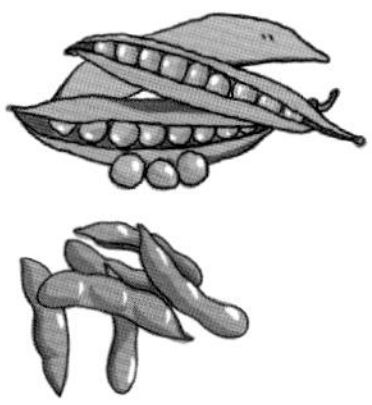

…菜豆类…

代表性食物：豌豆、毛豆。

100克豌豆含有的热量，运动20分钟左右才能完全消耗。比起将一盘豌豆当作配菜，建议将适量豌豆与大米一起蒸熟，作为主食端上餐桌。

毛豆的热量比豌豆更高，而且毛豆不太容易消化。一下子吃得太多也易引起腹胀。

05 “水果减肥法”，减掉的只是水分

水果控

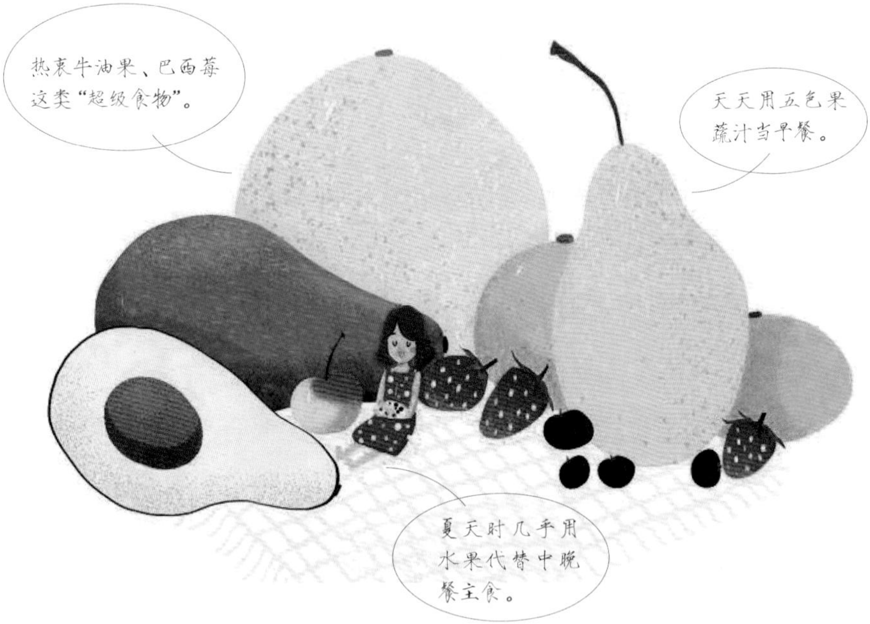

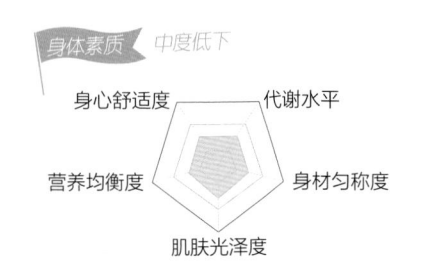

热衷牛油果、巴西莓这类“超级食物”。
天天用五色果蔬汁当早餐。
夏天时几乎用水果代替中晚餐主食。

特征

- 缺乏蛋白质，皮肤粗糙。
- 糖分摄入多，导致粉刺生长。
- 体重下降快，反弹也快。

身体素质 中度低下

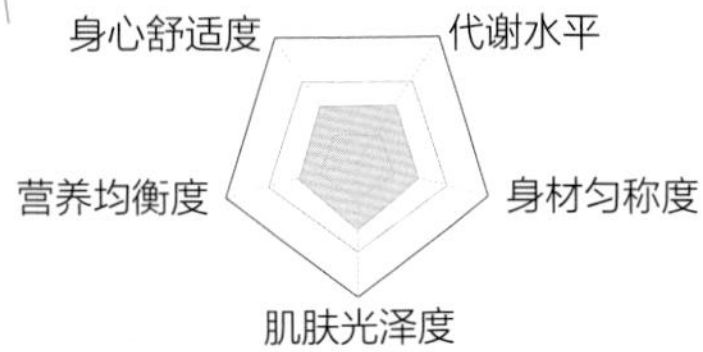

身心舒适度
代谢水平
营养均衡度
身材匀称度
肌肤光泽度

只吃水果容易造成“虚假减重”

只吃水果，掉秤快，反弹更快

有一些人尝试过只吃水果减肥的方法，似乎短时间内确实有一些瘦身效果。那么这个效果来源于何处呢？很多水果中含有大量的钾，水果吃得多，钾的摄入量就多。用水果代替正餐食物，不吃炒菜等，钠盐的摄入量就会相应减少。

钠和钾是一对调节人体细胞渗透压的矿物质元素。体内钠过多时身体就易产生水潴留、水肿现象，体重就会随之上升。大量吃水果，钾摄入量升高，促使身体排出水分，使体重下降。所以当你刚开始采用水果减肥法的时候，身体会排出较多的水分，易造成减重效果不错的错觉。但这种效果并不持久，采用这种方式减肥的人，很容易遭遇体重反弹。

水果不抗饿，食欲无法控制

我们人体需要的各种营养物质是不能全部靠水果获得的。当你的身体缺乏蛋白质和脂肪的时候，大脑会激发你的食欲，此时强烈的食欲靠意志力很难战胜，因为这是与人类求生的本能对抗。

水果含有大量水分，饱腹感并不强。吃完一会儿，上个卫生间，又饿了，人就没有办法静心学习或工作，脑子里一直在纠结，我要不要再吃个低糖饼干充充饥？这就是“越吃越饿”的水果代餐法。

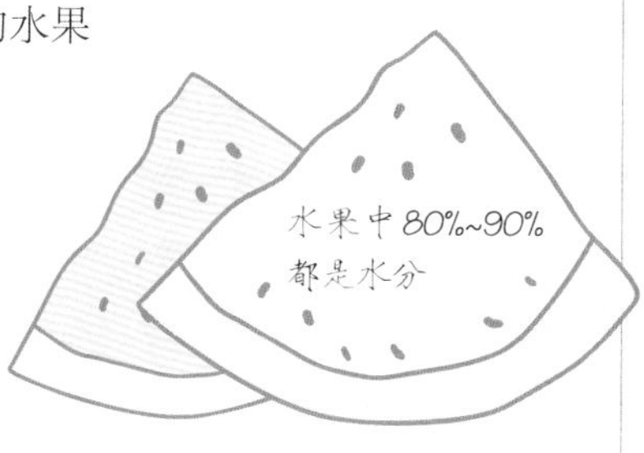

警惕！水果“不甜”不代表糖分低

真相公开

- 血糖生成指数，也叫GI值。高GI值食物会造成血糖大幅度升高，导致胰岛素分泌过多，使身体产生一种利于脂肪合成的代谢环境。
- 判断一种水果含糖量是否高不能只凭口感，不太甜的水果，含糖量也可能较高，如山楂等。
- 一般建议大家在减脂期选择苹果、梨、草莓、柚子、樱桃等低糖水果。

Action! 这样瘦更快

POINT 1 换掉不适合减脂期的水果

“沙拉明星食材”牛油果，经常被用来做“减脂餐”。然而，牛油果并非减脂期食物的好选择！牛油果的营养成分非常丰富，但其中的脂肪含量也比较高，大概是香蕉的20倍，苹果的40倍。因为脂肪含量高，所以它的热量也高达每100克700千焦，约是相同重量米饭热量的1.5倍。建议大家减脂期选择能量密度低、糖分低和饱腹感强的水果。

POINT 2 请马上停止“水果减肥法”

长期用大量水果代替正常饮食，这样的饮食结构很容易造成蛋白质摄入不足，而蛋白质是代谢的“能源”。因此“水果减肥法”不利于减脂瘦身！此外，“水果减肥法”还会导致皮肤变差、头发干枯毛燥。过量的果糖会造成肌肤暗沉，柑橘类的水果还含有对紫外线感光性高的色素，即使防晒做得滴水不漏，也易造成脸上斑点增多。

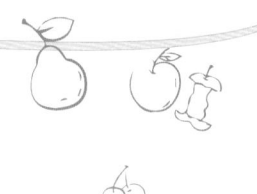

错误的水果吃法增加发胖风险

水果一向被认为是健康又营养的减肥食物，想减肥的人常会尝试用水果代餐，甚至用水果代替全天的饮食。不仅如此，关于某种水果具有“减肥奇效”的说法更是广为流传：比如香蕉有助于排毒瘦身，苹果有利于减肥，梨有助于去水肿等。然而，吃水果代替一日三餐并不能有效减肥，反而会带来一系列健康问题。

水果干当零食 ✗

原因：即使不添加任何防腐剂，冻干后的水果也会由于除去了所含的大部分水分，糖分得到富集，使热量增高好几倍。

正确做法：每日的饮食中加入新鲜的水果，才能达到营养均衡，但尽量不要食用高糖水果。

以果汁代替水果 ✗

原因：鲜榨果汁确实保留了水果的好味道和部分维生素，但损失了果肉中的大量膳食纤维。为了让果汁口感更好，吸引更多的消费者，果汁店的果汁里也会加入各种糖类，这样果汁的热量就更高了。

正确做法：水果的边缘部分或果皮的膳食纤维含量高于中心部位。吃未受污染的有机水果时，可将果皮与果肉同食。

晚餐后吃水果 ✗

原因：晚餐过后不建议吃水果，再吃水果容易在吃饱了的情况下平添多余能量。水果中富含果胶，会使肠道过于水润，可能会造成一定程度的肠胃不适。

正确做法：选择一些低糖水果，放在正餐与正餐之间作为加餐吃，比如早餐和午餐中间，或者午餐和晚餐中间，不仅可以预防过度饥饿，增加餐前饱腹感，控制食量，而且有助于我们消除水肿。

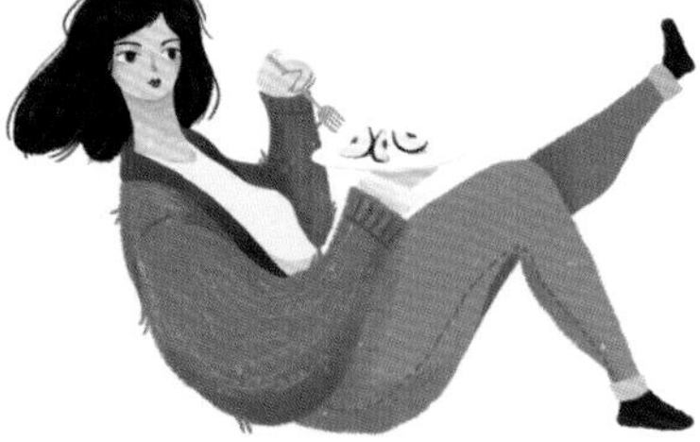

06 戒糖，更要戒掉“隐形糖”

伪戒糖主义

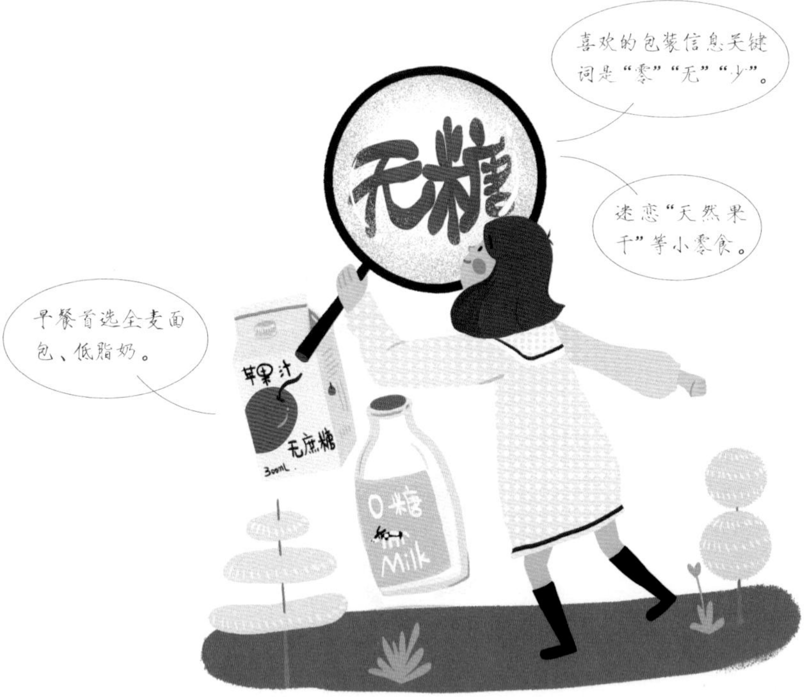

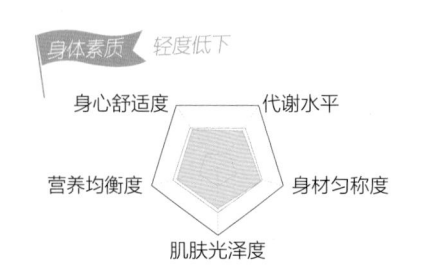

特征

- 相信戒糖能够减肥，减少痘痘，延缓衰老。
- 吃水果必查糖分含量。
- 看到“零卡”就安心。

身体素质 轻度低下

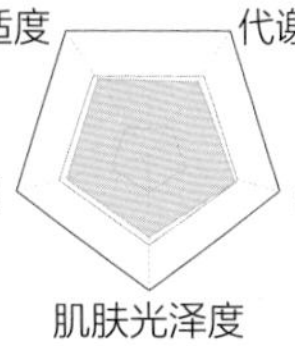

健康光环下的“隐形糖大户”

✗ 减少脂肪摄入，首选低脂酸奶

我们在逛超市的时候，常会倾向于选择那些在包装上标注低脂的食物。但你想不到的是，这类食品在降低脂肪含量的同时，为了维持口感，常常会添加大量的糖，这样对健康的危害反而更大。最典型的就是低脂或脱脂类的酸奶，虽然控制了脂肪含量，但为了使酸奶口感更好，厂家可能会在酸奶中加入7%左右的精制糖。如此一来，倒不如买一些全脂牛奶或全脂酸奶实在，加工程序更少，添加糖也更少。

再比如大家常喝的早餐谷物奶。满满一瓶谷物奶，又有奶又有谷物，吃起来方便又“扛饿”，但含糖量也不低。纯谷物和牛奶加在一起并不美味，厂家为了迎合大家对甜味的喜好，通常会在谷物奶中加入糖。

✓ 全麦面包也会被添加糖

糖在烘焙里有两个大家意想不到的作用：防腐和快速发酵。所以另一个隐形糖大户，就是市面上的烘焙产品。即便是部分号称健康的全麦面包，为了缩短发酵时间，也常常会加入糖。如果你留心观察，会发现在配料表里，糖通常是排在前三位的。排名越靠前，说明添加的剂量越多！部分号称营养健康的全麦面包尚且如此，可想而知，那些松松软软的花样面包、夹心吐司的含糖量会有多高！

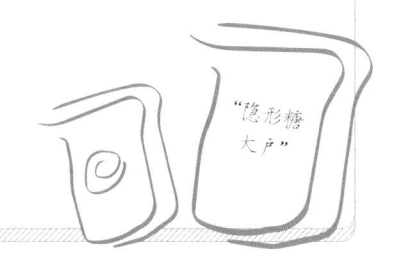

糖过量：肥胖、慢性病的“罪恶之源”

真相公开

- 碳水化合物是所有糖的总称，不管是单糖、双糖还是多糖，只要是以糖的结构存在，都可以叫作碳水化合物。
- 正餐中摄入的碳水化合物已经足够我们的日常所需。因此，额外摄入糖就容易“囤积”脂肪了。
- 糖吃多了会刺激胰岛素分泌，促进身体合成脂肪，对人体的血管造成危害。

Action! 这样瘦更快

POINT 1 看懂配料表，避免掉入“甜蜜陷阱”

一些所谓的“健康食品”，比如“天然果干”，听上去营养均衡，比如其中的蔓越莓干，是常见的糖渍食品，其实天然的蔓越莓没有这么酸甜可口。有一个方法可以帮你判断某种食品是不是高糖食品：一般来说，配料表中的原料，都是按照用量由多到少来排序的，如果配料表中糖的排名比主要食材还靠前，那我们就应该斟酌一下了。

POINT 2 别放错了酱料，不然努力全白费

很多沙拉酱、烧烤酱、辣椒酱、番茄酱的糖分并不少，大家煞费苦心减少的一点点热量，很可能被几勺酱料毁于一旦。建议大家用一些新鲜的番茄、辣椒来调味，或用葱蒜及芥末、醋等来代替混合酱料，这也是低糖低脂饮食的重要内容。

甜食“引爆”快乐，也“引来”高体脂

世界卫生组织（WHO）的最新报告表示，人们从食物摄取的总热量中，额外添加的糖（如用于菜肴调味的糖、饮品中的糖等）所占比例不应超过总热量的5%。这表明，成年人每天可以摄取的糖量应从原规定中的50克减少到25克。甜食总会“讨好”你的味蕾，可对健康没有什么长远好处。而布丁、冰淇淋、奶酪蛋糕、黑森林蛋糕……甜食如此诱人，怎样才能抗拒？这里教你四招。

1 糖类替换法

关键词：甜菊糖、木糖醇。

如果你真的戒不掉糖，那就适当地选择一些“健康的糖”，比如甜菊糖、木糖醇。这些甜味剂，既可以让你感受到甜味，经过代谢产生的热量又非常低，不太容易引起血糖波动，减脂期我们可以适当食用。

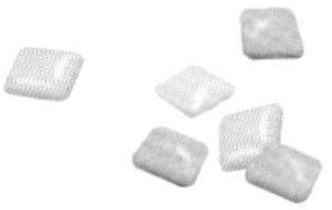

2 食物替代法

关键词：新鲜水果、希腊酸奶、黑巧克力。

加餐时，我们可以用新鲜水果、希腊酸奶、黑巧克力来代替甜食。当然，处于减脂期时，主要选择苹果、柚子和无糖无添加的酸奶作为甜食的替代品。

3 睡字诀

关键词：充足睡眠。

充足的睡眠也很重要，睡眠不足会影响到你对食物的喜好。当你睡眠不足后，大脑控制决策的部分会“失灵”，人就会更喜欢高热量、高糖的食物。所以成年人一定要保障每天7小时的睡眠时间，早早入睡才是瘦身王道。

4 避字诀

关键词：“眼不见为净”。

很重要的一点，要把所有大量添加糖类的食物“赶出”家门，这样你就不会在饿的时候，去厨房和冰箱里翻找各种甜食了。所以，一开始去超市购物时，我们就应该制订购物方针，对含糖多的食物坚决说“No”！

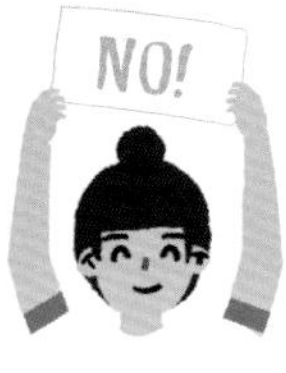

07 滴油不沾，瘦身反而更难

视油脂为减肥天敌

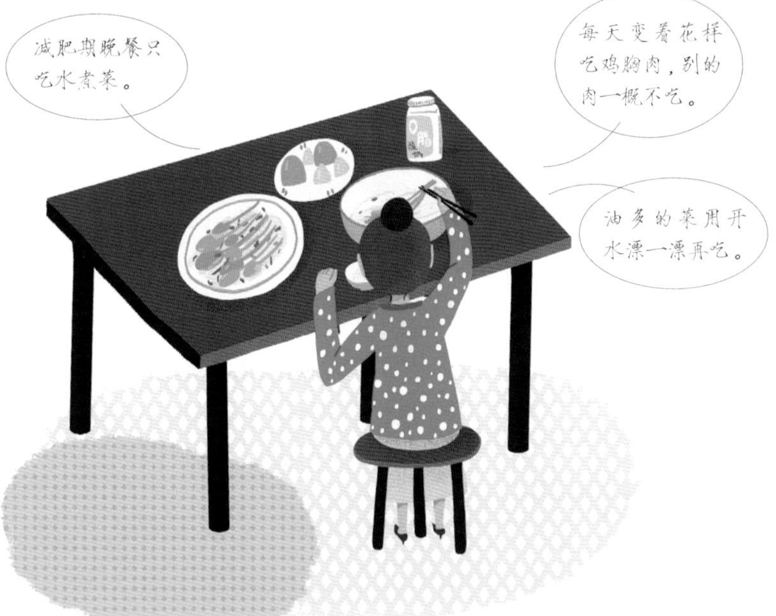

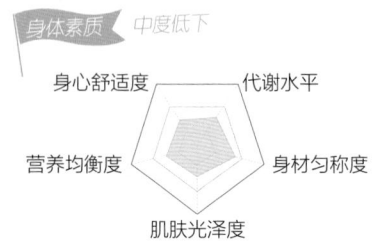

特征

- 信奉无油减肥法。
- 浑身无力，容易疲倦。
- 皮肤粗糙，脱发加重，视力减退。

身体素质 中度低下

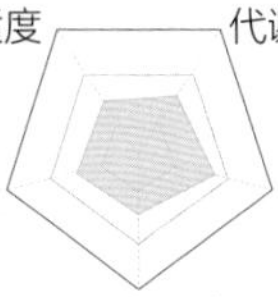

脂肪并非“大魔王”，营养功能不能忘

“0脂肪”饮食只会让减脂过程变得更艰难

脂肪是人体必需的营养素，与碳水化合物和蛋白质相比，脂肪的能量密度更高，所以减肥人群视脂肪为大敌，想尽一切办法从饮食中“赶走”脂肪。但盲目采用“0脂肪”的饮食只会让减脂过程变得更艰难，脂肪除了提供身体正常运转的能量外，对我们的皮肤保养和瘦身也非常重要。

身体正常运作，需要吸收一些脂溶性维生素，如维生素A、维生素D等。脂肪可以促进它们在肠道的吸收。长期脂肪摄入不足就容易造成脂溶性维生素缺乏，更容易出现皮肤粗糙、皮炎等问题。

合理摄入脂肪，其实更有利于管控我们的“胃口”。食物中的脂肪进入人体十二指肠时可以刺激黏膜产生肠抑胃素，这种激素能抑制胃的蠕动，减缓食物从胃进入到十二指肠的速度，减缓胃的排空时间，从而增加饱腹感。

为了燃烧脂肪，一定要摄取油脂

日常生活中，烹调油是提供人们所需脂肪的重要来源，包括植物油和动物油。动物油的脂肪含量占90%左右，还含有胆固醇；植物油的脂肪含量约占99%，不含胆固醇。烹调所用植物油是人体维生素E的首要来源。缺乏维生素E易引起生殖障碍，也易使肌肉、肝脏和大脑等部位的功能出现问题。

同时，烹调油还是人体必需脂肪酸——亚油酸和α-亚麻酸的主要来源。必需脂肪酸是指人体不能自身合成，必须由食物供应的脂肪酸。如果长期缺乏必需脂肪酸，身体免疫力可能会下降，还会影响心血管的健康，且不利于伤口愈合。

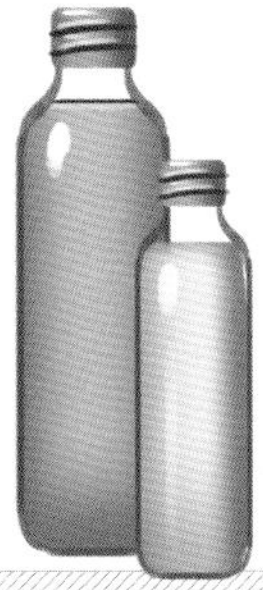

没有吃对油，难以提升代谢力

真相公开

- 人体代谢需要各种激素的运作，而其原料之一就是脂肪。
- 脂肪酸分为 3 类，分别是饱和脂肪酸、不饱和脂肪酸和反式脂肪酸。其中反式脂肪酸是导致肥胖的“坏脂肪”，不饱和脂肪酸是有利于瘦身的“好脂肪”，而饱和脂肪酸是我们必须要吃的脂肪，但需要特别注意控制摄入量。
- 不饱和脂肪酸又分为 ω-3、ω-6 和 ω-9，其中 ω-3 对提升代谢很重要，但人体也最容易缺乏。
- 青背鱼（秋刀鱼、沙丁鱼）等深海冷水鱼类、核桃仁（油）、亚麻籽油等富含 ω-3。

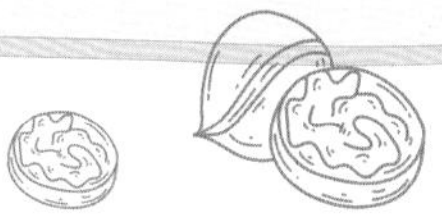

Action! 这样瘦更快

POINT 1 控制每日油脂摄入量

人的身体“喜欢”储存食物中的脂肪。除了少吃高脂肪食物，更要控制烹调过程中的食物油用量。世界卫生组织（WHO）推荐合理膳食模式的脂肪供能比为20%~30%，不宜超过30%，这个数据的意思是，只有每日烹调油摄入量控制在30克以下，才能符合这个基本要求。

POINT 2 坚果虽好也不能多吃

高脂饮食容易影响胰岛素分泌、引发肠道菌群改变，这是诱发肥胖的因素。坚果类食物虽然含有“好脂肪”，但是依然要注意控制摄入量，否则身体会更容易发胖。比如杏仁，以100克食物计算，油炸杏仁脂肪含量55.2克，炒杏仁脂肪含量51克，而杏仁脂肪含量则为45.4克。所以减脂期食用坚果推荐吃未经加工的杏仁，建议一天食用量为6~8颗。

摄取“好脂肪”，避开“恶魔油”

瘦身过程中，我们不应该谈“脂”色变，而应该聪明地选择“好脂肪”，同时，尽量避开“坏脂肪”。因此，我们需要了解从饮食中摄入的脂肪酸种类及特性。

1

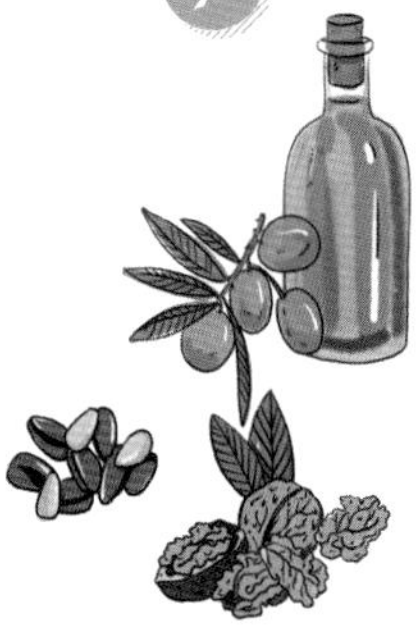

“好脂肪”

不饱和脂肪酸

特性：使胆固醇酯化，降低血液中胆固醇和甘油三酯含量；降低血液黏稠度，改善血液微循环；增强记忆力和思维能力。

食物来源：各种植物油（菜籽油、茶籽油、大豆油、橄榄油等）、大豆及豆制品、甲鱼及各种海鱼、酸奶、水果（石榴、山楂、橘子等）、蔬菜（大蒜、洋葱、大葱、花菜、韭菜、姜、萝卜、番茄、冬瓜、海带、紫菜等）。

2

肉类食物以畜肉类含脂肪最丰富，且多为饱和脂肪酸

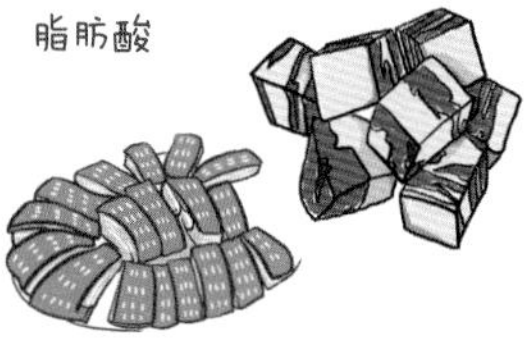

“发胖油”

饱和脂肪酸

特性：饱和脂肪酸摄入量过高，是血胆固醇升高的主要原因，会引起动脉管腔狭窄，形成动脉粥样硬化，增加患冠心病的风险。

食物来源：一般来说，动物性脂肪，如牛油、奶油和猪油等比植物性脂肪所含饱和脂肪酸要多，但也不是绝对的，如椰子油、可可油、棕榈油中也含有丰富的饱和脂肪酸。

3

反式脂肪酸在食品标签配料表中常见的“马甲”

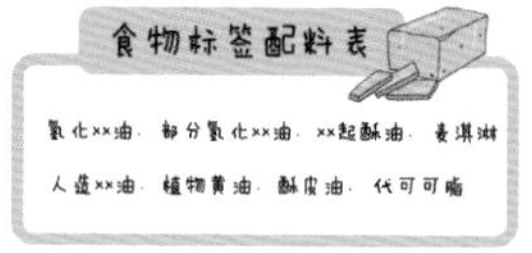

“恶魔油”

反式脂肪酸

特性：反式脂肪酸不仅不会被身体所“识别”，而且进入体内后极难代谢出去。反式脂肪酸会导致细胞死亡，加速皮肤衰老。

食物来源：常见的松软香甜、口味独特的含油类食品，大多含有反式脂肪酸，如蛋糕、方便面、饼干、面包、沙拉酱、炸薯片、冰淇淋等。

08 空腹运动不如不动

运动狂魔

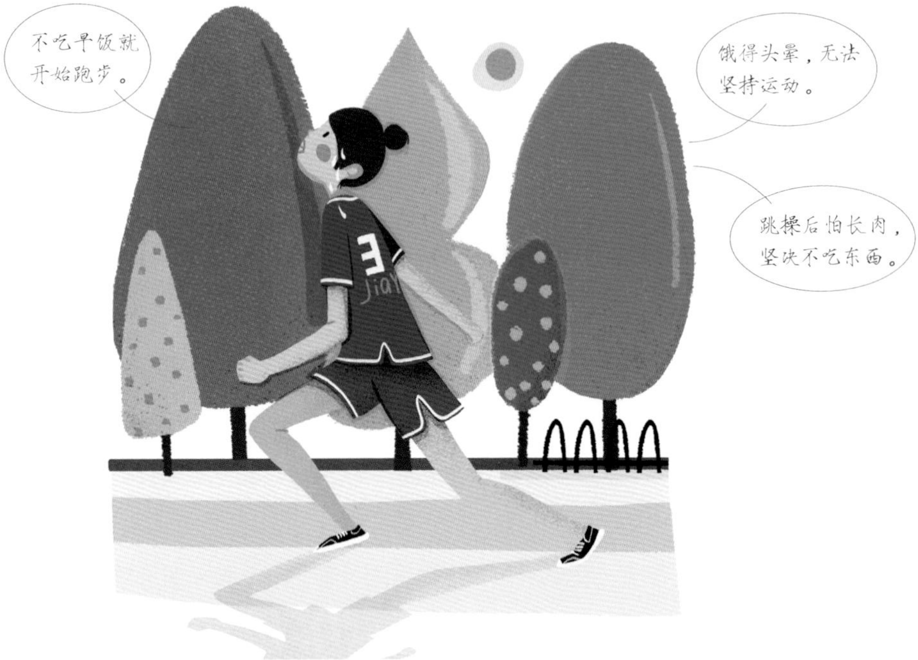
不吃早饭就开始跑步。
饿得头晕，无法坚持运动。
跳操后怕长肉，坚决不吃东西。

特征

- 运动完总感觉头晕眼花、四肢无力。
- 运动后再饿也不敢吃东西。
- 肌肉量减少，身体素质变差。

身体素质 中度低下

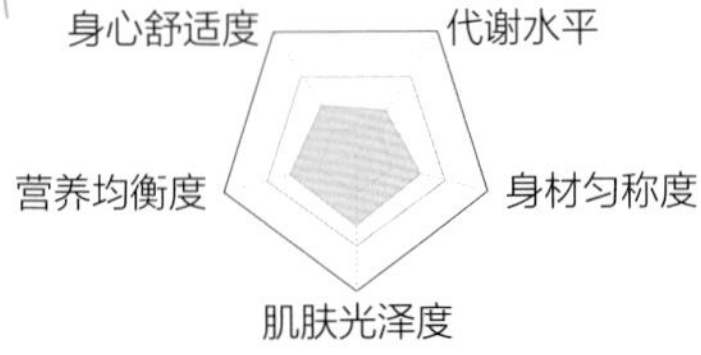

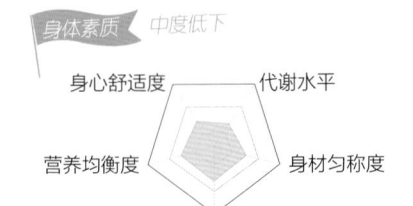

饥饿时跳甩脂操，甩掉的是肌肉

空腹运动，加快脂肪燃烧

运动燃烧脂肪必须借助碳水化合物的“点火效应”。空腹状态下，血糖处于很低的水平，身体没有办法充分燃烧脂肪。

除此之外，人在完全空腹的情况下进行运动，身体储备的糖会快速消耗，4组手臂肱二头肌弯举就可以让你的肌糖原水平下降40%。所以空腹运动，不仅无法补充能量，而且会让你无法高质量地完成运动瘦身计划。此外，空腹运动还会让身体产生大量的代谢产物，为了将这些“废物”排出体外，尿液的排泄量会增加，因此很容易造成脱水。

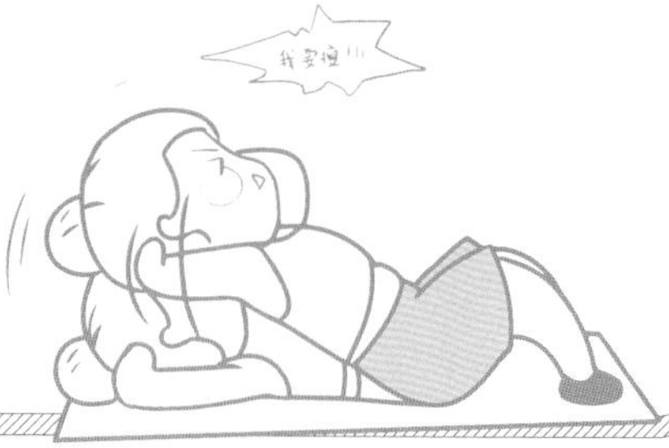

空腹运动，造成肌肉分解

如果在低血糖的情况下强迫身体运作，身体为了适应这样的艰苦环境，就会倾向于把消耗能量大的肌肉先分解掉。就像手机在只剩最后一格电的时候，最先关闭的一定是最耗电的功能一样，为了维持更长的待机时间，通话功能就被系统强行禁止了。与脂肪相比，肌肉的耗能要大得多，因此在脂肪被消耗之前，肌肉先被身体“舍弃”。

想想看，你饿着肚子把自己累倒，减掉的却是你好不容易增加的肌肉，而那些真正造成肥胖的脂肪，却仍然“顽强地”留在你的身上。这不就和减肥的目标背道而驰了吗？

告急！缺能量又缺水的双重危机！

真相公开

- 运动前后拒绝饮食，使身体处于低营养状态，无法长出新的肌肉，参与基础代谢的肌肉减少，代谢力下降，形成恶性循环。
- 在水分不足的情况下，人会感觉精力不充沛，无法坚持长时间和高强度的运动锻炼。
- 运动前后应适度进食，而且食物要包含碳水化合物和蛋白质，它们是帮助我们达到最佳训练效果必不可少的营养元素。
- 运动前后小口补水，如果运动时间大于60分钟，且出汗量比较大的话，还可以补充富含电解质和糖分的运动饮料。

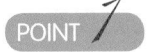

Action! 这样瘦更快

POINT 1 “三分练，七分吃”，启动瘦身力！

很多人在减肥期间都曾经走入这样的误区：要么一天到晚粒米不进，饿到头晕眼花，结果瘦得有多快，反弹就有多快；要么跑步跑到双腿瘫软，各种高强度负重训练，却一天三顿高油高糖饮食，再多的运动消耗都变成徒劳。其实，真正的瘦身之道，是将科学的饮食与运动相结合。

POINT 2 保持“热量赤字”才能达到预期减肥效果

让身体处于“热量赤字”状态，即摄入的热量 < 消耗的热量。制订运动计划时，要确保自己的食物摄入量足够，同时还要能保证身体每天处于“热量赤字”的状态。当每天的“热量赤字”达到2 000千焦或者每周14 000千焦时，你一周就能减掉大约500克的重量。

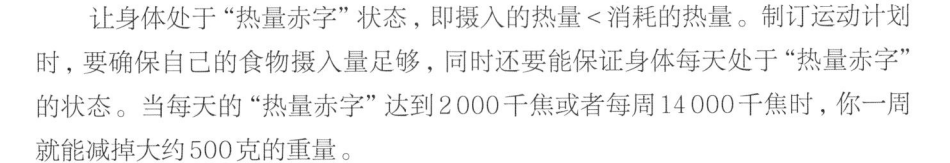

改善运动前后饮食，提高代谢力

运动前后，怎么吃、吃多少才能既达到预期的训练效果，又不会摄入太多能量导致“吃多了白运动”呢？

运动前

最佳进食时间：运动开始前 1~3 小时。

食物类型：蛋白质和碳水化合物的复合饮食。

益处：消耗脂肪并增加肌肉，有助于完成训练目标。

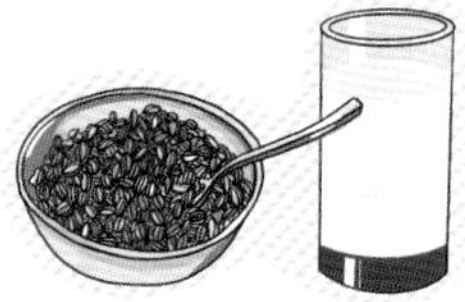

习惯早上运动的你，用“燕麦 + 酸奶”的组合会让消化速度变慢，血糖保持稳定。

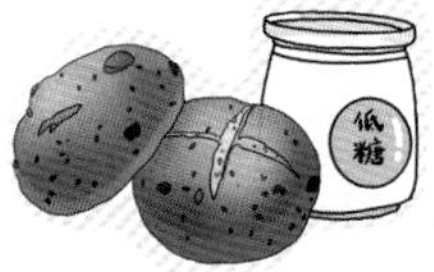

酸奶容易消化，建议选购酸奶的时候注意其中的含糖量，再加上两片全麦面包，就是一个富含碳水化合物和蛋白质的能量组合了。

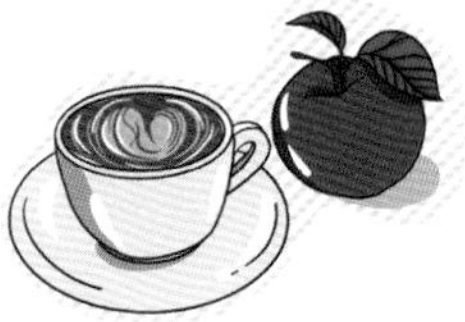

咖啡里加入的牛奶含有蛋白质，咖啡因可以缓解肌肉酸痛，并在运动过程中加速热量的消耗，此外，还可以搭配一个苹果补充碳水化合物。

运动后

最佳进食时间：运动后 45 分钟内。

食物类型：高碳水化合物和蛋白质的混合食物，以 3:1 的比例进行补充。

益处：有助于快速恢复肌肉。

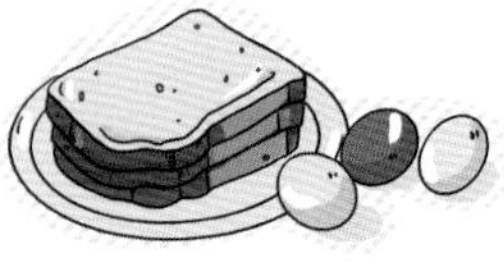

白面包吐司中的精致碳水化合物能让你在运动中消耗的糖原得到有效补充。鸡蛋含有优质蛋白质，包含了多种人体必需的氨基酸，这些营养素有助于肌肉恢复。

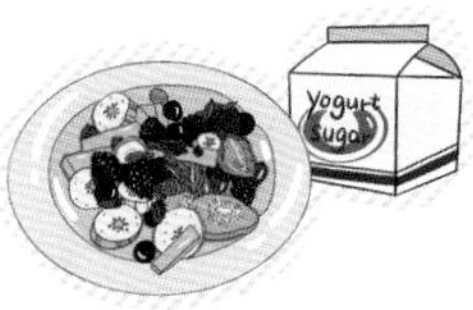

一杯含糖酸奶配上水果，糖和蛋白质比例可以达到 3:1 左右。水果拼盘中加入蓝莓，对身体更有益。研究表明，锻炼后吃蓝莓有助于预防运动引起的肌肉炎症。

09 “过午不食”招来体重反弹

节食减肥

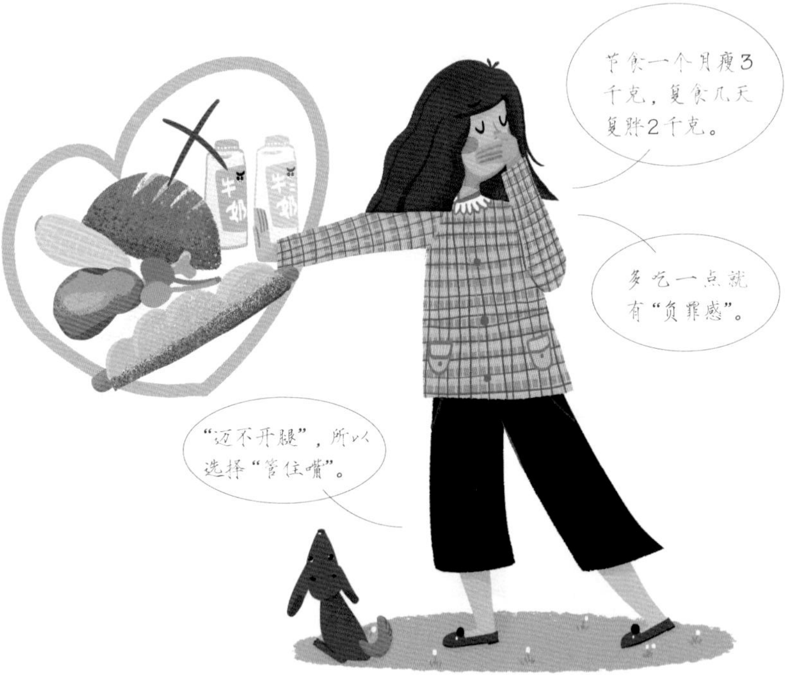
节食一个月瘦3千克，复食几天复胖2千克。
多吃一点就有“负罪感”。
“迈不开腿”，所以选择“管住嘴”。
牛奶
牛奶

特征

- 长期处于“饥饿状态”。
- 低血糖，时常晕眩。
- 皮肤粗糙、月经失调、情绪低落。

身体素质 轻度低下

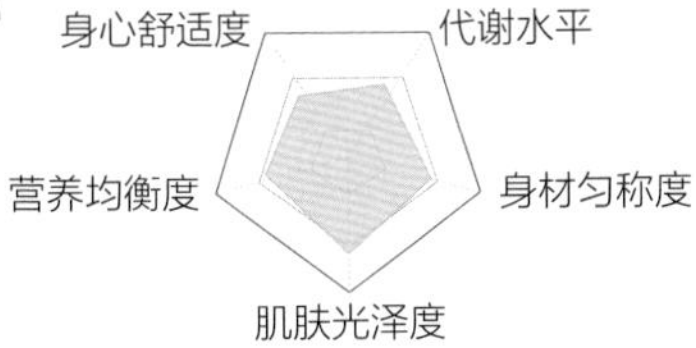

善用饥饿感才能减脂

感到饥饿时再吃东西

减肥不是“饥饿游戏”。饿得越久，胖得越快。其实丰富的饮食种类和多次进餐的习惯并不会导致能量的过度摄入，相反，还能帮助我们逐渐控制食欲。当胃里刚刚有咕噜声和轻微抽搐感的时候，就是进餐的最佳时刻。

一般来说，每3个小时左右进食一次比每5个小时进食一次更容易控制好每餐的总量，少食、多餐是控制饮食的理想方式。平衡一整天的血糖，不要让它过高（易促进脂肪合成），也不要过低（引起对食物过分的渴望），这样才能做到控制好一整天的热量摄入。

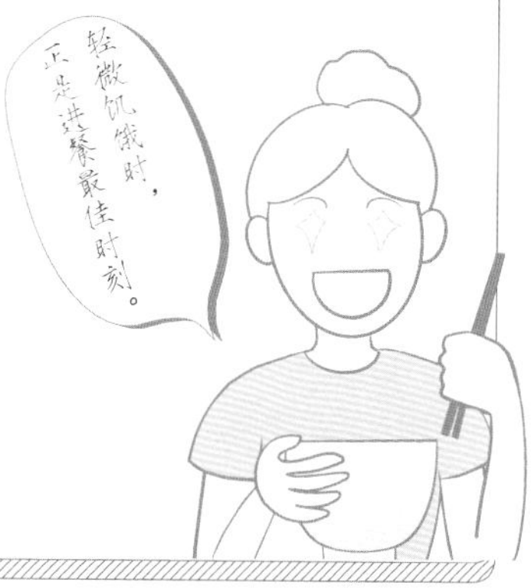

节食会诱发“暴食”

我们之所以会感觉到“饿”和“饱”，那是因为血糖在刺激我们的大脑中枢神经。当血液中血糖降低的时候，它会引发下丘脑产生神经冲动，向胃发出饥饿的信号，告诉身体，你需要吃饭了，你需要去找食物！

而当你饥肠辘辘时，你通常不会再去细细体会好食物与坏食物的区别，你的内心会遵从大脑的指令，去寻找可以让血糖快速升高的食物，那这些食物是什么呢？答案是高油高糖高热量的食物。所以不要过度节食，不要让自己常常饥饿，陷入这种迫切需要进食的状态。

节食之后，体重反弹得更厉害

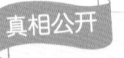

真相公开

- 节食会降低人体的基础代谢率，身体不再自动消耗能量，而是把能量变成脂肪并在体内堆积起来。
- 每天进餐次数越少，就越容易暴饮暴食。当一餐的食物能量摄入过剩，身体消耗不了时，就会变成脂肪储存起来。
- 国内外很多研究表明，少吃多餐，肥胖概率会明显下降。
- 两餐间隔越久，饥饿感就会越强。饥肠辘辘的时候吃饭，吃饭速度会更快，在同样时间内会吃下比平时更多的食物。

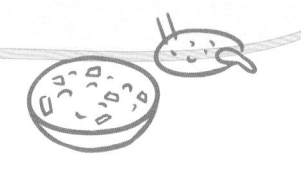

Action! 这样瘦更快

POINT 1 “瘦身黄金法则”—— 摄入小于消耗

所谓少吃多餐，有利瘦身，前提是食物总量不增加。简单地说就是保证吃下去的热量应小于身体一天运转所消耗的热量，两者之间的这个差值，就会靠消耗身体多余的脂肪来补偿，这样我们就达到了减肥这个最初目的。

POINT 2 以“我的餐盘”替换“膳食宝塔”

中国营养学会发布的《中国居民膳食指南（2016）》，建议大家以“平衡膳食盘子”（“我的餐盘”）作为日常饮食的指导。“我的餐盘”直观呈现了每日应摄取的食物种类与数量，这有助于改善大部分人原先不合理的饮食结构——碳水化合物摄入量过多，蛋白质补充量不足。

专为白领族：一天5顿的“瘦身魔法”

把“节食”二字从你的“瘦身字典”中速速划去，在保证早、中、晚三餐吃好外，再加两次“小加餐”。具体操作如下：

早餐×1

建议时间： 起床后半小时左右。

饮食推荐： 早上吃好，意思是营养质量要高。质量高体现在食物营养平衡上：不仅有主食（比如全麦面包、杂粮馒头和杂粮米饭粥等），还要有至少两种蛋白质食物（比如蛋、奶、肉、豆制品），以及至少一种蔬菜。

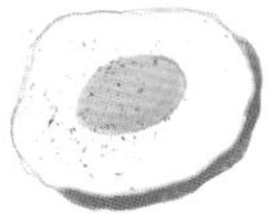

午餐×1

建议时间： 和早餐的间隔时间在 4~6 个小时为宜。

饮食推荐： 午餐吃饱，意味着吃的食物量要充足，主食、蔬菜、肉类都要吃够，食材种类尽可能丰富。

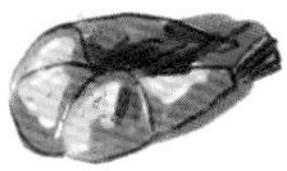

晚餐×1

建议时间： 和午餐的间隔时间在 4~6 个小时为宜。

饮食推荐： 晚上吃少，是选择热量低一点、油脂少一点的食物，并尽量弥补早上和中午没有吃到或没有吃够的食物，比如蔬菜、杂粮、豆类和薯类。晚上可以用蒸山药、红薯来替代米饭、馒头等。晚上吃蔬菜的量要比吃肉多，所谓“一荤配三蔬”。

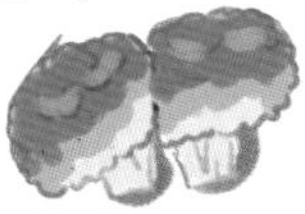

加餐×2

建议时间： 上午 10 点左右和下午 3 点左右。

饮食推荐： 上午加餐要适量，约三分之一早饭的量。适合上午加的餐有：1 个鸡蛋、1 杯无糖酸奶、少量水果、1 个番茄、半根黄瓜。下午的加餐可以选择“酸奶 + 水果”“坚果 + 水果”，因为“蛋白质 + 糖类”“脂肪 + 糖类”这种组合可以产生比较强的饱腹感，预防饥饿。另外，即将下班时吃几粒坚果，加上酸奶，可以让过低的血糖和空空的胃安稳一些，防止因为饥饿烦躁而出现晚餐进食过量。

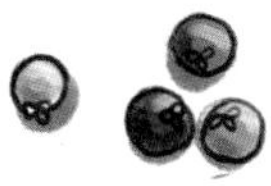

10 放慢进餐速度，不节食也能瘦

“快”食族

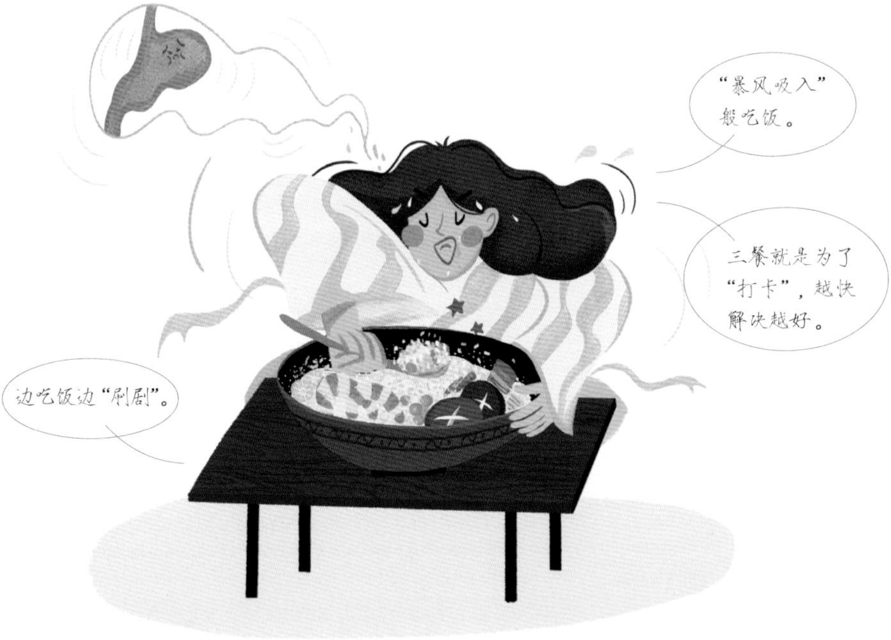

特征

- 10 分钟搞定一顿饭。
- 肠胃不好，时常胃疼或胃胀。
- 容易进食过量。

身体素质 中度低下

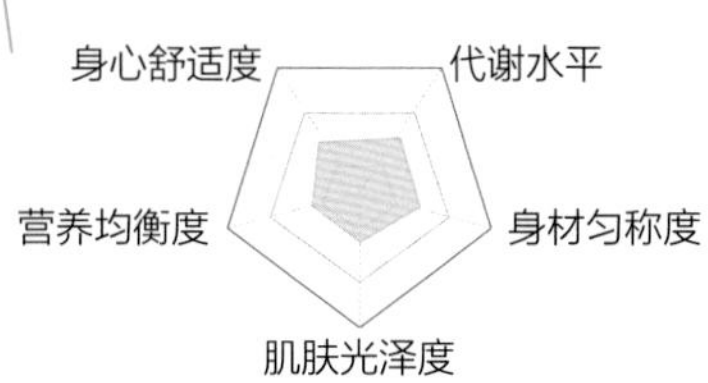

“有知觉进食”有助控制食量

放慢吃饭速度，让你变瘦

关于减脂期的饮食，除了之前提到的少食、多餐和控制每餐摄入量的饮食方式，还有一个就餐小细节，在很大程度上会影响我们的胖瘦。大家以前可能没有充分重视，那就是吃饭的速度。

细嚼慢咽，也被称为“有知觉进食”，对于我们控制食量有着很大帮助。发表于《英国医学期刊》（British Medical Journal）的一项研究指出，吃饭速度快并吃到有饱腹感的人，肥胖的概率是细嚼慢咽并在有饱腹感之前就停止进食的人的3倍。

或许你也有过这样的体会：明明吃饱了，但就是嘴巴寂寞，馋得很。回想一下，之前的那一餐，你是不是对自己进行了机械性的“填喂”？这带来的结果就是，大脑和身体都无法得到满足，从而导致无法控制的暴饮暴食。

及时停止进食，减少热量摄入

细嚼慢咽更容易使人有饱腹感，而大多数人吃多少不是取决于热量，而是取决于是不是感觉到饱了。人感受到饿和饱是受血糖影响的，我们吃下的食物，分解成葡萄糖，溶解到血液中，使血糖上升，这一过程需要一定的时间，大脑神经接收到饱腹感信号大概需要15分钟。

适当放慢吃饭速度，大脑有充足的时间接收信号，就能及时提示嘴巴停止进食，摄入的热量也能相对较少。吃饭速度过快的人，大脑来不及接收血糖上升的信号，往往感觉到饱的时候，已经不知不觉吃了很多食物，甚至超出了肠胃的承受能力。

“无意识进食”会养成“大胃王”

真相公开

- “无意识进食”是相对“有知觉进食”而言的，狼吞虎咽式吃饭、吃饭的同时做着其他事情都是“无意识进食”的表现。
- 科学家们通过研究得出结论：“无意识进食”会对最终饮食的量和饭后满足感造成影响。
- “无意识进食”时往往会不记得自己吃下了多少食物，导致食欲无法遏止地增加，从而增大食量。
- “无意识进食”会降低饭后满足感，身体陷入麻木的饮食状态，无法获得美好的进食体验。

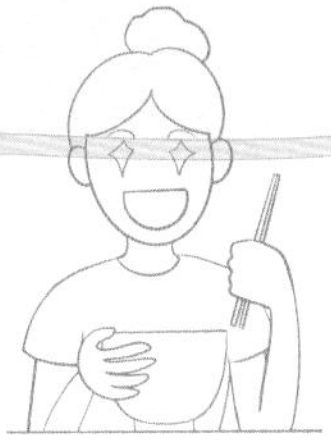

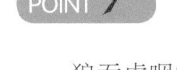

Action! 这样瘦更快

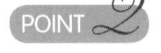

POINT 1 告别狼吞虎咽式进食！

狼吞虎咽的用餐习惯会导致大脑神经的饱食中枢和饥饿中枢调节失衡。虽然吃的食物已经够量，可饱腹的信号还没有传到大脑，还是会继续摄入食物。长此以往，摄入的热量过多，很容易长胖。

POINT 2 增加咀嚼次数，走出越饿越胖的怪圈

咀嚼是消化食物必不可少的一环。以淀粉类食物为例，吃得太快，食物在口腔内来不及进行初步水解就直接到达胃里，对血糖较高的人群来说，还会导致血糖水平失控，使得体内代谢环境变差，不利于减肥。

还有一点很重要——咀嚼食物的次数越多，人体消耗的热量就越多！

调动情绪能量，快乐“享瘦”三餐

怎样轻松愉快地吃好三餐和加餐呢？调整一些就餐细节就能轻松实现。

1

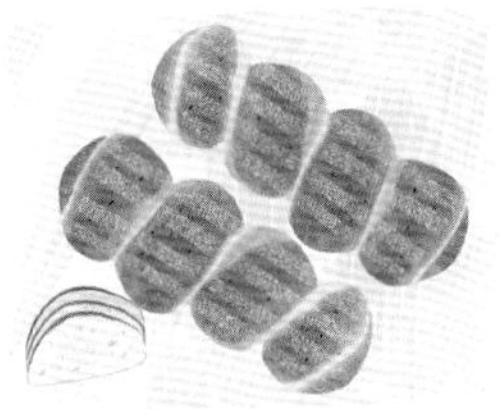

调动起全身感官去感受食物

场景： 你是否会在路过面包房时被刚出炉的面包散发出的香气吸引？你是否有过被同事冲好的一杯挂耳咖啡的香气勾起咖啡瘾的时候？当闻到让你愉悦的气味时，你的满足感也会增强。

提示： 愉快地享用比无聊地“填喂”更有利于健康。不仅仅是食物的口感，还包括食物看起来的样子，闻起来的香气，这些都可以让大脑享受到进餐的愉悦。

2

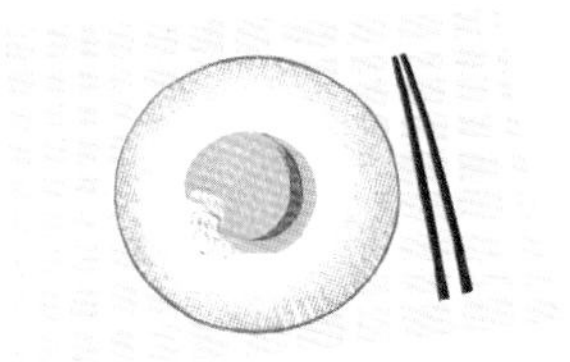

愉悦感减弱时放下筷子

场景： 随着摄入量下降，食物的口感、味道等各种层面的感官体验都会下降，这种情况通常会发生在进食几分钟之后。

提示： 当进食的具体愉悦感减弱的时候，应该及时放下筷子，等到饿的时候再吃，食物会变得重新美味起来。

3

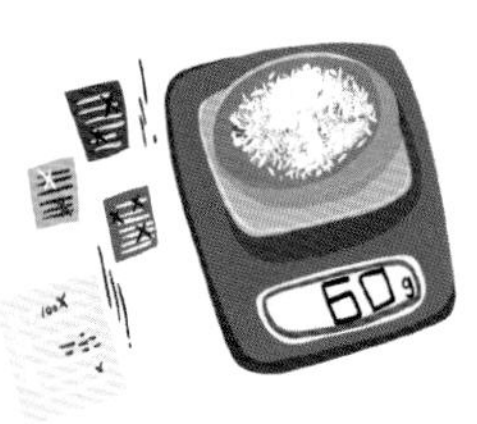

享受每一口饭菜的滋养

场景： 减肥期间吃饭变得小心翼翼，这顿饭吃下去会摄入多少热量，要运动多久才能把它消耗掉。吃每一口饭都“倍受煎熬”，并不是在享受食物。

提示： 不要害怕吃多了！适量进食不会胖。肉中的蛋白质可以提供给我们塑造肌肉所需要的氨基酸；主食中的碳水化合物可以给我们的大脑神经提供能量，使思维更敏捷；而脂肪有利于脂溶性维生素的吸收，保证身体正常的代谢。

11 高质量睡眠就是低成本减肥

夜猫族

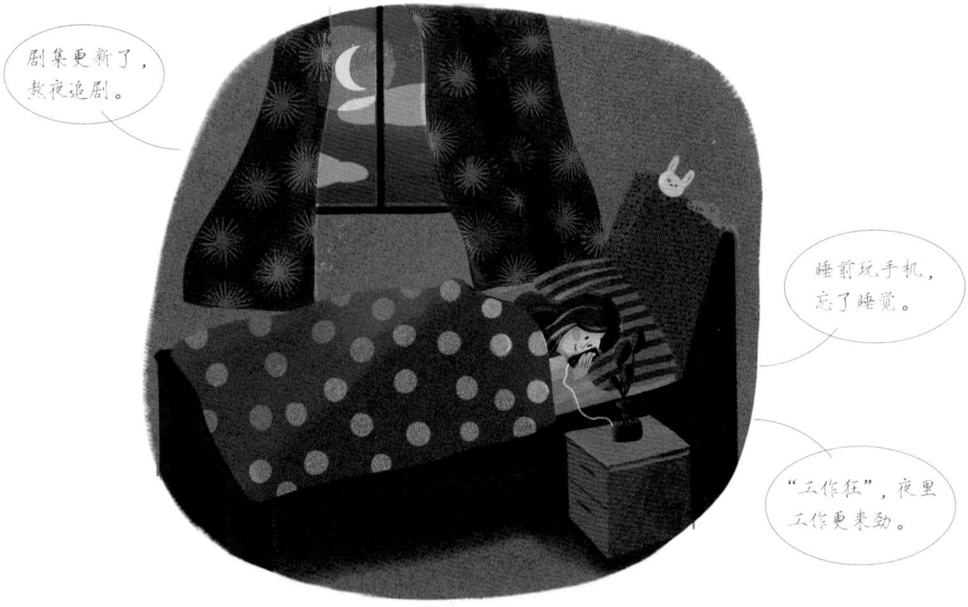
剧集更新了，熬夜追剧。
睡前玩手机，忘了睡觉。
“工作狂”，夜里工作更来劲。

特征

- 因多种原因睡得少，或睡眠质量差。
- 习惯躺在床上玩手机。
- 内分泌紊乱，代谢减慢，运动、节食还是不断发胖。

身体素质 中度低下

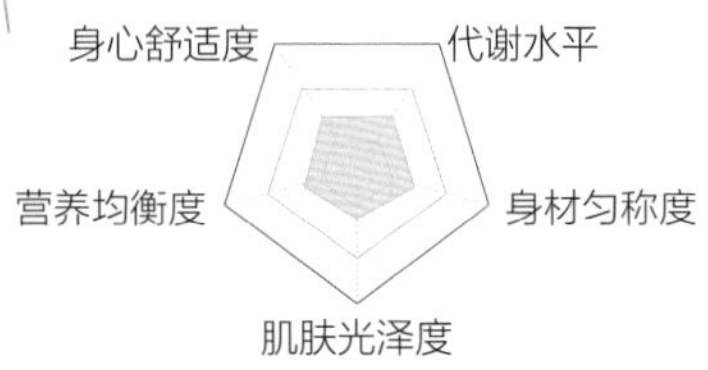

早睡早起，守护你的“瘦能量”

熬夜辛苦，容易变瘦

睡眠不足其实会让你吃得更多。研究显示，睡眠不足会产生一种信号，这种信号会增加摄入食物的快感。那些睡眠缺乏者，即使他们2个小时前刚刚摄入了占全天热量需求90%的食物，也依然无法抵挡美味零食的诱惑，尤其会对那些高糖、高脂、高盐，味道浓郁的食物，如蛋糕、糖果和薯片等零食，产生很强的欲望，导致无法控制饮食。睡眠缺乏对食欲的影响在下午和傍晚最强，在这个时间大量摄入食物更容易增重。

此外，睡眠不足还会导致身体减少瘦素的分泌。顾名思义，瘦素是一种能帮你抑制食欲，增加饱腹感的激素。瘦素减少，你更难抵抗美食诱惑，容易胃口大开吃得多，热量消耗却减慢，赘肉就来了。

缺乏睡眠，会加速衰老

睡眠不仅对身材有影响，对女性容貌的影响也很大，所以才会有常说的“美容觉”一词。在睡眠过程中，我们的身体依旧积极发挥着各项新陈代谢功能，我们的大脑会产生特殊的代谢调控信号，如果睡眠时间长期达不到7~9个小时，或者睡眠不规律，这些调控信号就会逐渐“失控”，进而导致代谢紊乱。

另外，睡眠中是生长激素分泌的重要时期，生长激素对修复老化的肌肤、伤口以及其他身体组织及促进脂肪燃烧等都有重要的作用。

“压力肥”的核心就是睡得太少

真相公开

- 睡眠对于体重的保持和控制起着至关重要的作用！睡眠缺乏或质量低下，会导致体内激素平衡被打破，使整个内分泌系统紊乱，继而导致体重失衡。
- 对于正在减脂的人来说，维持一定的肌肉量，有助燃脂，还可以让身体更紧实，更富有弹性。但睡眠少的人，减掉更多的是肌肉。
- 内脏脂肪是最“危险”的脂肪，睡眠不足会引起内脏组织脂肪增多，影响健康，瘦身必须要减掉内脏脂肪。
- 睡眠不足会影响锻炼的效果。一方面，你会很难完成平日里非常轻松就能完成的锻炼指标。另一方面，还会增加健身时受伤的概率。

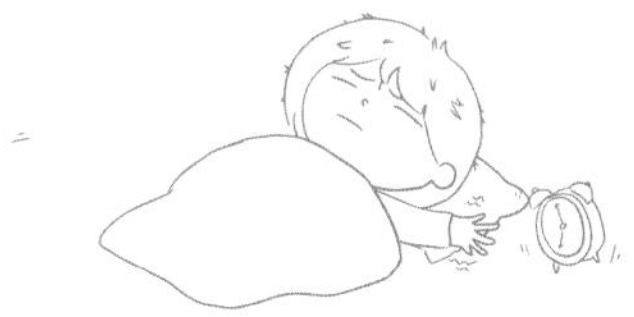

Action! 这样瘦更快

POINT 1 改善睡眠环境对健康瘦很重要

想要减脂增肌，健康地瘦下来，充满活力的身体状态是前提。从第二天起床的状态来看，自然入睡获得深度睡眠后再醒来的感觉，是满满元气，神清气爽，毫无疲乏之感的。因此，营造一个黑暗、安静的睡眠环境非常重要。

POINT 2 充足的睡眠有助燃脂

实验数据证明：每天睡8个小时的人和每天睡6个小时的人，通过运动，都减掉了5千克的体重，但比较两人的身体素质，存在着很大的差别。就脂肪比例而言，每天睡8个小时的人多减了41%的脂肪。也就是说，睡眠少的人，减掉更多的是肌肉。

在甜美的梦境里悄悄变瘦

掌握一些改善睡眠质量的小技巧，就能拥有优质的睡眠，从而获得事半功倍的减脂瘦身效果。

睡前真的不能玩手机！

经过科学测算，在床上使用1小时以上发光的电子产品，会大大减少褪黑素的生成，从而降低睡眠质量。

睡觉前不妨看会儿休闲的图书，听听音乐，放松身心。手机介入我们的生活已经足够深了，至少在睡前的一两个小时，若无紧要的事情就暂时离开它一会儿。

睡前洗澡在晚上9点以前！

睡前洗澡会使人兴奋，不易入眠。

尽量拉开洗澡时间和睡眠时间的间隔，最好能提前至少1个小时，让洗完澡后升高的体温逐渐下降，这时人体会有疲倦感，比较容易产生困意。

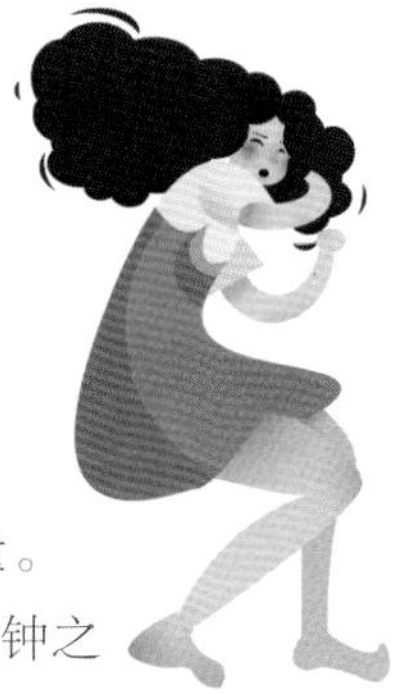

午间打盹时间不要过长！

午间小睡在一定程度上也有助于提高睡眠质量。这种小睡，睡眠时间很关键，长了或者短了，几分钟之差，休息的效果却大不一样：

- 10~20 分钟的打盹被称为强效睡眠，睡醒后精力充沛。
- 26 分钟的小睡为高效睡眠，最适合加班族。
- 30~60 分钟的小睡易导致睡眠惯性，刚睡醒时头脑不清醒。

为了晚上睡得好，不妨在午间睡10~20分钟。白天要控制咖啡、茶等提神饮料的饮用量，下午3点以后就不要喝这些会使人兴奋的饮料了。

12 逆转内分泌失调造成的肥胖

糖上瘾症患者

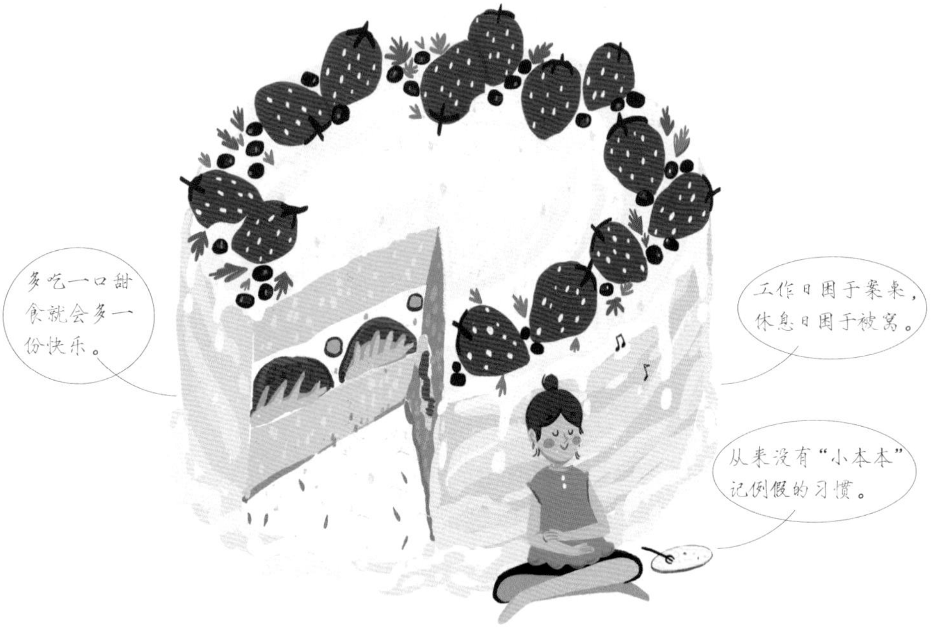
多吃一口甜食就会多一份快乐。
工作日困于案桌，休息日困于被窝。
从来没有“小本本”记例假的习惯。

特征

- 体重指数超过 24。
- 腰臀比大于 0.85(男性则大于 0.9)。
- 女性患有多囊卵巢综合征，症状表现为不排卵、月经不规律、腋下及颈后皮肤黑化、脱发、痤疮等。

身体素质 极度低下

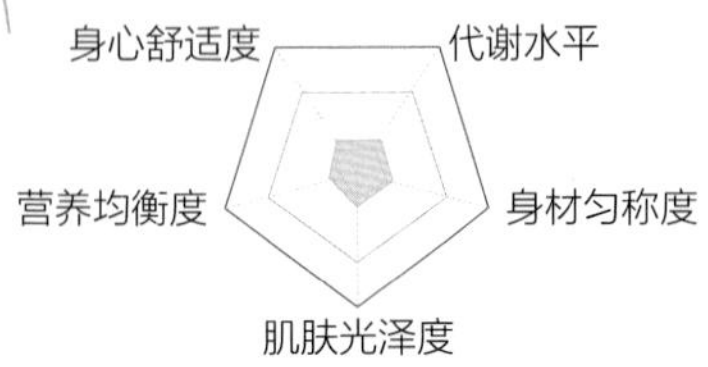

激素影响热量消耗率

平衡激素，营养素才能正常代谢

人体是个智能系统，不仅有着精密的“运作规律”，而且有着强大的“交互能力”，它始终保持与外界日夜同步“运行”。如果我们不好好遵守生活规律，很可能会导致内分泌失调。

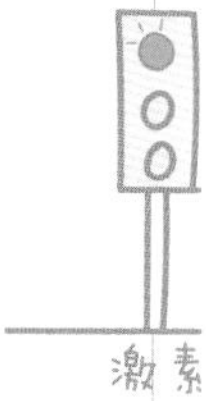

内分泌失调其实就是我们身体里操纵着新陈代谢的各种激素失去平衡——该升的变低了，该降的反而高了，由此导致营养素代谢紊乱。如果说营养素是一辆辆货车，在我们的身体里开到不同的地方去卸货，给不同的器官组织提供不同的营养，那么激素就好比信号灯。信号灯坏了，结果会怎样呢？营养车不知道该去哪儿，身体得不到该有的营养，新陈代谢没办法正常进行，身体会出现掉头发、指甲光泽变差、月经失调等情况，若出现肌肉萎缩，基础代谢率下降，体重就更难减了。

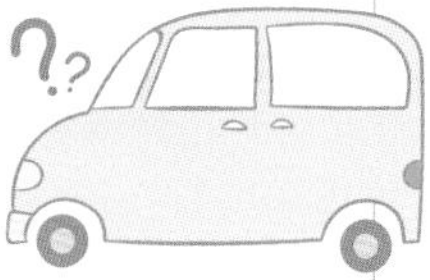

甜食上瘾，更易使激素分泌紊乱

甜食会触发大脑的奖励机制，分泌让人快乐的激素——多巴胺。当你血糖低的时候，你会感觉焦虑、情绪低落，想吃甜食来使自己快乐起来，你的大脑会怀念多巴胺分泌的感觉，这是一种糖上瘾的征兆。随着你的血糖水平像过山车一样上上下下地波动，多巴胺的分泌也会变得紊乱。通常，女性更喜欢吃甜品，更容易得“糖上瘾症”，因而也更易出现激素分泌紊乱的情况。

另外，如果摄入高糖分且易吸收的食物，比如一些甜食或者高GI（血糖生成指数）的食物，如白米粥、蛋糕、饮料，会造成血糖快速升高，刺激胰岛素过度分泌。越来越高的激素水平会使激素受体产生抵抗，身体变得不敏感，新陈代谢速度越来越慢，人就会变得越来越胖。这也是为什么你每天吃生菜，挥汗如雨地运动却依旧瘦不下来的原因。

平稳胰岛素，扭转易发胖体质

真相公开

- 胰岛素会将血液中多余的葡萄糖变成肌糖原和肝糖原，输送到肌肉和肝脏中储存，以维持血糖的平衡。
- 胰岛素分泌紊乱会影响其他一些激素的分泌，所以重视胰岛素的调整，是非常有必要的。
- 胰岛素是合成脂肪的“开关”，短时间内吃下太多高糖食物，引起胰岛素大量分泌，身体就会处于一种更利于脂肪合成的环境。
- 睡眠不足或睡眠过少，容易引起“胰岛素抵抗”，造成“即使不吃东西，身体也在长脂肪”的情况。

Action! 这样瘦更快

POINT 1 改善饮食，平衡血糖

胰岛素分泌紊乱的人血糖水平不稳定，但并不需要刻意放弃碳水化合物，只需要吃些“复杂”的碳水化合物，比如把白米粥换成杂豆粥、白面条换成荞麦面条，在蒸米饭的时候多放些五谷杂粮，也可以用山药、土豆等粗粮替换掉白米白面这些精致粮食。另外，减少糖类的摄入，增加蛋白质和膳食纤维摄入，少食多餐也有助于平衡血糖。

POINT 2 增加锻炼，稳定血糖

除了坚持饮食均衡外，还要在平时养成规律的作息和良好的生活习惯，促进激素分泌。每周锻炼3~5次，每次不少于30分钟，如饭后给自己半小时的时间散步等，可以稳定血糖。

提高体内激素效能，瘦得更快

除了胰岛素以外，还有哪些激素在代谢过程中非常重要呢？

1 ···甲状腺激素···

没有甲状腺激素，蛋白质不能正常合成，肌肉量会大大减少，基础代谢率就会降低，影响减肥效果。甲状腺激素还可以加速糖和脂肪的氧化分解，从而增加身体热量的消耗。如果经常无缘无故感到疲劳，同时体重增加、食欲波动、排便异常，那很可能是“甲减(甲状腺功能减退)”。但是，甲状腺激素过多也不行，过多会大大增加新陈代谢速度，让身体总是处于“饥饿”状态，导致胃口大开，此时应限制碘的摄入量，同时补充富含蛋白质和碳水化合物的食物。

2 ···瘦素···

瘦素是控制饥饿感，减少食欲的激素。它还与胰岛素“合作”，共同控制身体的代谢速度。很多人不吃晚饭，用水果代餐，往往以饥饿开始，以暴饮暴食结束。不是你的意志不够坚定，而是你可能发生“瘦素抵抗”，出现饱腹信号接收障碍的情况了！ 另外，睡眠不足也会减少瘦素的分泌，更难抵抗美食诱惑，一不小心吃多了，赘肉就来了。

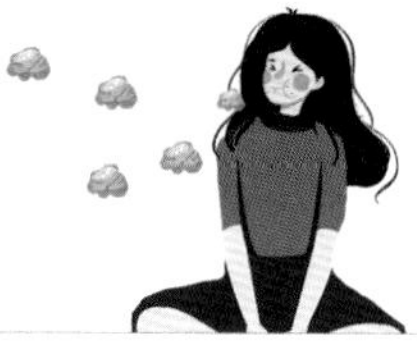

3 ···雌激素···

女性如果知道自己月经的周期规律，就能让瘦身计划事半功倍！月经前一周，雌激素和瘦素水平低，会让你容易感到饿，这时你要做的是保证充足睡眠，促进瘦素分泌，减少饥饿感。月经过后两周堪称黄金减肥期，雌激素和瘦素达到顶峰，身体倾向于燃烧脂肪来提供能量。此时增加一定量的有氧和抗阻运动，减脂速度会大大提高！

4 ···生长激素和皮质醇···

生长激素参与体内的能量代谢，它在夜间的分泌量比白天高，它可以促进肌肉的合成和修复，同时还可以提高力量训练后的蛋白质合成率，帮助身体增加肌肉量。皮质醇，除了应对压力外，它还对糖代谢有很大的作用。如果你长期熬夜、压力大、生活节奏紧张或是正在节食，你的皮质醇水平可能长期偏高，结果让你食欲增加、体重不降反升！

第2章

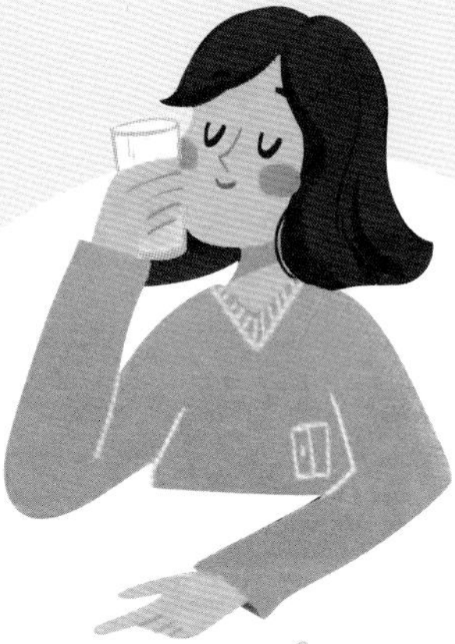

越吃越瘦，提高代谢力

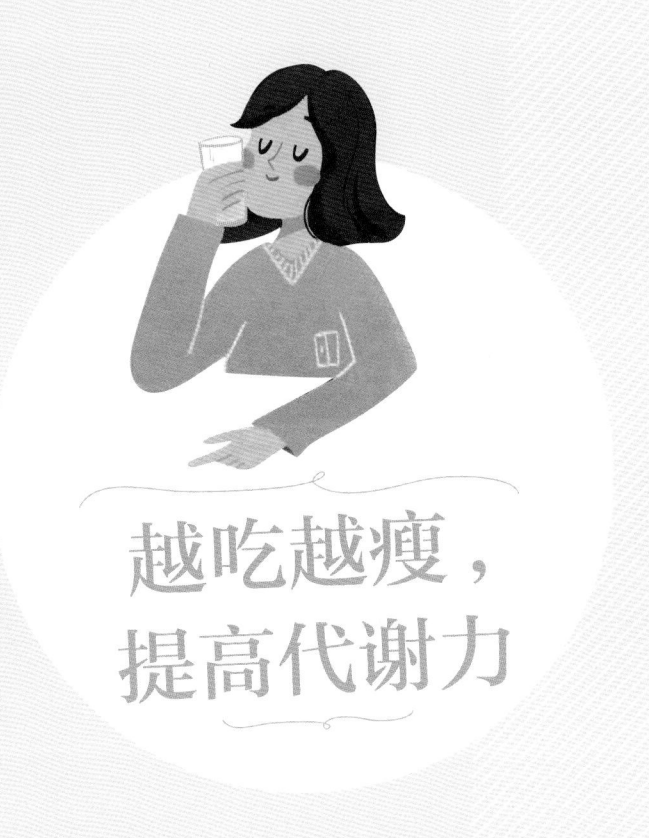

预热！瘦身大计划前的准备

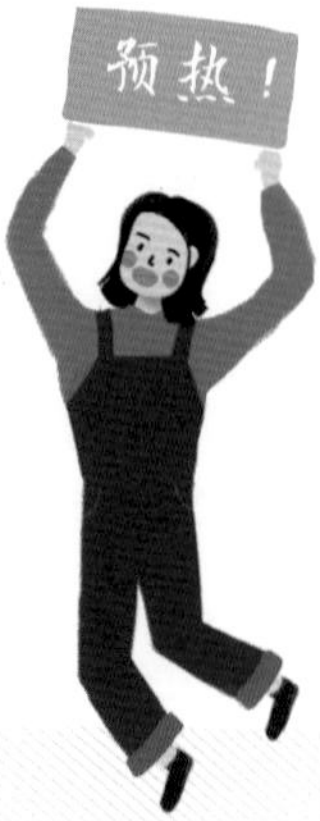

肥胖大多是因“吃”而起，想要减肥，最关键的也是“吃”。吃是人类的本性，要抵挡住美食的诱惑，通过控制饮食达到减少热量、实现瘦身的目标确实不易，但若能在减肥开始前做好瘦身计划，那么“减脂行动”就能达到事半功倍的效果。

扔掉从前的错误认知

如果你已经通过前面的知识认识到自己确实肥胖，需要减肥，那么从现在起，抛开你以前用过的任何“减肥道具”，忘记那些错误的“网红”减肥法。你甚至可以回到自然的生活状态，但生活一定要规律，最基本的就是做到“到点吃饭，按时睡觉”。在正式进入减肥之前，先要调整你不规律的生活习惯。

了解自己，调整心理状态

减肥前应明确自己该不该减肥，若要减肥，自己属于哪种原因导致的肥胖，此外还有一点你需要了解，你是什么样的性格。这一点看似与肥胖问题无关，其实却有本质的联系。

有人觉得纳闷，自己明明吃得不多，为什么还是胖？很多时候原因就藏在这种无意识中，这也是很多人减肥不成功的原因。有的人是冲动型，可能看到冰柜里的冰淇淋就忍不住要拿出来吃掉；有的人容易紧张和焦虑，他们在一些重要的场合中，需要不停地嚼东西才能感到放松；还有的人习惯于“潜意识行动”，可能一边看着电视，一边下意识就往嘴里塞东西。种种表现，都可能让你不知不觉中摄入了很多热量，让脂肪悄悄地囤积。

清理零食柜和冰箱，远离垃圾食品

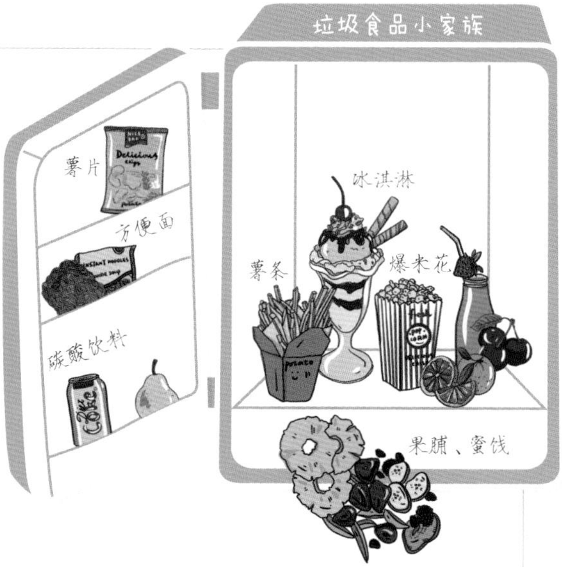

对着镜子你想要看见无处躲藏的肥肉，还是精致的锁骨、柔软的小蛮腰、漂亮的马甲线？如果是后者，那只能对垃圾食品忍痛割爱了。零食柜和冰箱里的垃圾食品是减肥瘦身的天敌，把它们清出去吧。

···准备测量食物分量的小道具···

你需要准备的工具，不光是烹饪用的锅碗瓢盆，还有可以帮助你测量食物分量的小工具。如果你家里刚好有电子秤，那再好不过了。如果没有也没关系，利用一些家中常见的小工具就可以轻松称量。

矿泉水瓶瓶盖

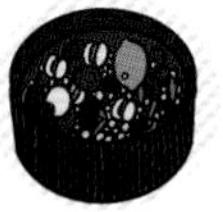

测量主食，比如五谷杂粮等。

陶瓷勺、盐勺

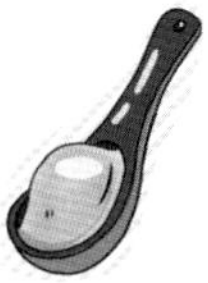

测量一些调味酱。

常见的陶瓷碗

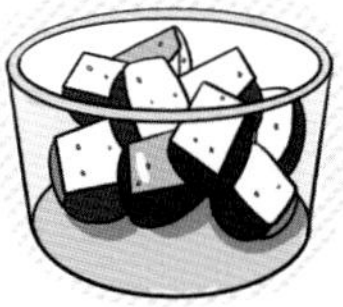

测量主食、切后的蔬果量。

200~300毫升的玻璃杯

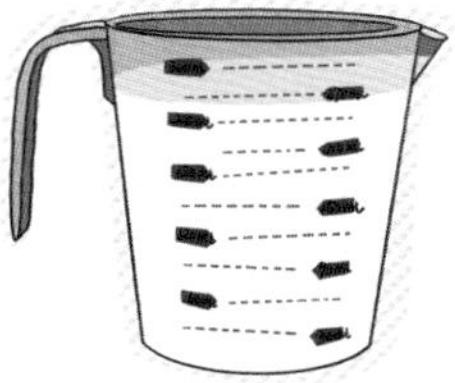

测量牛奶、豆浆量。

除此之外，你自己的手也是很好的工具。食谱中说的“1拳头”“1掌心”“1手指”都是指你自己的手，不用过于担心手的大小会影响食物重量。这些误差并不会影响你的瘦身计划。

第一阶段 学会选择主食

主食可怕？那是你没吃对

我们吃的主食，主要是富含碳水化合物（特别是淀粉）的食物。这些高碳水化合物的食物，确实会对我们的身材造成一些影响。但是，想要减脂增肌，健康地瘦下来，充满活力的身体状态是前提，而主食为我们的身体活动提供了大部分的能量来源。因此，吃对主食比严格控制主食量，甚至不吃主食更有瘦身效果。

粗细搭配，主食多样化

主食多样化，粗细粮混搭，才能使食物的营养得到高效利用。除了大米和小麦粉，玉米、糙米等粗粮也可以做成日常吃的主食。粗粮中B族维生素、矿物质等营养物质保留相对较多，而且这些食物还有丰富的膳食纤维，对减脂很有帮助。

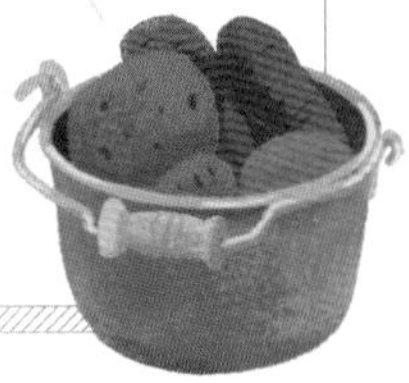

低GI、低GL主食更有利于减脂

主食也有“好碳水”和“坏碳水”之分，“好碳水”的主食更不容易引起肥胖。具体来说，就是要尽量选择低血糖生成指数（GI）和低血糖负荷（GL）的主食。低GI食物进入人体肠道后，会停留很久，引起的血糖波动很小，可以减少脂肪合成，且更容易产生饱腹感。光看GI还不全面，也需要参考血糖负荷（GL）。比如南瓜，虽然是高GI的食物，但碳水化合物含量其实并不高，每100克南瓜中只有5克碳水化合物。所以在挑选主食时，如果GI高，但GL低，也可以适当吃一些，但依然不能多吃。

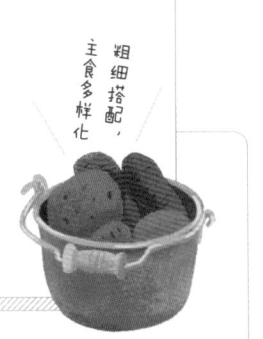

第1天 调整饮食结构，建立代谢模式

饮食要点

- 减肥≠节食，首先要满足基本能量需求，通过均衡饮食+运动的方式达到减脂瘦身的效果。
- 本食谱以全天能量6700千焦（约1600千卡）制订，供减脂期女性参考。

一日膳食计划

时间	食物名称	食材及份数	重量	提供营养素
早餐	薏仁杂豆粥★	红豆、绿豆、黑豆、豌豆共5瓶盖	25克	碳水化合物、维生素、矿物质、蛋白质
		薏仁5瓶盖	25克	
	白灼芥蓝	1指宽芥蓝2根	100克	
	水煮蛋	鸡蛋1个	60克	
加餐	苹果	苹果1拳头	200克	维生素、矿物质
午餐	二米饭	大米半拳头	50克	碳水化合物、维生素、矿物质、脂肪、蛋白质
		小米半拳头	50克	
	西芹炒百合★	西芹切段后1碗	150克	
		百合1掌心	50克	
		植物油1汤匙	10克	
	冬瓜排骨汤（去油）	冬瓜3指宽	100克	
		小排骨3块	50克	
加餐	巴旦木	巴旦木6颗	18克	脂肪、矿物质
晚餐	杂粮馒头	杂粮馒头1个半拳头	60克	碳水化合物、蛋白质、维生素、矿物质、脂肪
	清蒸鲈鱼★	鲈鱼1掌心	80克	
	香菇青菜	鲜香菇5个	50克	
		上海青手抓1把	150克	
		植物油1汤匙	10克	
加餐	酸奶	酸奶1杯	150克	蛋白质

备注

杂豆粥的豆子种类最好能在3种以上，薏仁可以换成玉米糁、高粱米、小米等其他谷物；巴旦木可以换成其他等重的坚果，比如核桃、煮花生米等，但不要食用加工零食，比如油炸花生；酸奶用市售的150毫升小袋或150克小杯都可以。

Breakfast

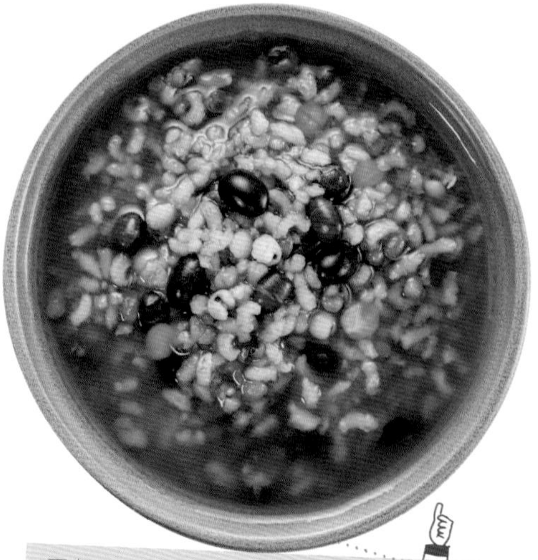

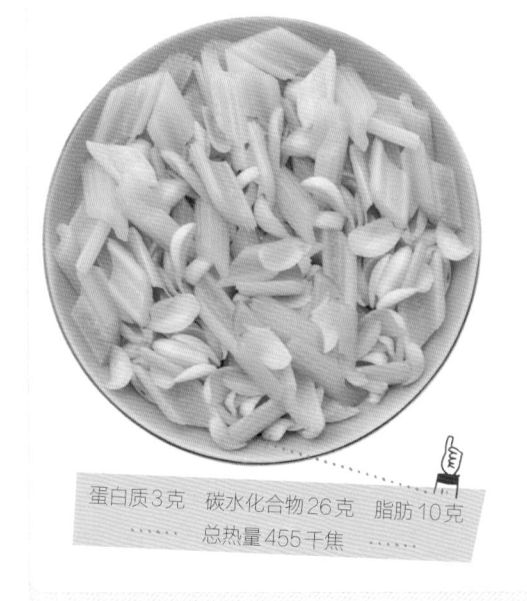

蛋白质8克　碳水化合物34克　脂肪1克
总热量720千焦

薏仁杂豆粥

食材：薏仁25克，红豆、绿豆、黑豆、豌豆共25克。

做法：❶薏仁、红豆、绿豆、黑豆和豌豆洗净，用清水浸泡。❷将所有食材放入锅中，倒入适量清水，煮至豆烂米熟即可。

Lunch

蛋白质3克　碳水化合物26克　脂肪10克
总热量455千焦

西芹炒百合

食材：西芹150克，新鲜百合50克，植物油10克。

做法：❶西芹洗净，切菱形段；新鲜百合洗净，掰成小瓣。❷锅中烧水，沸腾后放入西芹和百合，焯烫30秒后捞出，控水备用。❸油锅烧热，放入食材，大火翻炒1分钟，盛出装盘即可。

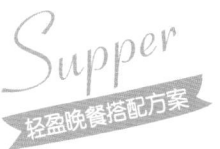

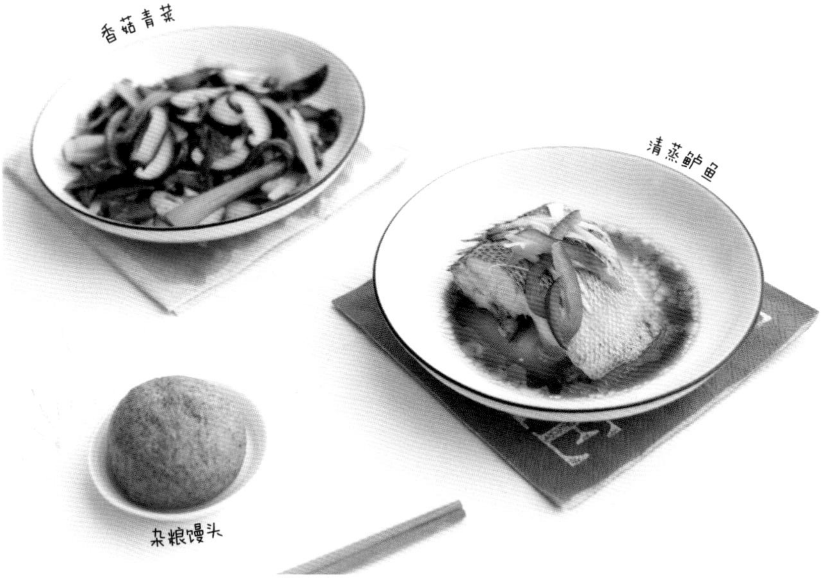
香菇青菜
清蒸鲈鱼
杂粮馒头

清蒸鲈鱼

蛋白质15克　碳水化合物2克　脂肪3克
…… 总热量350千焦 ……

食材： 鲈鱼1条，青椒丝、红椒丝、姜丝、葱丝、料酒、蒸鱼豉油各适量。

做法： ❶鲈鱼处理干净，取1掌心约80克的量，放入蒸盘中。❷青椒丝、红椒丝、姜丝、葱丝放在鱼身上，倒入少许料酒（图1）。❸锅中倒入适量清水，大火烧开，放上蒸屉，再放入蒸盘，大火蒸10分钟左右（图2），鱼熟后取出。❹另起一锅，烧开蒸鱼豉油后淋在鱼身上即可。

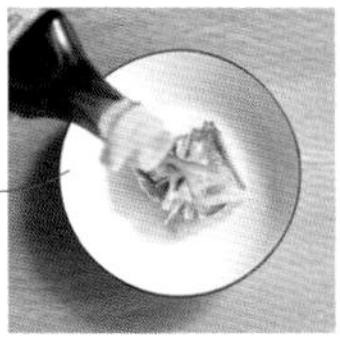
加入少许
料酒
图1

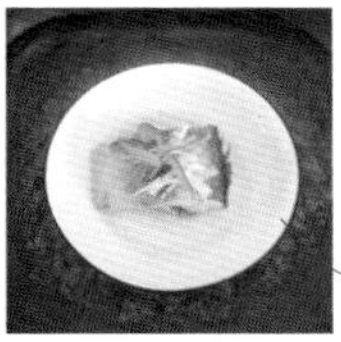
大火蒸10分钟
图2

第2天 转变主食种类，稳定身体运作

饮食要点

- 制作主食的食材，可以换成杂粮类。
- 主食也可以用含淀粉多的根茎类植物代替，比如山药、土豆、红薯、莲藕等。要特别注意的是，这类食物可当作主食，不宜被当作蔬菜食用。

···一日膳食计划···

时间	食物名称	食材及份数	重量	提供营养素
早餐	玉米面发糕（无糖）	玉米面5瓶盖	25克	碳水化合物、蛋白质、维生素、矿物质
	黑豆豆浆（无糖）★	黑豆4瓶盖	20克	
	海苔鸡蛋羹★	鸡蛋1个	60克	
		海苔2片	5克	
加餐	核桃	核桃3颗（去壳）	15克	脂肪、矿物质
午餐	自制土豆泥（少盐）	土豆1拳头	250克	碳水化合物、蛋白质、维生素、矿物质、脂肪
	三文鱼沙拉★	三文鱼1掌心	80克	
		胡萝卜丁1/3碗	50克	
		包菜叶1掌心	100克	
		番茄1拳头	100克	
		熟玉米粒1掌心	50克	
		沙拉酱1汤匙	10克	
		橄榄油半汤匙	5克	
加餐	橙子	橙子1拳头	200克	维生素、矿物质
晚餐	竹荪炖鸡绿豆面★	绿豆面2指宽	80克	碳水化合物、维生素、矿物质、蛋白质
		竹荪1掌心	50克	
		鸡胸肉3指长宽	50克	
		小白菜手抓1把	150克	
加餐	酸奶	酸奶1杯	150克	蛋白质

备注：土豆（主食）制成土豆泥口感更好，也可以直接蒸熟食用，或换成1根带棒心的玉米（玉米不属于蔬菜，应作为主食），1拳头红薯、芋头或几种混合；蔬菜可以替换成自己喜欢的；沙拉酱可替换成蛋黄酱，建议不超过10克（1汤匙的量）。竹荪的量为泡发后的量，本书食谱中竹荪用量均为泡发后的量。

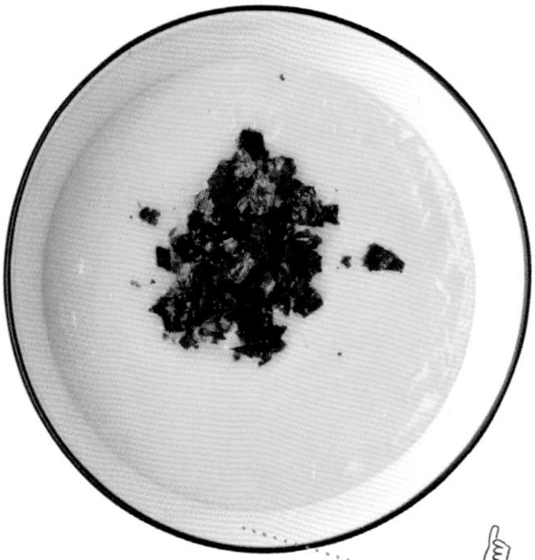

蛋白质10克　碳水化合物4克　脂肪6克
…… 总热量410千焦 ……

海苔鸡蛋羹

食材： 鸡蛋1个，海苔2片。

做法： ❶鸡蛋打入碗中搅散，直到蛋清和蛋黄均匀混合成细腻、无凝结的蛋液。❷倒入温水（温水：蛋液=2:1），边倒边拌匀，之后用滤网过滤蛋液，再用勺子舀出表面的气泡。❸用保鲜膜覆盖住装蛋液的小碗，再用牙签在保鲜膜上扎几个小孔。❹锅中倒入适量清水，放入蒸屉，大火烧开后放入小碗，转中小火蒸10分钟左右。❺取出后在鸡蛋羹表面撒上碾碎的海苔即可。

黑豆豆浆

食材： 黑豆20克，清水300毫升。

做法： ❶黑豆提前浸泡一夜。❷将黑豆放入豆浆机，倒入清水，启动“豆浆”模式，打磨煮好后倒出即可。

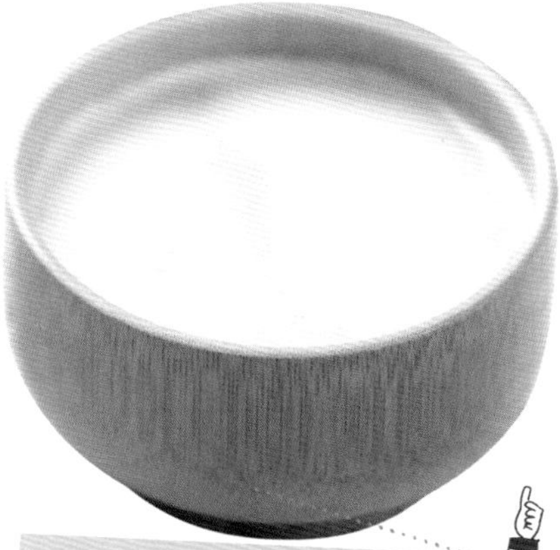

蛋白质7克　碳水化合物7克　脂肪3克
…… 总热量335千焦 ……

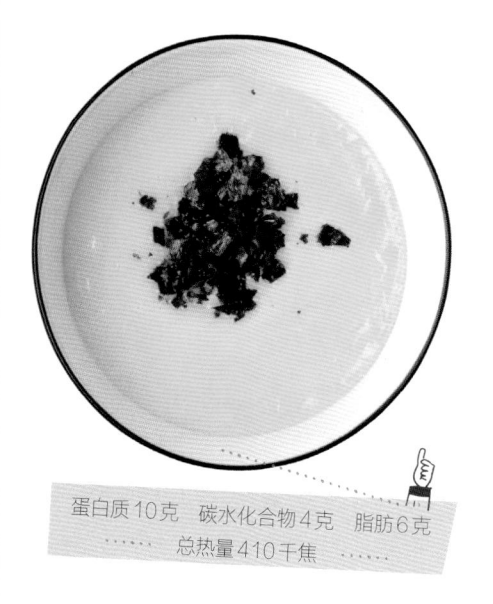

Lunch
能量午餐搭配方案

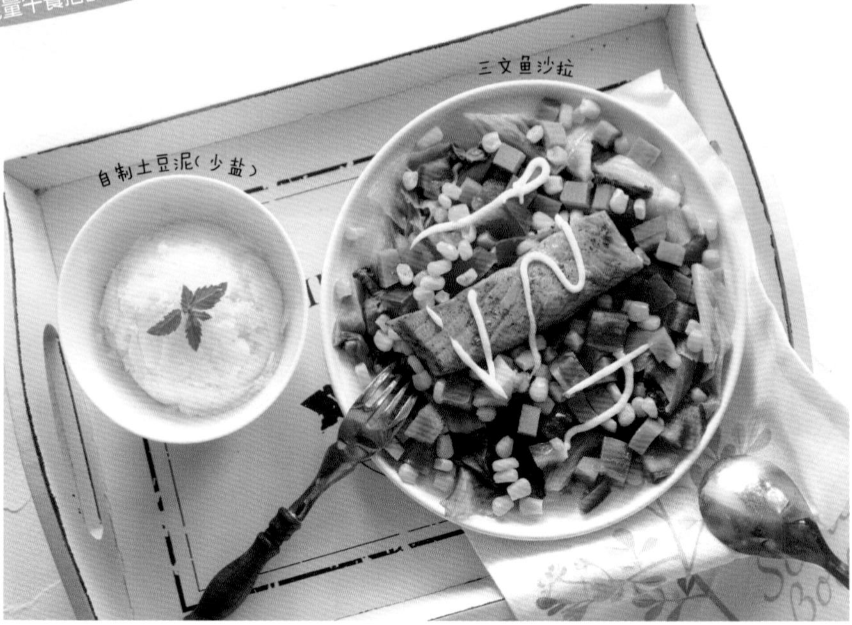

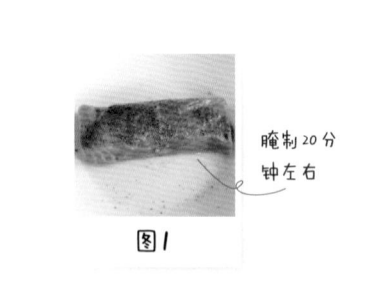

三文鱼沙拉

蛋白质20克　碳水化合物25克　脂肪28克
总热量1750千焦

食材：三文鱼80克，胡萝卜丁50克，包菜叶100克，番茄100克，熟玉米粒50克，沙拉酱10克，橄榄油5克，黑胡椒粉、盐、柠檬汁各适量。

做法：❶三文鱼洗净，用黑胡椒粉、盐、柠檬汁腌制20分钟左右（图1）。❷包菜叶切碎后，和胡萝卜丁一起放入沸水锅中，焯烫30秒后取出，沥干水分后备用；番茄洗净，切丁。❸取平底锅，倒入橄榄油，微温后小火煎熟三文鱼（图2），取出装盘。❹将胡萝卜丁、包菜叶、番茄丁和熟玉米粒摆在三文鱼周围，淋上沙拉酱即可。

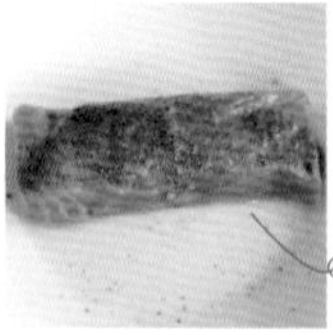

图1

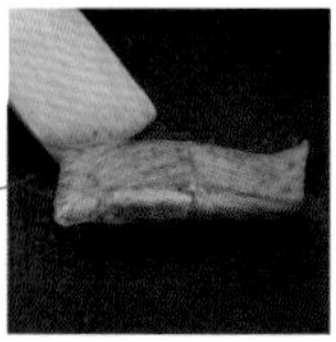

图2

Supper

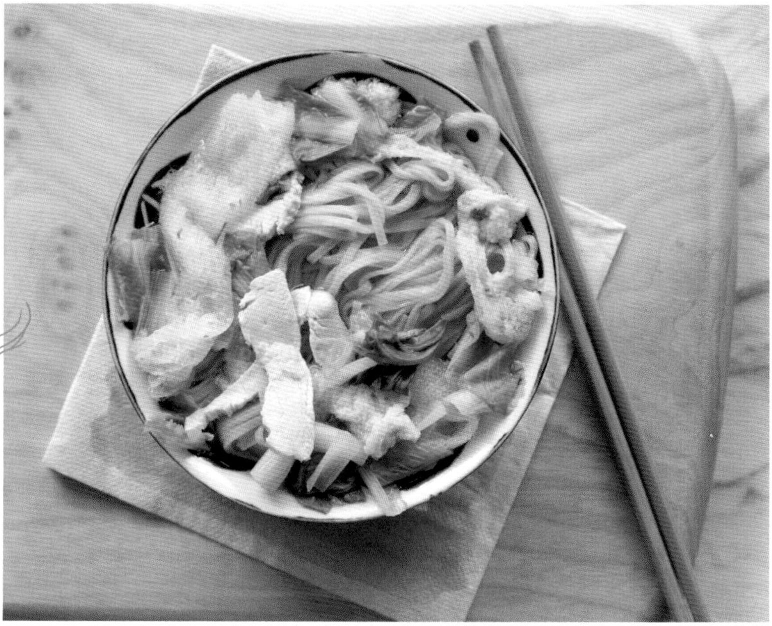

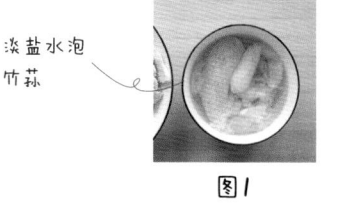

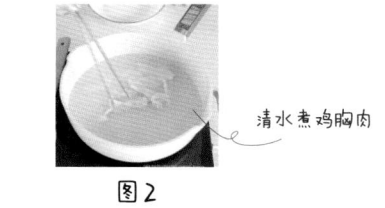

竹荪炖鸡绿豆面

蛋白质40克　碳水化合物88克　脂肪3克
…… 总热量2015千焦 ……

食材： 绿豆面80克，竹荪50克，鸡胸肉50克，小白菜150克，盐适量。

做法： ❶鸡胸肉洗净，切片，放入沸水锅中汆熟，取出备用；竹荪放入淡盐水中泡20分钟去异味（图1），捞出沥干水分；小白菜洗净，切小片。❷锅中倒入足量清水，放入鸡胸肉，大火烧开，转小火至鸡胸肉半熟（图2），再放入竹荪和小白菜，继续煮15分钟左右，关火。❸另起一锅，倒入适量清水，放入绿豆面，煮熟捞出。❹将煮熟的绿豆面放入碗中，表面和四周放上鸡胸肉、竹荪和小白菜，最后淋入汤水即可。

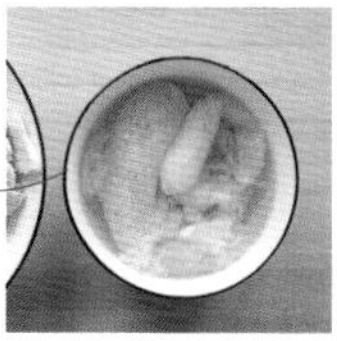

图1

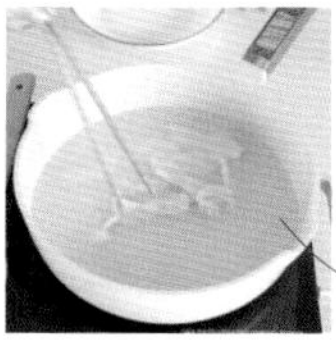

图2

第3天　平稳控糖，巩固身体内环境

饮食要点

- 多选择低 GI 的食物作为主食，如全麦面包、糙米、小米、荞麦面、玉米等，如果该食物 GI 较高，可以减少食用量，并搭配其他中 GI 或低 GI 的食物。
- 尽可能选择低 GL 的食物，如南瓜小米粥，可以用 1/3 南瓜 +2/3 小米的热量配比。

一日膳食计划

时间	食物名称	食材及份数	重量	提供营养素
早餐	全麦三明治★	全麦面包1片半	40克	碳水化合物、蛋白质、维生素、矿物质、植物营养素
		无油煎蛋1个	60克	
		生菜叶3片	20克	
		番茄酱半汤匙	5克	
	自制奶茶	纯牛奶1杯	160克	
		红茶半杯	100克	
加餐	草莓	草莓8颗	100克	维生素、矿物质
午餐	大米糙米饭	大米半拳头	50克	碳水化合物、维生素、矿物质、蛋白质、脂肪
		糙米半拳头	50克	
	番茄炖牛肉★	番茄1拳头	100克	
		牛肉（瘦）2指长宽	50克	
		植物油半汤匙	5克	
	秋葵拌金针菇★	秋葵切段后1碗	100克	
		2指宽金针菇3把	100克	
		植物油半汤匙	5克	
加餐	木瓜	木瓜1/4个	150克	维生素、矿物质
晚餐	南瓜小米粥	南瓜3指宽	350克	碳水化合物、蛋白质、脂肪、维生素、矿物质
		小米半拳头	50克	
	白灼大虾★	大虾5只（带壳）	100克	
		自制少油酱汁2汤匙	20克	
	蒜蓉油麦菜	油麦菜手抓1把	200克	
		植物油3/4汤匙	8克	
加餐	酸奶	酸奶1杯	150克	蛋白质

备注　番茄酱也可以用快餐店的酱包，半包即可，也可以替换成自己喜欢的果酱；牛奶可以买市面上成盒包装的，大约2/3盒的量；牛肉可以换成等量的瘦羊肉、猪肉、鸡肉或掌心大小的鱼块；少油酱汁用的油可以是植物油或芝麻油，不超过5克（半汤匙）。

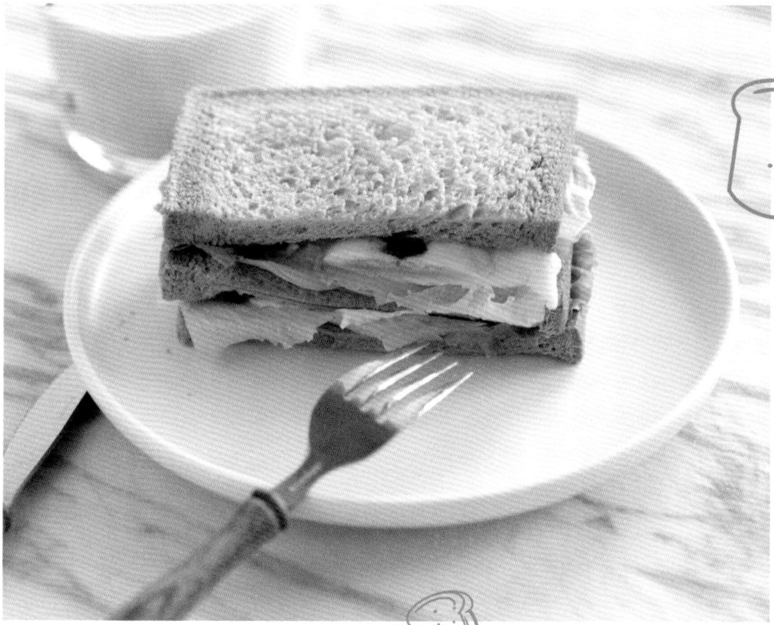

全麦三明治

蛋白质14克　碳水化合物35克　脂肪6克
······ 总热量1050千焦 ······

食材： 全麦面包1片半，生菜叶3片，鸡蛋1个，番茄酱5克。

做法： ❶生菜叶洗净；取1片全麦面包，横切两半；鸡蛋打入碗中，平底锅倒入适量清水（不放油），轻轻滑入鸡蛋，煎好后对半切开。❷在半片全麦面包上铺上生菜叶和半个煎蛋，淋上一半量的番茄酱。❸盖上另一半片全麦面包，铺上剩余的生菜叶和煎蛋，淋上番茄酱，再盖上半片全麦面包即可。

Lunch

番茄炖牛肉

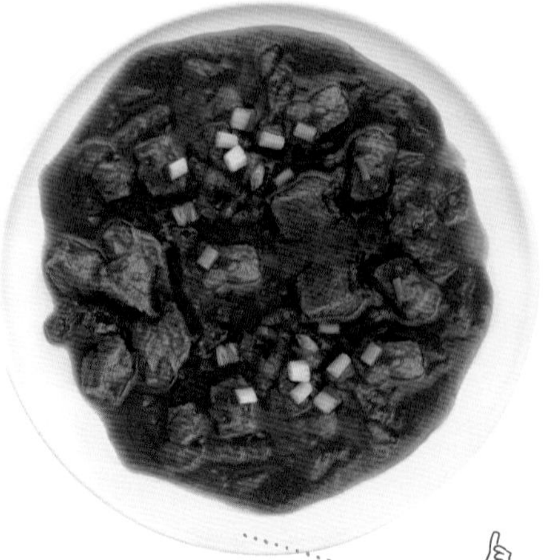

蛋白质11克　碳水化合物5克　脂肪6克
总热量490千焦

食材： 番茄100克，牛肉（瘦）50克，植物油5克，生抽、盐各适量。

做法： ❶牛肉洗净，切成2~3厘米的块状，焯水后去除血水和浮沫；番茄洗净，去皮（先用滚水烫一下，再用冷水过一下，就可轻松剥去表皮）切块。❷油锅烧热，放入番茄块，翻炒至有大量汁水产生，放入牛肉块，继续翻炒。❸倒入适量生抽和足量清水，大火烧至滚开。❹转小火，加盖炖1小时左右，直至汤汁变浓稠，出锅前加盐调味即可。

秋葵拌金针菇

食材： 秋葵、金针菇各100克，植物油5克，盐适量。

做法： ❶秋葵洗净，用少许盐搓去表面的毛，去蒂后切片；金针菇去根部，撕散开后洗净沥干。❷油锅烧热，放入金针菇拌炒，熟后用盐调味。❸秋葵放入沸水锅中焯烫2分钟左右，取出沥干水分。❹将金针菇和秋葵装盘即可。

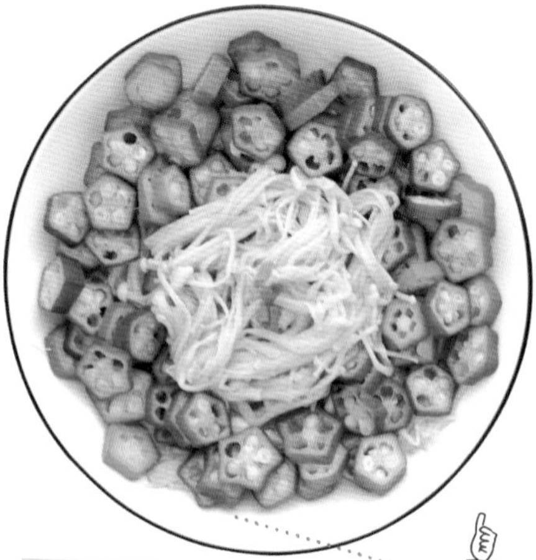

蛋白质4克　碳水化合物12克　脂肪6克
总热量440千焦

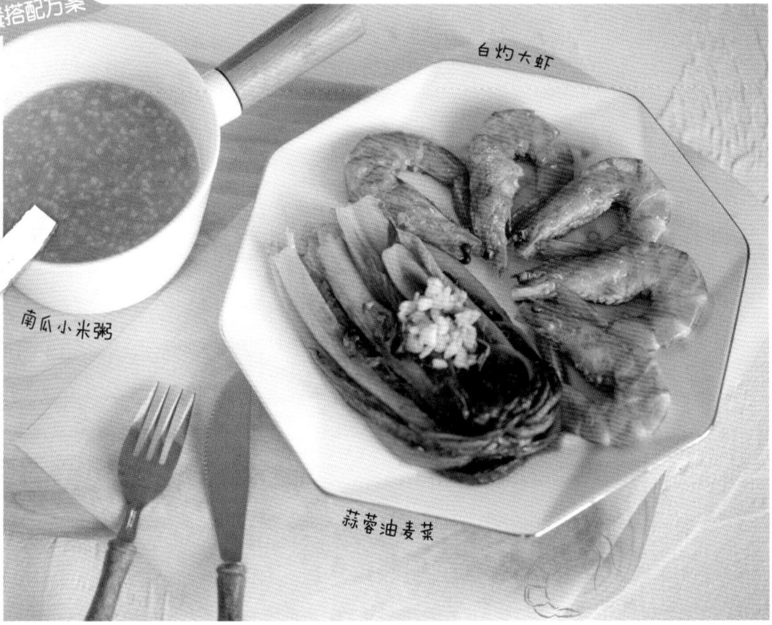

白灼大虾

蛋白质19克　碳水化合物3克　脂肪7克
总热量580千焦

食材：大虾5只（约100克），生抽15克，芝麻油5克，姜片、葱末各适量。

做法：❶大虾洗净，挑去虾线，剪去须脚（图1）。❷锅内倒入清水、姜片和葱末，放入处理好的大虾。❸中火煮3分钟左右（图2），捞出沥干水分。❹生抽和芝麻油混合拌匀成酱汁，淋在大虾上即可。

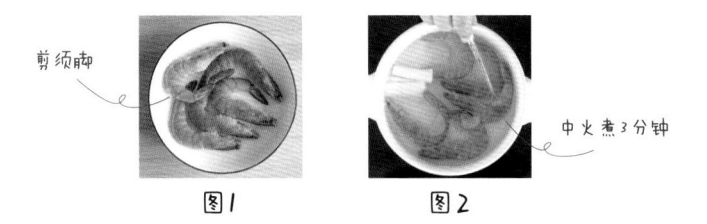

图1

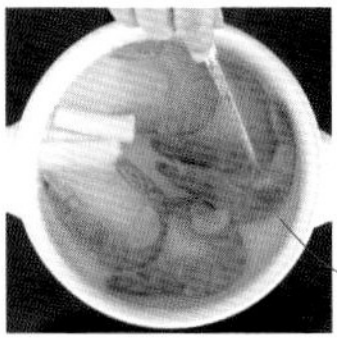

图2

第二阶段 高效摄取优质蛋白质

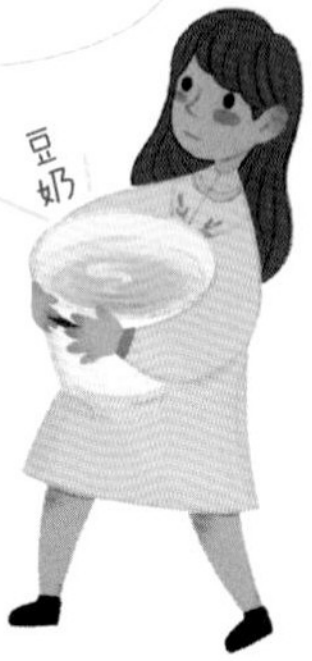

蛋白质被称为“构成生命最基础的物质”，它好比人体的“细胞建筑师”。蛋白质摄入太少，易导致内分泌失调、抵抗力下降，女性可能会出现贫血、月经不调、皮肤失去弹性、脱发等情况。对于想减肥的人来说，不仅要及时补充蛋白质食物，还要挑选优质蛋白质。

减脂塑形的好帮手

肌肉的基本组成成分就是蛋白质，**补充蛋白质可以增加肌肉含量**，从**而加快基础代谢水平，帮助我们消耗更多的热量**。肌肉强壮，不仅能通过运动有效“燃脂”，还有利于全身塑形，一举两得。

我们在吃东西的时候，也会消耗掉一部分能量，这就是食物热效应。和同样能提供热量的碳水化合物、脂肪相比，蛋白质的食物热效更高。所以，适量补充蛋白质还能提高身体的新陈代谢水平，**三餐均衡搭配蛋白质食物，会使你每天多消耗约600千焦的热量**。

选对蛋白质食物事半功倍

为了更好地提升减脂效果，我们要更多地选择“优质蛋白”。**动物蛋白是优质蛋白，植物中豆类（以及简单加工的豆类制品）属于优质蛋白食物**。要补充优质蛋白，可以从这几类食物中选择：各种动物肉（瘦）、蛋类、奶类（奶制品）、豆类（豆制品）。

如果不喜欢吃肉，或者对鱼虾贝类过敏，可以吃豆类食物，以此实现饮食多样化。豆类可以做成很多种食物，如常见的豆腐、豆皮、豆浆、豆芽等。不同的豆制品，营养价值也有差异，如豆芽的蛋白质利用率会比原豆高10%，而且豆芽所含的维生素和矿物质含量比原豆的更丰富。

第4天　保证肉类摄入，改善基础代谢

饮食要点

- 补充优质蛋白，如各种动物肉（瘦）、蛋类、奶类、大豆类，主要以动物蛋白食物为主。
- 推荐当日食谱中包含 1 个鸡蛋、1 杯奶，并把这个饮食习惯固定下来。
- 每天都应摄入肉类食物，每周至少吃 2 次鱼、虾。

…一日膳食计划…

时间	食物名称	食材及份数	重量	提供营养素
早餐	菠菜鸡蛋卷★	鸡蛋1个	60克	蛋白质、维生素、矿物质、碳水化合物
		菠菜1小把	100克	
	牛奶燕麦片（无糖）	生燕麦片1掌心	45克	
		牛奶1袋	200克	
加餐	猕猴桃	猕猴桃1个	150克	维生素、矿物质
午餐	紫米饭	紫米1拳头	100克	碳水化合物、蛋白质、脂肪、维生素、矿物质
	虾仁滑豆腐★	虾仁5个	60克	
		嫩豆腐2指长宽	80克	
		植物油半汤匙	5克	
	清炒韭菜豆芽	豆芽1盘	100克	
		1指宽韭菜3把	100克	
		植物油半汤匙	5克	
加餐	酸奶	酸奶1杯	150克	蛋白质
晚餐	水煮玉米	玉米1根（带棒心）	300克	碳水化合物、蛋白质、维生素、矿物质
	竹荪香菇炖鸡汤★	鸡肉（去皮去骨）3指长宽	50克	
		竹荪1掌心	50克	
		鲜香菇5个	50克	
		小白菜手抓1把	100克	
加餐	香蕉	香蕉半根	60克	维生素、矿物质

备注

豆制品和肉类都属于蛋白质，组成一道菜时，各部分的分量可以酌情减少。比如一顿饭需要吃75克虾仁或两块豆腐才能补充足够的蛋白质，如果做成虾仁炒豆腐，可以用50克虾仁加上一块豆腐；豆芽可以用黄豆芽、绿豆芽；减脂期最好不要吃鸡皮等，或者去浮油再喝汤。

Breakfast

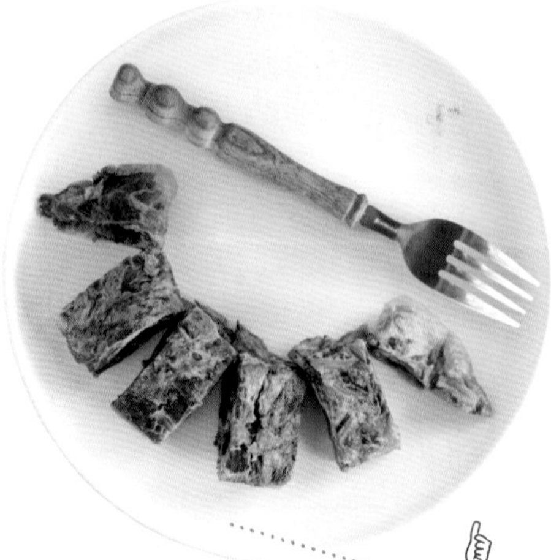

蛋白质9克　碳水化合物6克　脂肪5克
总热量419千焦

菠菜鸡蛋卷

食材： 鸡蛋1个，菠菜100克，盐、植物油各适量。

做法： ❶鸡蛋打入碗中搅散，加盐调味；菠菜洗净，放入沸水中焯烫至断生，取出沥干水分，切碎备用。❷将菠菜放入蛋液中，混合均匀。❸平底锅加热，滴少许植物油并抹匀锅底，倒入蛋液，摊成薄厚均匀的鸡蛋饼。❹取出菠菜鸡蛋饼，卷起后切段装盘即可。

Lunch

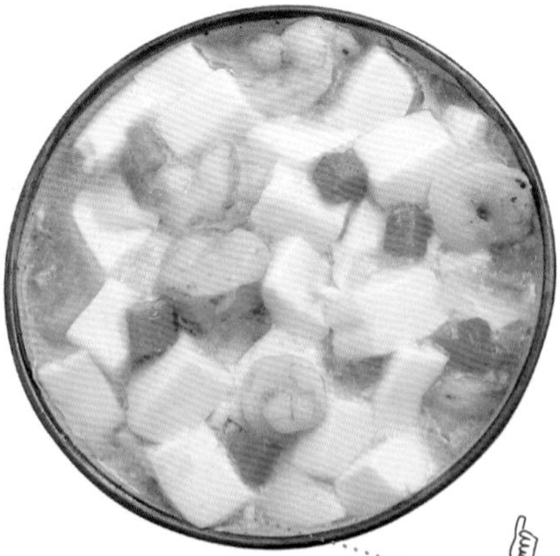

蛋白质11克　碳水化合物3克　脂肪10克
总热量590千焦

虾仁滑豆腐

食材： 虾仁5个（约60克），嫩豆腐80克，植物油5克，盐、料酒、水淀粉各适量。

做法： ❶虾仁从冰箱取出后解冻，加少许盐和料酒腌制片刻；豆腐切块，放入清水中备用。❷油锅烧热，倒入虾仁滑炒片刻，倒入豆腐和半碗清水，焖煮5分钟。❸倒入水淀粉勾芡，收汁起锅即可。

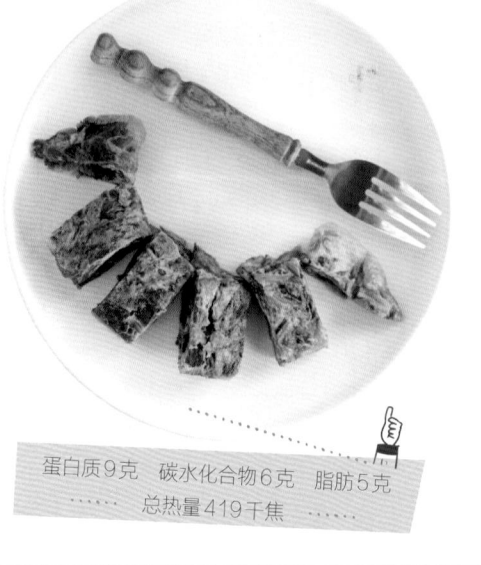

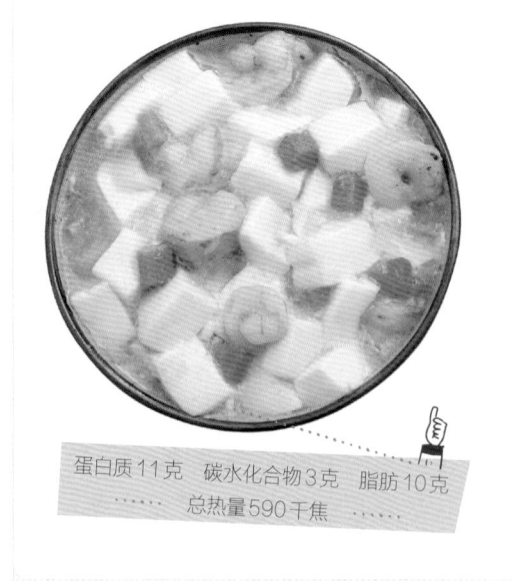

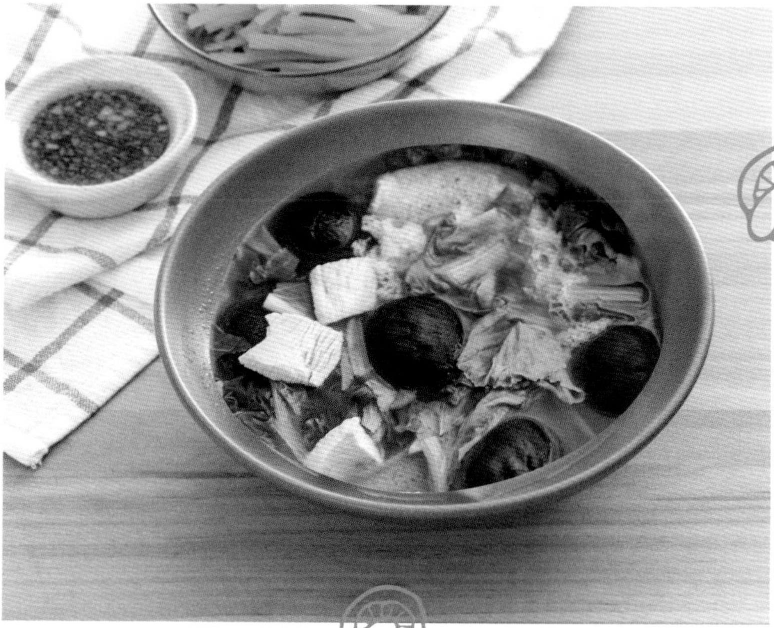

竹荪香菇炖鸡汤

蛋白质22克　碳水化合物38克　脂肪7克
总热量1010千焦

食材: 鸡肉50克，鲜香菇5个，小白菜1把(约100克)，竹荪50克，盐、干淀粉各适量。

做法: ❶鸡肉洗净，放入沸水中汆熟，用盐、干淀粉拌匀腌制20分钟；竹荪放入淡盐水中泡20分钟去异味，捞出控干水分(图1)。❷鲜香菇洗净(图2)，在表面划十字刀；小白菜洗净，切段。❸锅中倒入足量清水，放入鸡肉和鲜香菇，大火烧开，转小火至鸡肉半熟。❹放入竹荪和小白菜，继续煮15分钟左右，出锅前加盐调味即可。

腌制鸡肉，用淡盐水泡竹荪

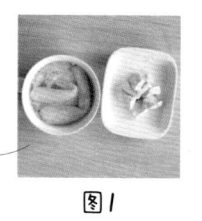

图1

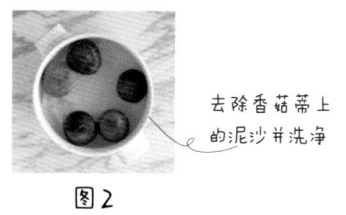

去除香菇蒂上的泥沙并洗净

图2

第5天　补充大豆蛋白，维持健康状态

饮食要点

- 花生可以替换成其他等重的坚果，但是不要吃加工过的坚果，如糖渍坚果等。
- 地三鲜中的土豆属于主食，因此同餐的主食杂粮馒头需要减量。
- 豆皮、豆腐丝、香干等豆制品作为肉类蛋白的补充或替换，而不是作为蔬菜。

••• 一日膳食计划 •••

时间	食物名称	食材及份数	重量	提供营养素
早餐	热牛奶（无糖）	牛奶1袋	200克	蛋白质、碳水化合物、维生素、矿物质
	全麦面包	全麦面包2片	50克	
	凉拌黄瓜	黄瓜半根	100克	
加餐	煮花生	花生米15粒	15克	脂肪
午餐	杂粮馒头	杂粮馒头1个半拳头	60克	碳水化合物、蛋白质、维生素、矿物质、脂肪
	酱汁炖豆皮	豆皮1掌心	30克	
		胡萝卜2指长宽	50克	
		自制酱汁	30克	
	地三鲜★	土豆半拳头	100克	
		茄子（大）半根	100克	
		青椒切段后1碗	80克	
		植物油1汤匙	10克	
加餐	油桃	油桃1个	150克	维生素、矿物质
晚餐	绿豆山药粥	绿豆半拳头	5克	碳水化合物、维生素、矿物质、脂肪
		山药切片后1碗	250克	
	凉拌海带豆腐丝	海带1掌心	50克	
		豆腐干半掌心	25克	
	蒜苗炒香干★	2指宽蒜苗1把	100克	
		豆干1块	25克	
		植物油1汤匙	10克	
加餐	豆浆（无糖/少糖）	黄豆4瓶盖	20克	蛋白质

Lunch

地三鲜

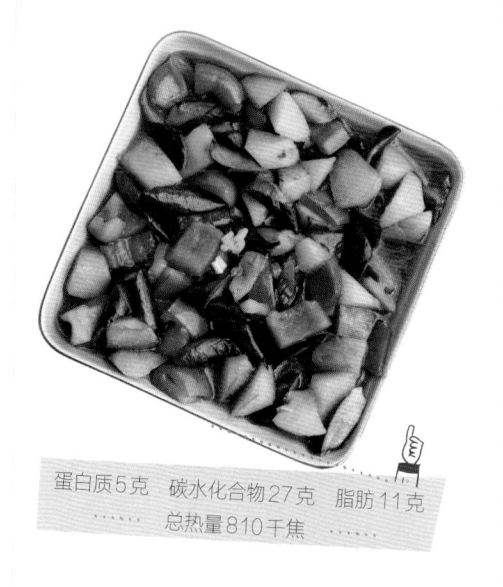

蛋白质5克　碳水化合物27克　脂肪11克
…… 总热量810千焦 ……

食材：土豆半个（约100克），茄子半根（约100克），青椒80克，大蒜1瓣，植物油10克，干淀粉、生抽、老抽、白糖、料酒各适量。

做法：❶土豆洗净，去皮切块，放入清水中备用；茄子洗净，切滚刀块；青椒洗净，去子切段；大蒜切末。❷生抽、老抽和料酒混合，撒入干淀粉和白糖，倒入少许清水调成芡汁。❸油锅烧热，蒜末煸炒出香味，放入土豆（沥干水分）翻炒片刻。❹放入茄子块，翻炒至软，最后放入青椒翻炒。❺倒入芡汁，焖煮至熟，大火收汁即可。

Supper

凉拌海带豆腐丝

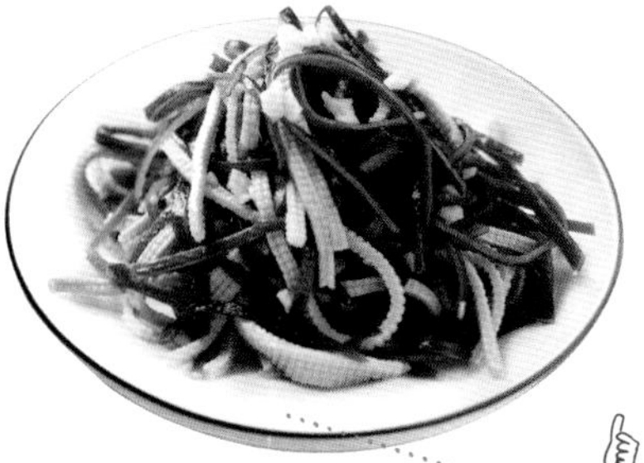

蛋白质5克　碳水化合物4克　脂肪3克
…… 总热量240千焦 ……

食材：泡发海带50克，豆腐干25克，芝麻油、盐各适量。

做法：❶海带洗净，切丝，沥干水分备用；豆腐干切丝。❷锅中加水烧开，分别放入海带丝和豆腐丝，焯烫至熟。❸取出海带丝和豆腐丝，沥干水分，放至冷却。❹芝麻油中混合少许盐，淋在海带丝和豆腐丝上即可。

第6天　构建多样化的膳食结构

饮食要点

- 食物种类、烹饪方式可以灵活多样。
- 优质蛋白的替换，适量补充海鲜、肉类等食物。
- 蛋类、奶制品和大豆制品作为加餐，可以灵活选择。

一日膳食计划

时间	食物名称	食材及份数	重量	提供营养素
早餐	红豆紫米粥★	红豆5瓶盖	25克	碳水化合物、维生素、矿物质、蛋白质
		紫米5瓶盖	25克	
	菠菜拌海蜇	1指宽菠菜2把	80克	
		海蜇半掌心	20克	
加餐	鸡蛋羹	鸡蛋1个	60克	蛋白质
午餐	杂粮饭	大米、小米共半拳头	50克	碳水化合物、蛋白质、维生素、矿物质、脂肪
		黑米、糯米、紫米共半拳头	50克	
	鲫鱼豆腐汤★	小鲫鱼半条（带鱼骨）	120克	
		嫩豆腐2指长宽	80克	
	番茄炒丝瓜★	番茄1拳头	100克	
		丝瓜3指长宽	100克	
		植物油半汤匙	5克	
加餐	苹果	苹果1拳头	100克	维生素、矿物质
晚餐	芋头	芋头1拳头	100克	碳水化合物、蛋白质、维生素、矿物质、脂肪
	蒜蓉粉丝蒸扇贝★	粉丝1小捆	20克	
		扇贝2个（去壳）	50克	
	平菇炒茼蒿	平菇1掌心	100克	
		茼蒿手抓1把	150克	
		植物油1汤匙	10克	
加餐	燕麦牛奶（少糖）	燕麦5瓶盖，牛奶半袋	150克	蛋白质、碳水化合物

备注　粉丝和芋头同餐搭配作为主食。如果不吃粉丝，可加半个拳头的芋头、土豆或红薯等；运动后需要快速补充能量，燕麦牛奶可以加少量糖调口味，但不要超过5克。可以用快煮的燕麦，也可以用即食燕麦，但后者一般会带点甜味，不要再加糖。

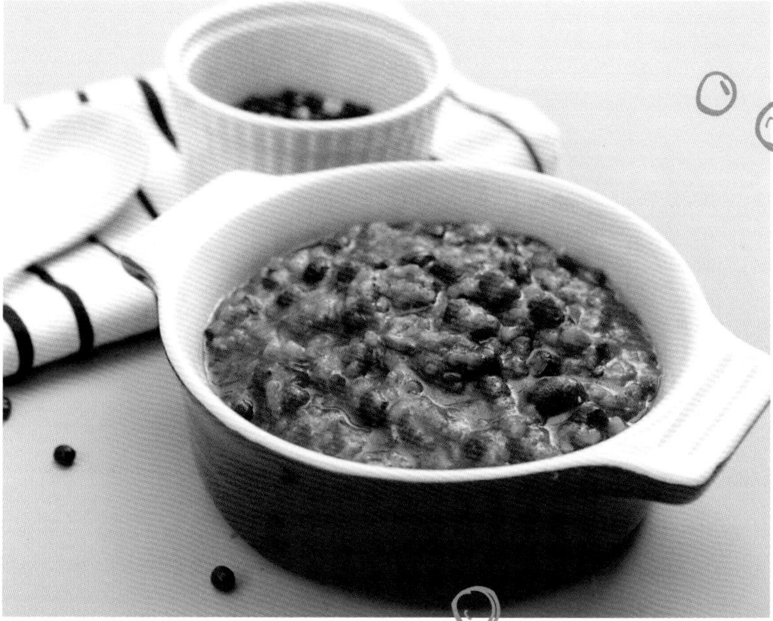

红豆紫米粥

蛋白质7克　碳水化合物35克　脂肪1克
总热量700千焦

食材：红豆25克，紫米25克。

做法：❶红豆和紫米洗净，放入碗中，用清水浸泡。❷红豆和紫米放入电饭锅中，倒入适量清水，按下“煮粥”按键，煮至豆烂米熟即可。

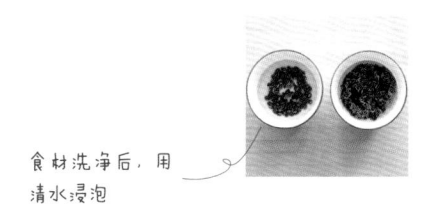

食材洗净后，用清水浸泡

Lunch

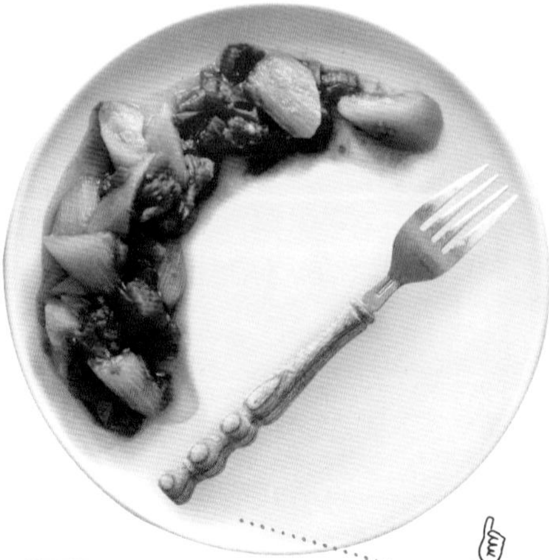

蛋白质2克　碳水化合物8克　脂肪5克
…… 总热量350千焦 ……

番茄炒丝瓜

食材： 番茄1个（约100克），丝瓜1根（约100克），植物油5克，盐适量。

做法： ❶丝瓜洗净，去皮切段；番茄洗净，切块。❷油锅烧热，放入番茄，翻炒至出汁。❸倒入丝瓜一同翻炒，至丝瓜软烂，出锅前加盐调味即可。

鲫鱼豆腐汤

食材： 鲫鱼半条（约120克），嫩豆腐1块（约80克），大葱段、姜片、料酒、盐、植物油各适量。

做法： ❶鲫鱼洗净，去内脏；嫩豆腐切块，放入清水中备用。❷油锅烧热，将鲫鱼煎至两面呈金黄色。❸依次放入大葱段、姜片、料酒，倒入适量温水，大火烧开后继续煮7~8分钟，再转中小火煮20分钟左右，至汤汁呈奶白色。❹放入豆腐块煮熟，出锅前调入盐，装盘时去掉大葱段和姜片即可。

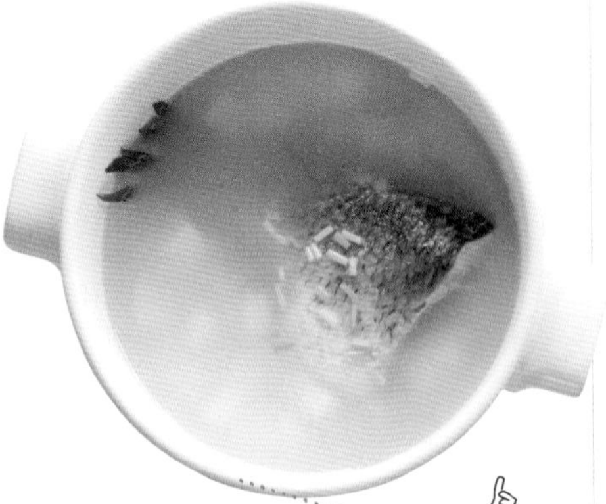

蛋白质25克　碳水化合物8克　脂肪8克
…… 总热量850千焦 ……

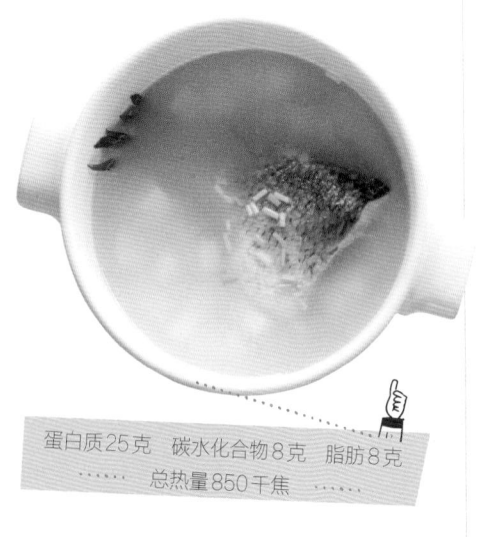

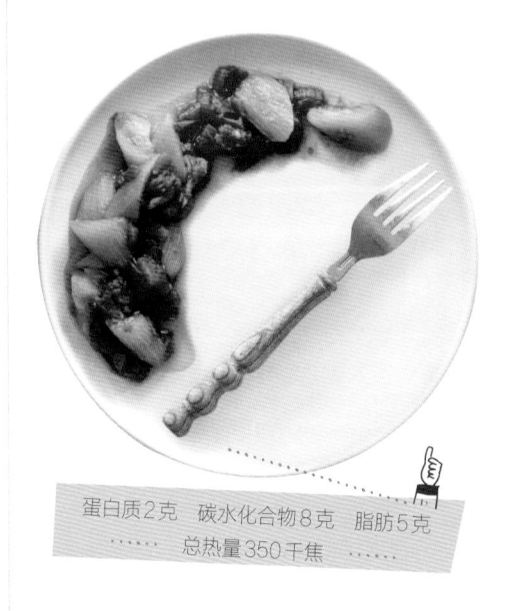

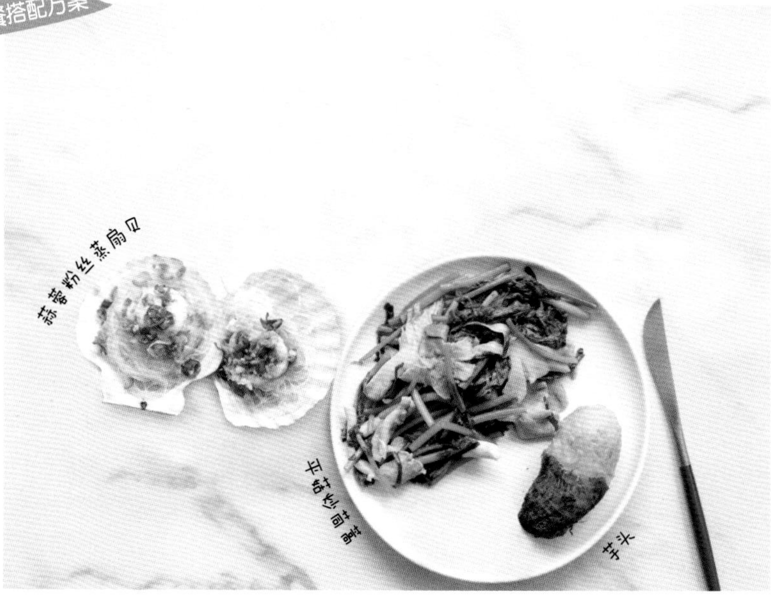

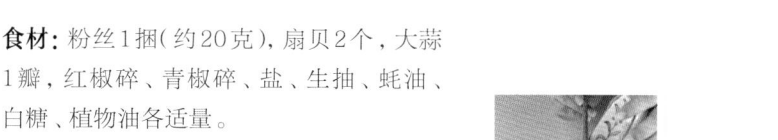

蒜蓉粉丝蒸扇贝

蛋白质6克　碳水化合物43克　脂肪1克
总热量850千焦

食材：粉丝1捆（约20克），扇贝2个，大蒜1瓣，红椒碎、青椒碎、盐、生抽、蚝油、白糖、植物油各适量。

做法：❶大蒜洗净，切成蒜蓉，锅内倒油，大火煸炒蒜蓉去掉大量水分，改小火慢慢炒成金色，盛出炒好的蒜蓉，调入盐制成蒜油盛出备用。❷将粉丝放入碗中，倒入沸水，约半分钟变软后捞起，沥干水分，倒入适量蒜油拌松散（图1）。❸扇贝开壳，用小刀把贝丁划断，取出贝肉。❹将处理好的粉丝放在贝壳上，再放上贝肉，中间填上蒜蓉、红椒碎和青椒碎，入蒸锅蒸5分钟（图2）。❺盐、生抽、蚝油、白糖兑入小碗，加少许温水调成汁，倒入锅中略煮后均匀浇在贝肉上即可。

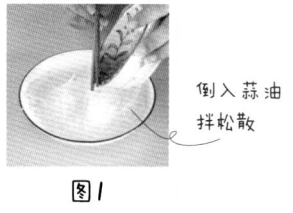

图1

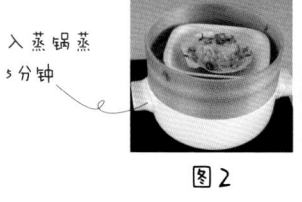

图2

第三阶段 控制“好脂肪”的摄入量

减肥的过程中，我们常被告知：不要吃油！因此，很多人要么清水煮白菜，要么一口肉都不吃。想要减肥就要拒绝一切香喷喷的食物吗？答案是否定的。

减肥更不该拒绝脂肪

如果刻意减少脂肪的摄入量，为了补充身体必需的热量，你需要多吃碳水化合物或蛋白质。可是蛋白质摄入过多，会给肾造成负担，而碳水化合物吃多了，比吃脂肪胖得更快。这是因为碳水化合物转化成葡萄糖的速度比脂肪快，身体也会优先分解它们来释放热量及合成脂肪。

脂肪也分“好”“坏”

对于减肥来说，“好脂肪”指的是不饱和脂肪酸，来源最丰富的是植物油（未氢化）和海鱼。此外，这类脂肪酸主要还存在于坚果、菌藻类、豆制品、鱼虾类、水果、酸奶等。

饱和脂肪酸主要存在于我们吃的各种动物肉类（主要是牛、羊、猪等红肉）和动物油中，部分植物油如椰子油和棕榈油等也含有较多饱和脂肪酸。

反式脂肪酸是植物油经过加工后产生的“坏脂肪”，存在于蛋糕、饼干、方便面、冰淇淋、人造黄油、薯条、爆米花等食物中。

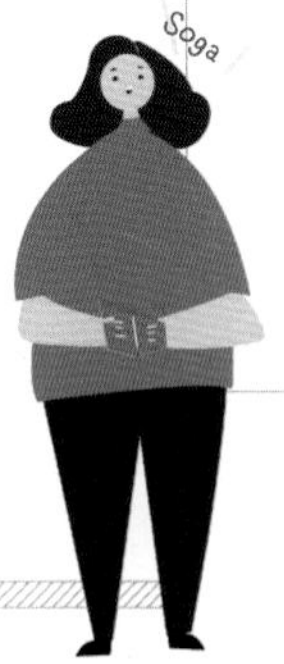

吃多少脂肪，减肥效果好？

减脂期女性建议每天摄入20~25克食用油，相当于家里的白瓷勺2~2.5勺。如果想精确控制用量，网购一个“限油壶”也很方便。需要强调的是，以上所说的量是一整天的总量，也就是说每餐饭的用油量应控制在1勺左右。如果自己一个人吃饭，一顿炒两个菜，那么每道菜只用半勺油。

第7天　拒绝“坏脂肪”，养成健康饮食习惯

饮食要点

- 不吃肥腻的肉类食物，应选择高蛋白、低脂肪的瘦肉。
- 鸡肉、鸭肉去皮，做好的肉汤要去除浮油。
- 避免食用人造黄油和植物奶油制成的甜点等，自制三明治如用奶酪，选购时看清营养标签。

···一日膳食计划···

时间	食物名称	食材及份数	重量	提供营养素
早餐	奶酪三明治★	全麦面包2片	50克	碳水化合物、维生素、矿物质、蛋白质、脂肪
		无油煎蛋1个	60克	
		生菜叶5片	50克	
		奶酪1瓶盖	5克	
	蜂蜜柠檬水	柠檬水1杯	200克	
		蜂蜜半汤匙	5克	
加餐	豆奶粉	豆奶粉1包	20克	蛋白质
午餐	杂豆饭	红豆、绿豆、黑豆、黄豆共1拳头	100克	碳水化合物、维生素、矿物质、脂肪、蛋白质
	荷兰豆炒木耳★	荷兰豆半碗	50克	
		木耳1掌心	100克	
		植物油1汤匙	10克	
	冬瓜炖鸭汤（去油）	鸭肉（去皮去骨）2指长宽	50克	
		冬瓜3指宽	100克	
加餐	苹果	苹果1拳头	200克	维生素、矿物质
晚餐	红薯小米粥	红薯1拳头	100克	碳水化合物、蛋白质、维生素、矿物质、脂肪
		小米半拳头	50克	
	香菇鸡片炒豆腐★	鸡肉（去皮去骨）2指长宽	50克	
		鲜香菇5个	100克	
		豆腐2指长宽	80克	
		植物油1汤匙	10克	
	茄汁菜花★	菜花1掌心	150克	
		自制番茄酱汁1汤匙	10克	
加餐	酸奶	酸奶1杯	150克	蛋白质

备注　三明治可以蘸少许番茄酱，但不要用太多调味料，特别是沙拉酱、蛋黄酱等，避免摄入过多的热量；蜂蜜可用来调节口感，但不宜太多，因为蜂蜜富含果糖，易吸收；木耳的用量为泡发后的量，本书食谱中木耳用量均为泡发后的量。

Breakfast

奶酪三明治

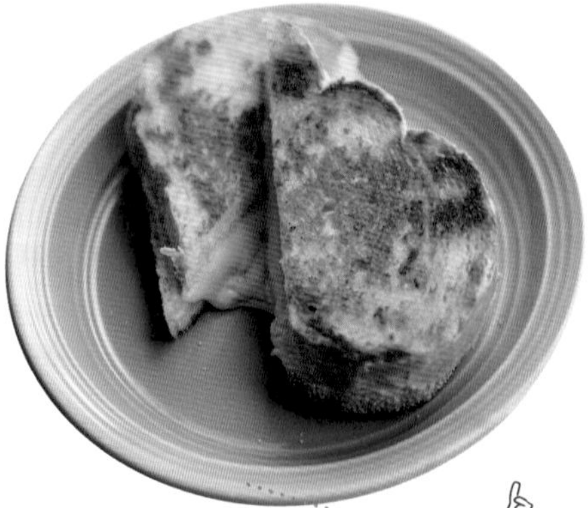

蛋白质18克 碳水化合物46克 脂肪8克
…… 总热量1350千焦 ……

食材： 全麦面包2片，生菜叶5片，鸡蛋1个，奶酪5克。

做法： ❶生菜叶洗净。❷在全麦面包周围涂上奶酪，打1个生鸡蛋，盖上生菜叶和另1片面包，放入微波炉，中火加热15分钟即可。

Lunch

荷兰豆炒木耳

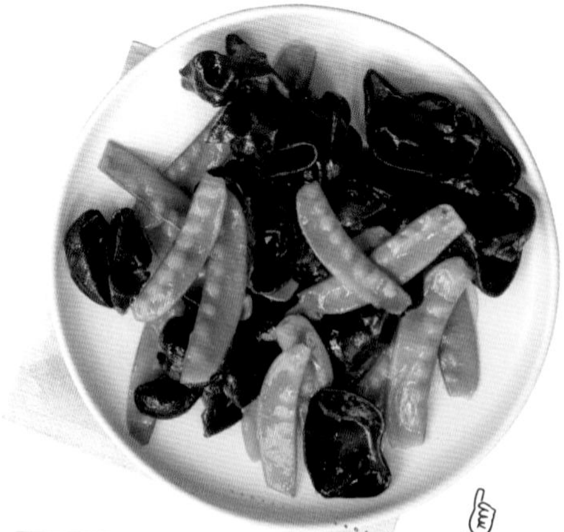

蛋白质3克 碳水化合物9克 脂肪10克
…… 总热量540千焦 ……

食材： 荷兰豆50克，木耳100克，植物油10克，盐、水淀粉各适量。

做法： ❶木耳洗净；荷兰豆择洗干净。❷将荷兰豆和木耳分别放入沸水中断生，捞出沥干。❸油锅烧热，倒入断生后的食材翻炒出香，加盐调味，浇入水淀粉勾芡即可。

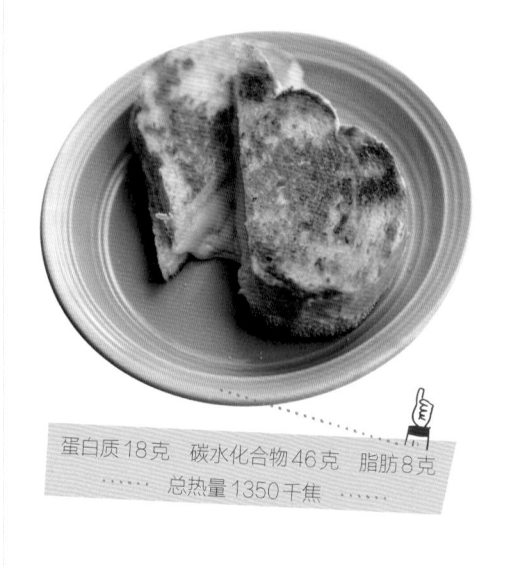

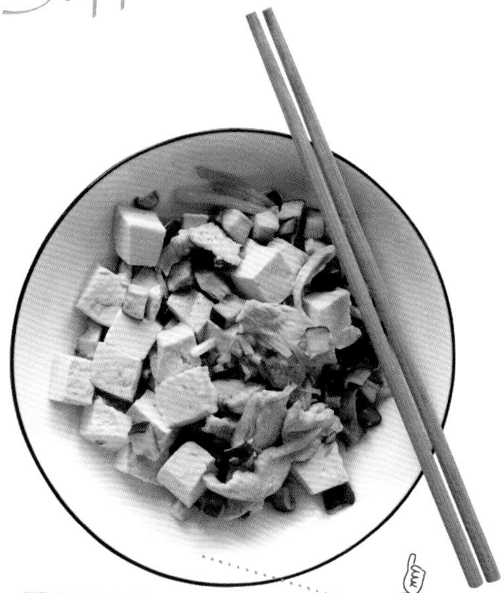

蛋白质14克　碳水化合物7克　脂肪18克
…… 总热量920千焦 ……

香菇鸡片炒豆腐

食材：鸡肉（去皮去骨）50克，鲜香菇5个，豆腐80克，植物油10克，盐、料酒、姜丝、葱丝各适量。

做法：❶豆腐切块，放入清水中备用；鸡肉洗净，切片；鲜香菇洗净，切丁。❷油锅烧热，爆香姜丝、葱丝，放入鸡片炒散，至变色后盛出备用。❸另起油锅，放入香菇丁翻炒片刻，再放入鸡片一同翻炒。❹放入豆腐块，倒入适量清水，焖煮至食材全熟，出锅前加入少许盐、料酒即可。

茄汁菜花

食材：菜花1朵（约150克），番茄1个，番茄酱、植物油各适量。

做法：❶菜花洗净，撕成小朵；番茄洗净，去皮切块。❷油锅烧热，放入番茄块，大火炒至出汁，再倒入少许清水焖煮，淋入少许番茄酱，制成番茄酱汁。❸将菜花倒入番茄酱汁中，使酱汁包裹住菜花，至食材全熟即可。

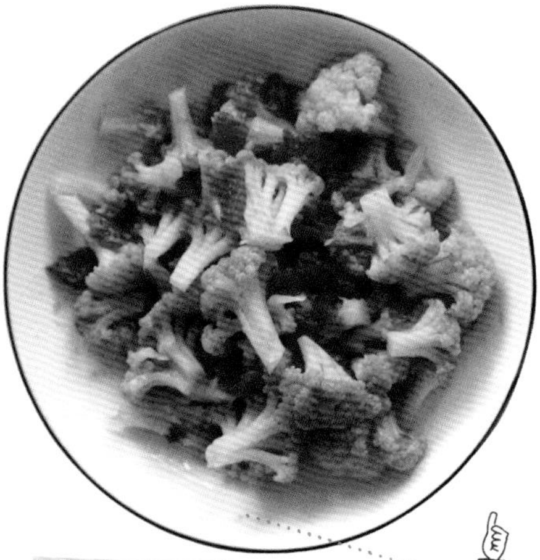

蛋白质4克　碳水化合物10克　脂肪2克
…… 总热量230千焦 ……

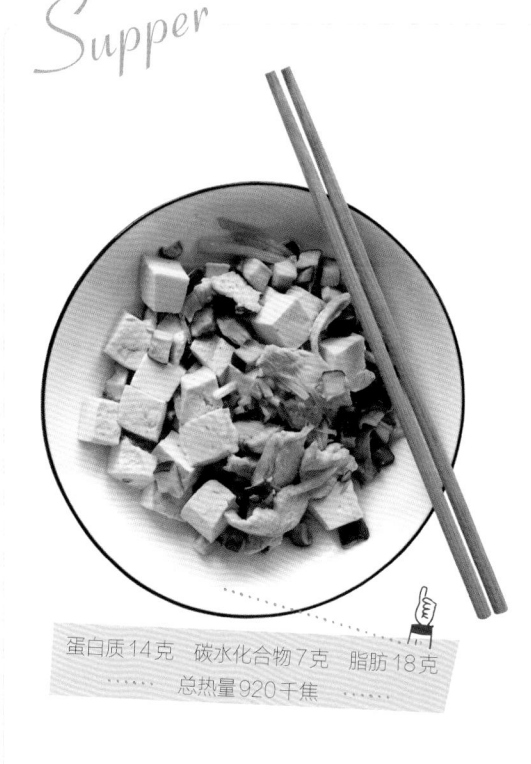

第8天 摄取“好脂肪”，维持正常生理功能

饮食要点

- 用植物油代替动物油炒菜。植物油建议多样化，但不是一天变换多种油，而是一种油用完后，可以选其他植物油。
- 增加含不饱和脂肪酸食物的种类，如菌菇类、藻类等，用健康的坚果代替甜点、油炸类零食。

…一日膳食计划…

时间	食物名称	食材及份数	重量	提供营养素
早餐	薏仁枸杞银耳羹★	薏仁半拳头	40克	碳水化合物、维生素、矿物质、蛋白质、脂肪
		干银耳半掌心	10克	
		枸杞1瓶盖	5克	
	橄榄油煎鸡蛋★	鸡蛋1个	60克	
		橄榄油半汤匙	5克	
加餐	酸奶	酸奶1杯	150克	蛋白质
午餐	二米饭	大米半拳头	50克	碳水化合物、维生素、矿物质、脂肪、蛋白质
		小米半拳头	50克	
	青椒木耳炒大葱★	青椒切段后半碗	50克	
		木耳半掌心	50克	
		胡萝卜丝半碗	50克	
		葱白1段	50克	
		大豆油1汤匙	10克	
	猪肉丸子荸荠汤（去油）★	猪肉（瘦）丸子3个	50克	
		荸荠（去皮）5个	80克	
加餐	核桃	核桃3颗（去壳）	15克	脂肪
晚餐	紫米小米粥	紫米半拳头	40克	碳水化合物、蛋白质、维生素、矿物质、脂肪
		小米半拳头	40克	
	羊肉炖萝卜★	羊肉（瘦）半掌心	50克	
		白萝卜和胡萝卜共1掌心	100克	
	凉拌金针菇海带丝	2指宽金针菇3把	100克	
		海带丝1掌心	50克	
		芝麻油半汤匙	5克	
加餐	香蕉	香蕉半根	60克	维生素、矿物质

备注 该计划里富含不饱和脂肪酸的有：橄榄油 、大豆油、芝麻油、金针菇、木耳、海带、酸奶；银耳若熬的时间长，熬出的胶质富含碳水化合物；本阶段的三天食谱中，我们以一天全红肉、两天非红肉作为参考，该日食谱为红肉食谱 。

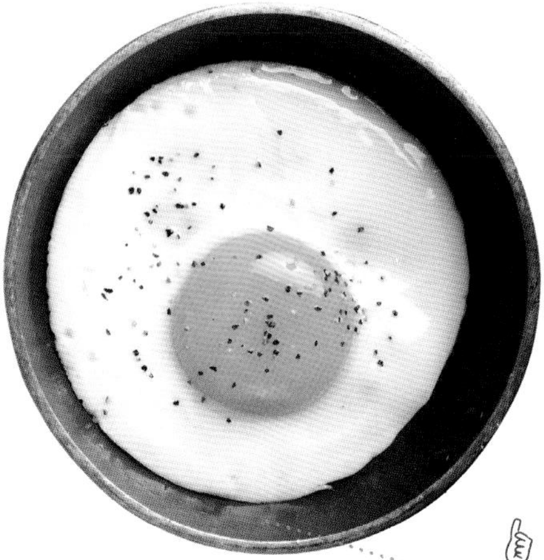

蛋白质8克　碳水化合物2克　脂肪11克
总热量480千焦

橄榄油煎鸡蛋

食材： 鸡蛋1个，橄榄油5克。

做法： ❶平底锅烧热后，抹匀橄榄油。❷将鸡蛋打入锅中，小火煎，待一面煎微黄后，翻面煎另一面，两面各煎1分钟左右。

薏仁枸杞银耳羹

食材： 薏仁40克，干银耳20克，枸杞5克，冰糖适量。

做法： ❶薏仁洗净，用清水浸泡；干银耳泡发洗净，撕成小朵。❷薏仁和银耳放入锅中，倒入适量清水，大火烧沸后转小火，继续煮40分钟。❸出锅前10分钟放入枸杞，煮熟后加入冰糖调味即可。

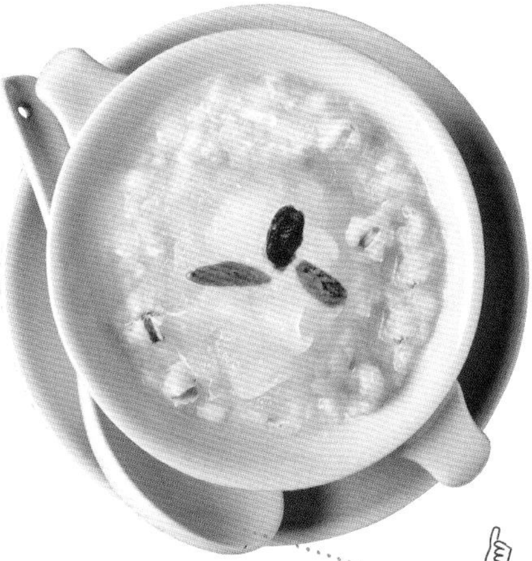

蛋白质7克　碳水化合物38克　脂肪2克
总热量760千焦

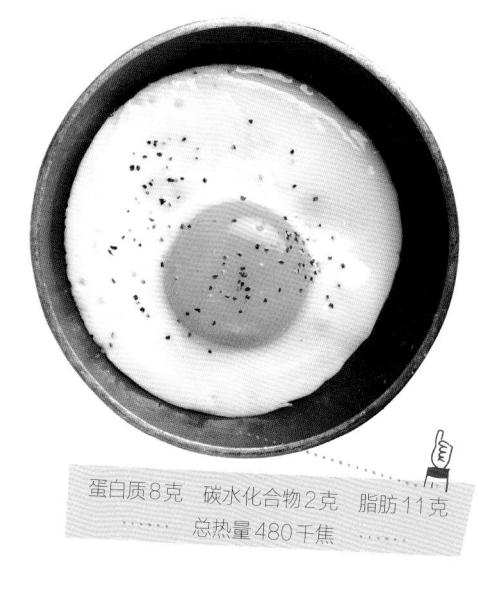

Lunch

猪肉丸子荸荠汤

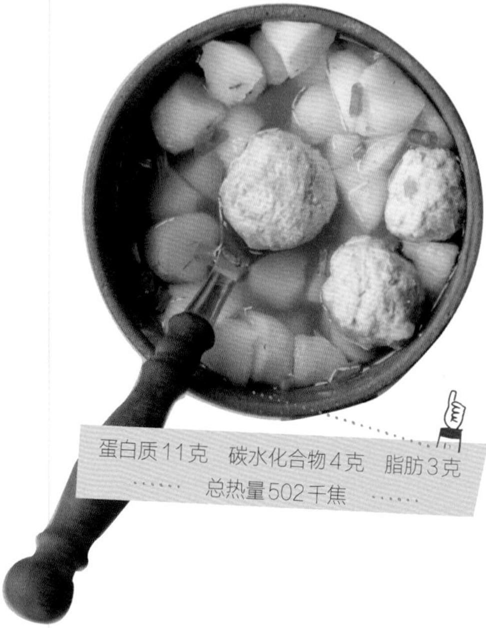

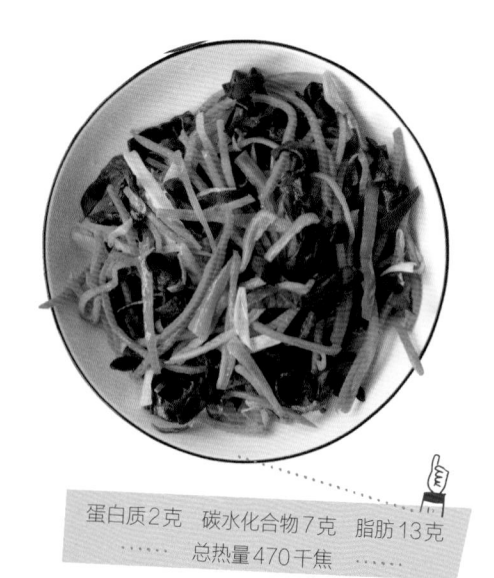

蛋白质11克　碳水化合物4克　脂肪3克
总热量502千焦

食材：猪肉（瘦）丸子3个（约50克），荸荠5个（约80克）。

做法：❶荸荠洗净，削皮切小块后浸泡在清水中备用。❷锅中倒入适量清水烧开，放入猪肉丸子，小火慢煮20分钟。❸放入荸荠，煮出清甜味即可。

青椒木耳炒大葱

食材：胡萝卜50克，木耳50克，青椒50克，葱白1段，大豆油10克，盐适量。

做法：❶木耳洗净，切丝；胡萝卜和葱白洗净，切丝；青椒洗净，去子切丝。❷油锅烧热，放入葱丝爆香，再放入木耳丝和胡萝卜丝一同翻炒。❸出锅前5分钟放入青椒，翻炒至食材全熟，加盐调味即可。

蛋白质2克　碳水化合物7克　脂肪13克
总热量470千焦

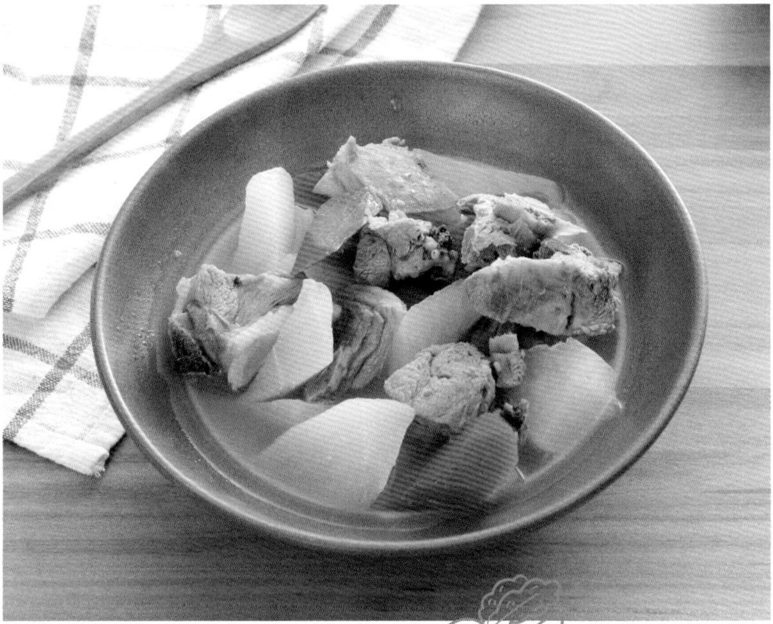

羊肉炖萝卜

蛋白质11克　碳水化合物4克　脂肪2克
总热量310千焦

食材： 羊肉（瘦）50克，白萝卜和胡萝卜共100克，料酒、姜片、葱段、黑胡椒粉、盐各适量。

做法： ❶羊肉洗净，下冷水锅（图1），倒适量料酒，大火汆熟，捞出冲洗干净。❷白萝卜和胡萝卜洗净，去皮切块。❸砂锅内倒入适量清水，放入葱段、姜片煮开，放入羊肉煮1小时（图2）。❹白萝卜块和胡萝卜块放入锅中，继续煮半小时，加黑胡椒粉和盐调味即可。

羊肉洗净，下冷水锅

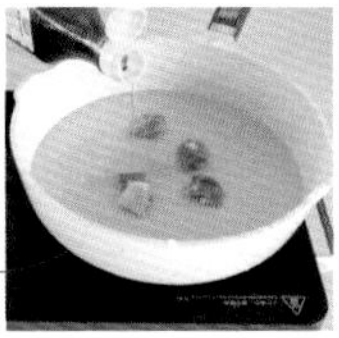

图1

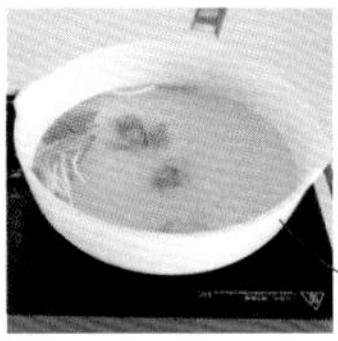

图2

放入葱段、姜片、羊肉，煮1小时

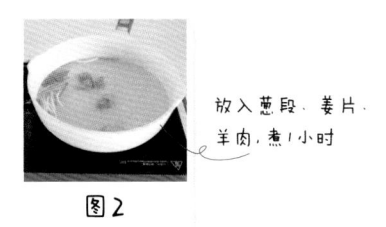

第9天　变化烹饪方式，摄入小于消耗

饮食要点

- 减少每餐的用油量，如一道炒菜，另一道菜用蒸煮制作，或者用凉拌、醋熘等烹饪方式。
- 红肉（猪、牛、羊肉）的量不要超过总肉量的1/3，最好是一天中不同种肉类食物相互搭配。三餐均为红肉的食谱，一周最好不要超过3次。

一日膳食计划

时间	食物名称	食材及份数	重量	提供营养素
早餐	杂粮粥	小米、紫米、黑米、糯米、燕麦共半拳头	50克	碳水化合物、蛋白质、维生素、矿物质
	茶叶蛋	鸡蛋1个	60克	
	凉拌笋丝	竹笋1掌心	80克	
加餐	蓝莓	蓝莓10颗	20克	维生素、矿物质
午餐	自制红豆芋泥	芋头1拳头	200克	碳水化合物、蛋白质、脂肪、维生素、矿物质
		红豆1瓶盖	5克	
	橄榄油煎鳕鱼排★	鳕鱼1掌心	100克	
		橄榄油1汤匙	10克	
	蔬菜沙拉	圣女果5个	50克	
		生菜、包菜、紫甘蓝、黄瓜共1掌心	150克	
		沙拉酱半汤匙	5克	
	柠檬水	柠檬水1杯	200克	
加餐	腰果	腰果5颗	20克	脂肪
晚餐	杂粮馒头	杂粮馒头1个半拳头	60克	碳水化合物、维生素、矿物质、蛋白质、脂肪
	茭白炒鸡肉片★	茭白切段后1碗	100克	
		鸡肉（去皮去骨）3指长宽	60克	
		菜籽油1汤匙	10克	
	醋熘大白菜	大白菜手掌大5片	100克	
加餐	酸奶	酸奶1杯	150克	蛋白质

备注　用煎烤的方式，注意时间不要太长，可以将肉类切成薄片或小块，易熟且不易烤焦；同时油量不宜过大，仍按照汤匙量来计算；用多样性的烹饪方式，弥补食用油用量减少而带来的口味变化，如午饭“煎＋拌”，晚饭“炒＋醋熘”。

Lunch

橄榄油煎鳕鱼排

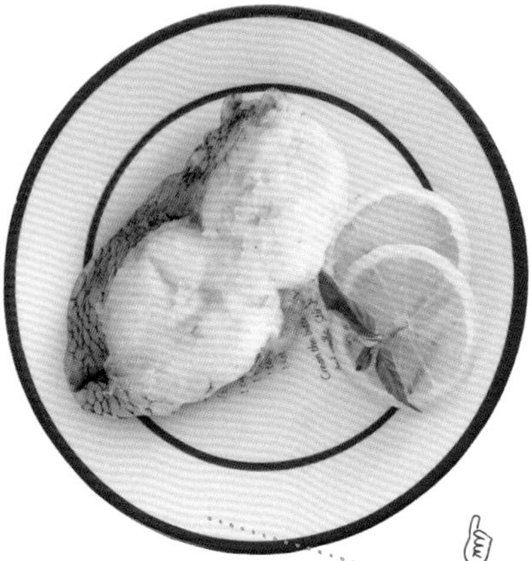

蛋白质20克　碳水化合物0克　脂肪10克
总热量740千焦

食材：鳕鱼1块（约100克），橄榄油10克，盐、柠檬汁、蛋清、水淀粉各适量。

做法：❶将鳕鱼从冷冻室里取出，室温解冻后两面均匀抹上盐，挤入柠檬汁，腌制30分钟。❷将腌制好的鳕鱼块裹上蛋清和水淀粉。❸平底锅内倒入橄榄油，烧热后放入鳕鱼，煎至两面金黄即可。

Supper

茭白炒鸡肉片

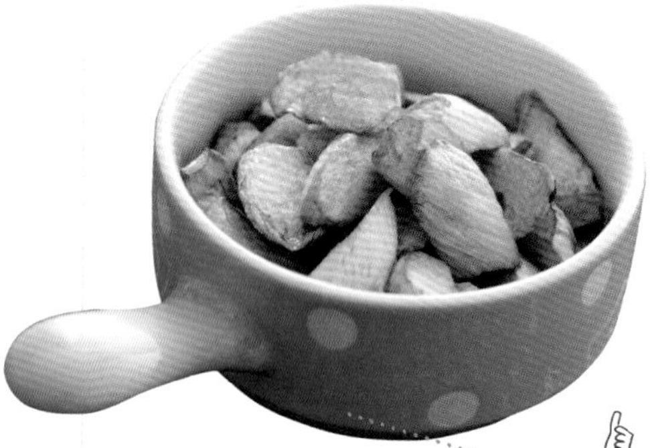

蛋白质12克　碳水化合物7克　脂肪15克
总热量760千焦

食材：鸡肉60克，茭白100克，菜籽油10克，盐、干淀粉、料酒、生抽、葱末各适量。

做法：❶茭白洗净，切片；鸡肉洗净，切片，用干淀粉、料酒、生抽抓匀，腌制半小时。❷油锅烧热，放入鸡肉片，翻炒均匀至变色。❸放入茭白片翻炒，至八成熟时，再放入葱末翻炒均匀，出锅前加盐调味即可。

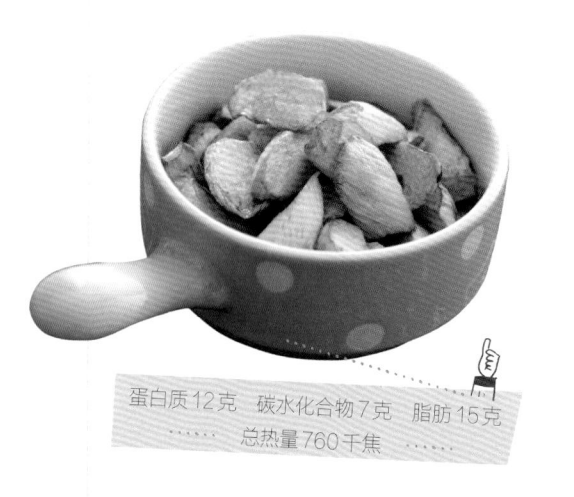

第四阶段 从食物中获取身体所需维生素

维生素参与人体生长、发育和代谢的全过程。与人体对碳水化合物、蛋白质和脂肪的需求量相比，人体对维生素的需求量相对较少，但维生素对人体健康发挥着极大的作用，而且大部分维生素都需要通过饮食才能获得。

维生素可以分为脂溶性维生素和水溶性维生素两类。脂溶性维生素在脂肪中才能溶解，如果饮食中没有一点脂肪，那这些维生素就不能被人体吸收。水溶性维生素相对容易被吸收，即使摄入量稍多，也能通过尿液排出，一般不会引起过量反应。

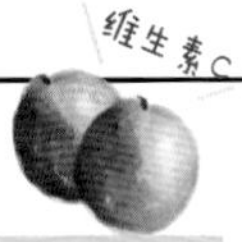

常见维生素的作用和来源

名称	类别	作用	主要来源
维生素A	脂溶性	维持视觉功能、皮肤健康和生殖发育。维生素A缺乏是引起夜盲症的重要原因，还会引起干眼症、皮肤角化等问题	动物肝脏、蛋类、奶类和鱼肝油。植物中的维生素A主要由β-胡萝卜素转化而来，主要来源于深绿色或红黄色的蔬果
B族维生素	水溶性	主要参与人体代谢，缺乏易引起皮炎、消化不良、口腔溃疡等问题	全麦类、糙米、黄豆、绿豆、红豆、芝麻、花生（带皮）等，也多存在于动物肝脏、瘦肉、禽蛋、奶类等食物
维生素C	水溶性	提高免疫力和抗氧化能力，促进胶原蛋白的合成和铁等矿物质的吸收。含铁食物和富含维生素C的食物一起吃，补铁效果更好	新鲜蔬菜（青椒、芥菜、菜花、茼蒿、苦瓜、芥兰、菠菜等）和酸味水果（鲜枣、草莓、橙子、柠檬、猕猴桃、番石榴等）
维生素D	脂溶性	预防蛀牙、骨质疏松，促进钙的吸收	海鱼、动物肝脏、蛋黄、奶制品等动物性食品，植物性食物中含量很少或几乎没有
维生素E	脂溶性	淡化色斑、抗衰老、保护心血管、促进雌激素分泌	主要来自压榨植物油（菜籽油、大豆油、葵花籽油、芝麻油、橄榄油、麦芽油等）；坚果（杏仁、榛子和核桃等）；瘦肉、奶类、蛋类。还可吃鱼肝油补充
维生素K	脂溶性	促进凝血，一旦缺乏容易导致皮肤出现瘀青	海带、茼蒿、纳豆等

第10天　丰富食物种类，提高代谢效率

饮食要点

- 尽量选择颜色丰富的蔬菜、水果，蔬果的颜色越丰富，它们所含的维生素及矿物质等营养素的种类也越丰富。
- 谷类主食的选择以粗粮为主，以弥补常吃精米白面引起的B族维生素的缺乏。

···一日膳食计划···

时间	食物名称	食材及份数	重量	提供营养素
早餐	小米燕麦粥	小米5瓶盖	25克	碳水化合物、蛋白质、维生素、矿物质
		燕麦5瓶盖	25克	
	海苔鸡蛋羹	鸡蛋1个	60克	
		海苔2片	5克	
	凉拌苦瓜★	苦瓜半根	100克	
加餐	鲜枣	鲜枣3个	10克	维生素、矿物质
	猕猴桃	猕猴桃半个	80克	
午餐	糙米饭	糙米1拳头	100克	碳水化合物、维生素、矿物质、脂肪、蛋白质
	彩椒炒鲜蘑	青椒、红色和黄色柿子椒各1个	200克	
		口蘑、猴头菇切片后1碗	100克	
		植物油1汤匙	10克	
	虫草花乌鸡汤★	乌鸡肉5块	60克	
		虫草花1掌心	50克	
加餐	煮花生（带皮）+橙子	花生米6粒	8克	脂肪、维生素、矿物质
		橙子半个	80克	
晚餐	绿豆面窝窝头	窝窝头2个	75克	碳水化合物、蛋白质、维生素、矿物质、脂肪
	黄豆炖猪骨★	黄豆4瓶盖	20克	
		猪骨3块	50克	
	豆角烧茄子★	豆角1碗	100克	
		茄子（大）半根	100克	
		植物油1汤匙	10克	
加餐	木瓜牛奶（无糖）	木瓜2指宽	50克	维生素、矿物质、蛋白质
		牛奶1杯	200克	

备注：蔬菜可以按照个人的喜好替换成自己喜欢的，注意多种类、不同颜色的蔬菜搭配；炒菜时不要炒得太老，叶类蔬菜不要长时间炖煮；豆类可以和肉类一起熬煮煲汤，更有利于豆类中B族维生素的吸收；禽肉类下锅前要去皮，红肉类要选瘦肉，第一次沸腾后要把浮油舀掉。

Breakfast

凉拌苦瓜

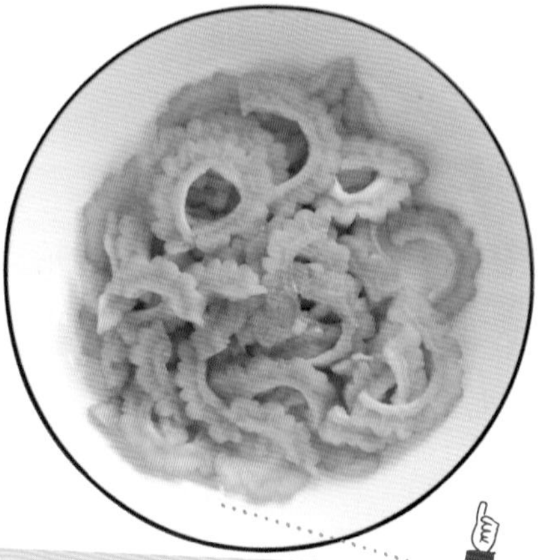

蛋白质1克　碳水化合物5克　脂肪1克
…… 总热量100千焦 ……

食材：苦瓜半根(约100克)，盐、醋、芝麻油各适量。

做法：❶苦瓜洗净，对半切开，取出苦瓜瓤，切片备用。❷将苦瓜放入沸水中焯烫1分钟，取出沥干水分。❸加盐、醋和芝麻油，拌匀后即可。

Lunch

虫草花乌鸡汤

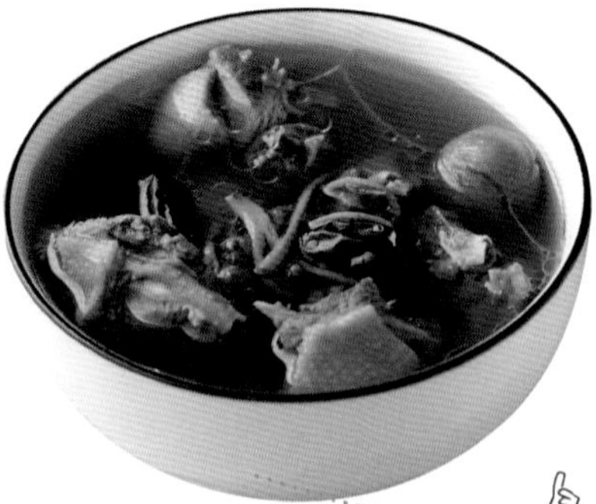

蛋白质30克　碳水化合物14克　脂肪10克
…… 总热量1120千焦 ……

食材：乌鸡肉5块(约60克)，虫草花50克，姜片、盐各适量。

做法：❶乌鸡处理干净，切块。❷锅中倒入适量清水烧沸，放入乌鸡块，汆熟，取出后冲洗干净备用。❸砂锅内倒入适量清水，放入姜片烧开，再放入乌鸡、虫草花。❹大火煮10分钟，转小火炖1小时，出锅前加盐调味即可。

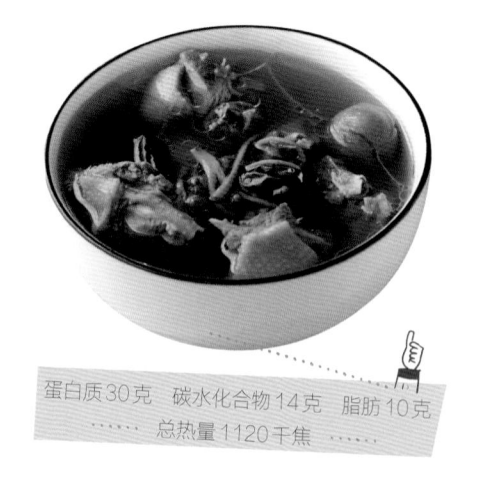

黄豆炖猪骨

食材：黄豆20克，猪骨3块(约50克)，陈皮、花椒、八角、干辣椒，大葱、姜片、生抽、老抽、蚝油各适量。

做法：❶黄豆洗净，提前用清水浸泡；猪骨洗净，切小段，放入沸水锅中，去血水和浮沫，取出冲洗干净备用。❷将猪骨放入电压力锅，放入陈皮、花椒、八角、干辣椒、大葱和姜片。❸放入黄豆，倒入生抽、老抽和蚝油，最后倒入适量清水，启动电压力锅，焖煮至熟即可。

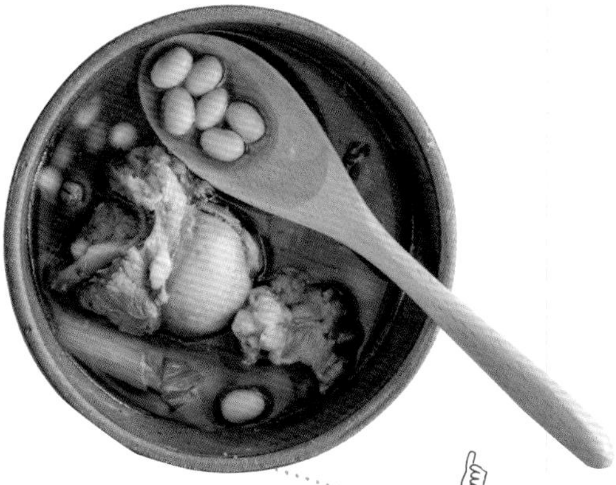

蛋白质28克　碳水化合物7克　脂肪14克
总热量760千焦

豆角烧茄子

食材：豆角100克，茄子半根(约100克)，植物油10克，蒜蓉、生抽、蚝油、白糖、水淀粉各适量。

做法：❶豆角择洗干净，切段；茄子洗净，切段。❷油锅烧热，放入茄子，用小火煎，一边煎一边翻面，直至茄子变软，捞出控油。❸锅中放入蒜蓉炒香，放入豆角，小火炒至豆角变色。❹将茄子段再次放入锅中，加入生抽、蚝油和白糖，倒入适量清水，加盖焖煮2分钟，出锅前加水淀粉勾芡即可。

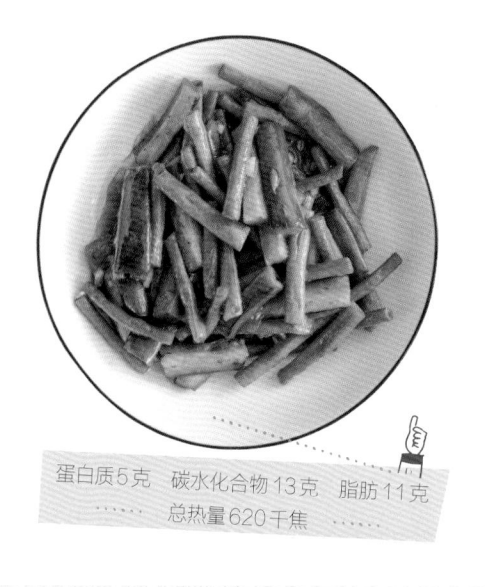

蛋白质5克　碳水化合物13克　脂肪11克
总热量620千焦

第11天　提高脂溶性维生素的吸收率

饮食要点

- 动物性食品中，深海鱼和蛋奶不仅富含优质蛋白，也含有丰富的维生素 A、维生素 D、维生素 E 等营养素。
- 每周可补充 1 次动物肝脏，如炒猪肝、酱鸡肝等，但同时应替换掉 1 份肉类食物或减少用量。

··· 一日膳食计划 ···

时间	食物名称	食材及份数	重量	提供营养素
早餐	绿豆玉米糁★	绿豆5瓶盖	25克	碳水化合物、蛋白质、维生素、脂肪
		玉米糁5瓶盖	25克	
	水煮蛋	鸡蛋1个	60克	
	酱猪肝	猪肝1块	30克	
加餐	柿子	柿子1个	150克	维生素、矿物质
午餐	大米糙米饭	大米半拳头	50克	碳水化合物、维生素、矿物质、蛋白质、脂肪
		糙米半拳头	50克	
	胡萝卜炒肉丝★	胡萝卜丝1碗	100克	
		猪肉（瘦）丝半掌心	25克	
		植物油1汤匙	10克	
	豆腐皮拌豆芽	豆腐皮1张	50克	
		豆芽1盘	100克	
加餐	芒果	小台芒果2个	150克	维生素、矿物质
晚餐	山药红薯	山药、红薯共1拳头	150克	碳水化合物、蛋白质、维生素、矿物质、脂肪
	番茄龙利鱼★	龙利鱼1掌心	80克	
		洋葱丝1掌心	50克	
		番茄1个	100克	
		植物油半汤匙	5克	
	蒜蓉西蓝花	西蓝花1掌心	100克	
		植物油半汤匙	5克	
加餐	酸奶	酸奶1杯	150克	蛋白质

备注　黄色和红色水果富含维生素A，如柿子、芒果等；豆芽凉拌前要焯水煮熟；食谱中已有1份猪肝时，一天的肉量（特别是红肉）应适当减量，这里将1份胡萝卜炒肉中的猪肉量从50克减少为25克。

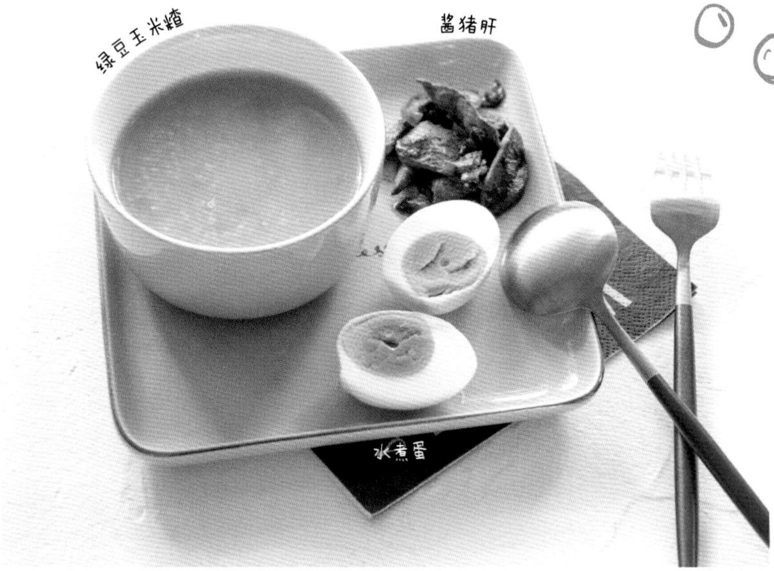

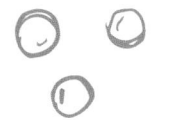

绿豆玉米糙

蛋白质7克　碳水化合物35克　脂肪1克
总热量700千焦

食材： 绿豆25克，玉米糙25克。

做法： ❶绿豆和玉米糙分别洗净，放入碗中，用清水浸泡约30分钟。❷将绿豆和玉米糙倒入锅中，放入约10倍的水，煮至黏稠即可。

Lunch
能量午餐搭配方案

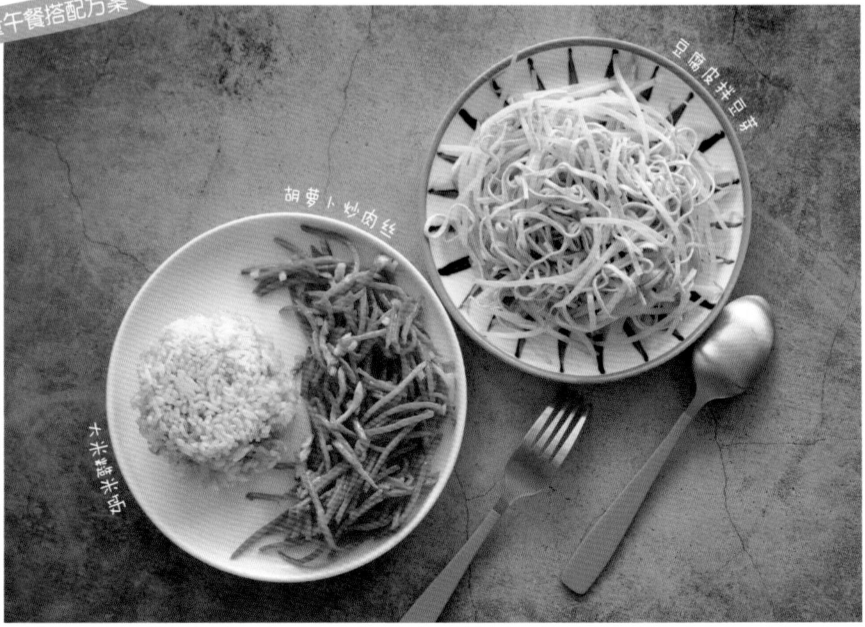

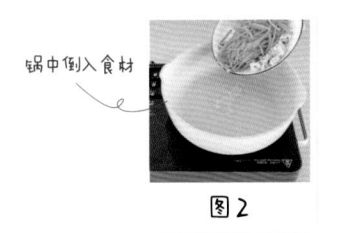

胡萝卜炒肉丝

蛋白质6克 碳水化合物9克 脂肪12克
总热量630千焦

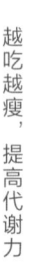

食材：胡萝卜100克，猪肉（瘦）25克，植物油10克，盐、白糖、水淀粉、姜末各适量。

做法：❶猪肉洗净，切丝，加盐和水淀粉腌制1小时左右；胡萝卜洗净，切丝（图1）。❷油锅烧热，放入姜末煸香，放入腌制好的猪肉丝和胡萝卜丝翻炒（图2），可适当加一点清水。❸出锅时放入适量白糖调味即可。

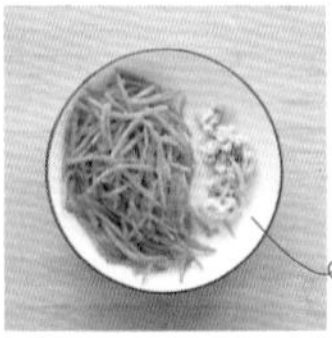

图1

图2

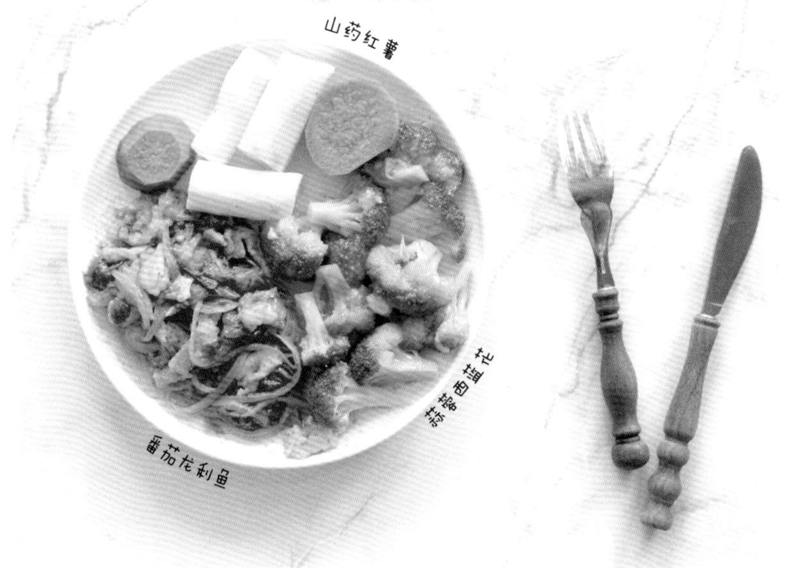

番茄龙利鱼

蛋白质17克　碳水化合物8克　脂肪7克
总热量620千焦

食材： 龙利鱼1块（约80克），番茄1个（约100克），洋葱半个（约50克），植物油5克，盐、料酒、白胡椒粉、干淀粉、白糖各适量。

做法： ❶番茄洗净，切块；洋葱洗净，切丝。❷龙利鱼解冻后洗净切片，用厨房纸把鱼片表面水分吸干（图1），倒入料酒、白胡椒粉、盐和干淀粉，腌制10分钟。❸油锅烧热，放入鱼片，用筷子快速拨开，待变色后捞出。❹锅中留油，放入番茄块和洋葱丝翻炒至出汁（图2），放入煎好的龙利鱼块，调入白糖和盐。❺倒入适量清水，焖煮至番茄软烂即可。

鱼片放在厨房纸上吸干水分

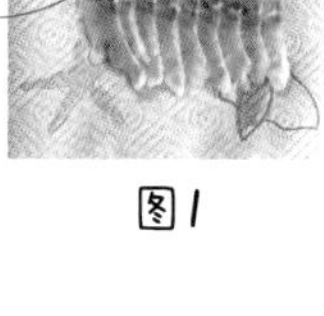

图1

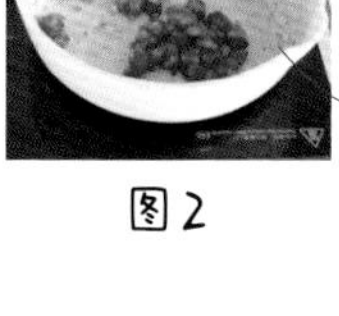

番茄块翻炒出汁

图2

第12天 少油低温烹饪，减少营养流失

饮食要点

- 肉类菜肴应多搭配富含脂溶性维生素的蔬菜。
- 富含脂溶性维生素的蔬菜用植物油炒制更合适，也可以选择醋熘，拌上小磨芝麻油（补充维生素 E）营养更均衡。
- 水溶性维生素的蔬菜可以煮、炖、蒸，但注意时间不要太长，煮熟即可。

···一日膳食计划···

时间	食物名称	食材及份数	重量	提供营养素
早餐	牛奶燕麦南瓜羹★	燕麦5瓶盖	25克	碳水化合物、蛋白质、维生素、矿物质
		南瓜2指宽	150克	
		牛奶1杯	200克	
	凉拌空心菜	空心菜1小把	100克	
加餐	樱桃	樱桃8个	20克	维生素、矿物质
午餐	荷塘小炒★	莲藕半拳头	50克	碳水化合物、维生素、矿物质、脂肪、蛋白质
		山药半拳头	50克	
		木耳、荷兰豆共1碗	150克	
		植物油1汤匙	10克	
	水煮玉米	玉米1块（带棒心）	50克	
	排骨萝卜汤★	排骨3块（带骨）	50克	
		白萝卜1掌长2指宽	100克	
加餐	橘子	橘子1个	150克	维生素、矿物质
晚餐	玉米面馒头	馒头1拳头	50克	碳水化合物、蛋白质、维生素、矿物质、脂肪
	咖喱鸡块★	鸡肉块（去皮）4个	60克	
		胡萝卜、黄瓜切块共2/3碗	150克	
		土豆半拳头	50克	
		植物油半汤匙	5克	
	小葱拌豆腐	小葱1小把	50克	
		豆腐2指长宽	80克	
		芝麻油半汤匙	5克	
加餐	酸奶	酸奶1杯	150克	蛋白质

备注 咖喱鸡块中如果放入土豆，主食应适当减少；谷物如大米，不要反复淘洗，洗净即可，蔬菜清洗前不要长时间浸泡在水中，这都会导致水溶性维生素的流失。蒸煮主食时，米饭不要蒸得太久，面条不要煮得太烂，以减少B族维生素的流失。

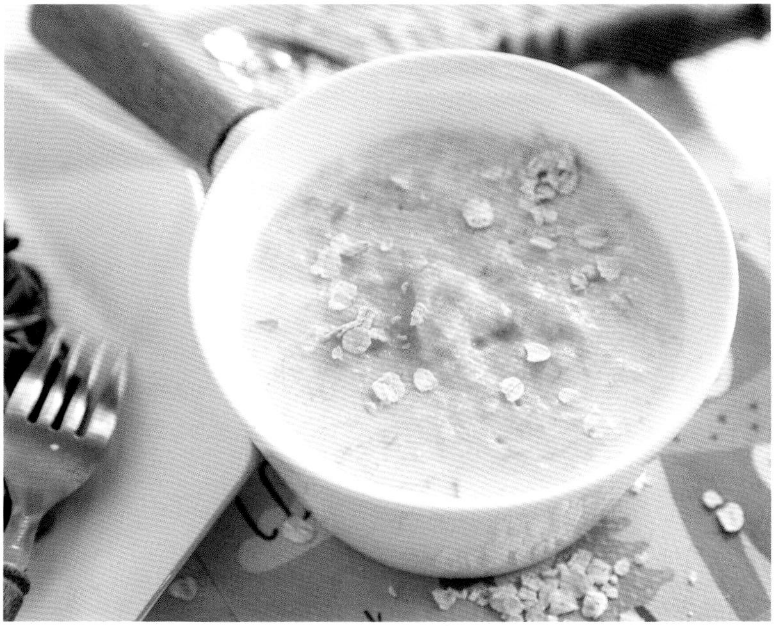

牛奶燕麦南瓜羹

蛋白质12克　碳水化合物37克　脂肪7克
…… 总热量1070千焦 ……

食材：牛奶200克，燕麦25克，南瓜150克。

做法：❶南瓜洗净，去皮去子，切小块。❷将牛奶倒入锅中，放入南瓜块和燕麦，小火煮，边煮边搅拌，煮至燕麦、南瓜熟烂即可。

Lunch

荷塘小炒

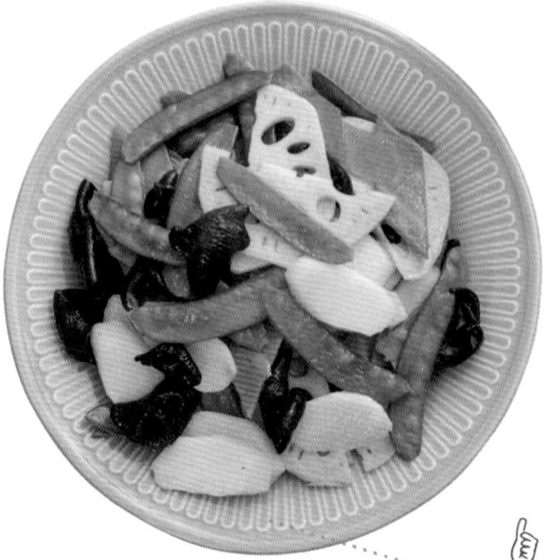

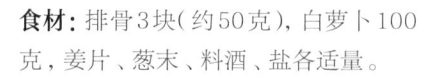

蛋白质5克　碳水化合物20克　脂肪11克
总热量690千焦

食材： 莲藕50克，山药50克，木耳、荷兰豆共150克，植物油10克，盐、水淀粉各适量。

做法： ❶木耳洗净；荷兰豆择洗干净；莲藕、山药去皮，洗净，切片，放入清水中防止氧化变黑；水淀粉加盐调成芡汁。❷山药、荷兰豆、木耳、藕片分别放入沸水中至断生，捞出沥干。❸油锅烧热，放入断生后的食材翻炒出香味，倒入芡汁勾芡即可。

排骨萝卜汤

食材： 排骨3块（约50克），白萝卜100克，姜片、葱末、料酒、盐各适量。

做法： ❶白萝卜洗净，去皮切块；排骨洗净，切段。❷将排骨放入沸水中，汆熟后捞出，过冷水备用。❸将排骨、姜片、葱末、料酒放入锅中，倒入清水，用大火煮沸，转中火焖煮15分钟。❹拣出姜片，放入白萝卜和盐，小火慢煮45分钟即可。

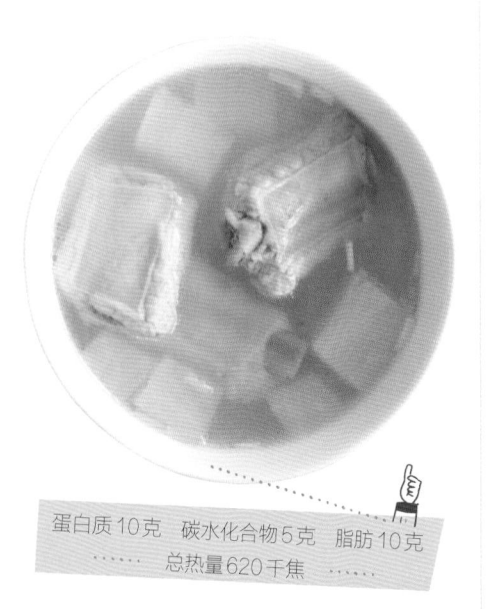

蛋白质10克　碳水化合物5克　脂肪10克
总热量620千焦

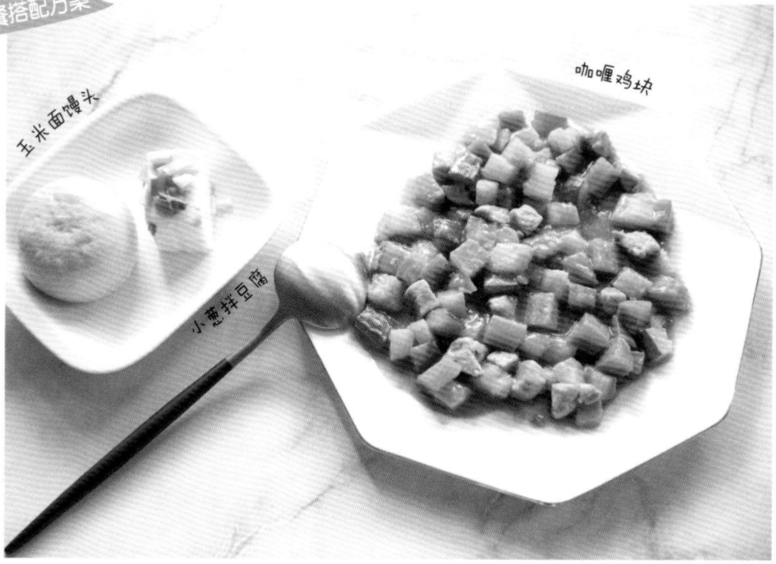

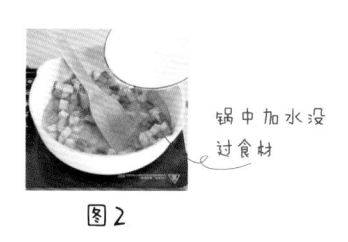

咖喱鸡块

蛋白质14克　碳水化合物12克　脂肪11克
……　总热量900千焦　……

食材： 鸡肉（去皮）60克，胡萝卜、黄瓜共150克，土豆半个（约50克），植物油5克，料酒、盐、咖喱、白糖、生抽、黑胡椒粉各适量。

做法： ❶鸡肉洗净，切块，用料酒和盐腌制10分钟；土豆洗净，去皮切块；胡萝卜、黄瓜洗净，切块。❷油锅烧热，放入土豆块、胡萝卜块和黄瓜块，翻炒至变色，盛出备用（图1）。❸锅内放入腌好的鸡块，炒至变色。❹放入之前炒过的土豆块、胡萝卜块和黄瓜块，加水没过食材（图2）。❺放入咖喱、白糖、生抽，搅拌均匀，大火烧开转中火，煮8分钟左右。❻出锅前加黑胡椒粉调味即可。

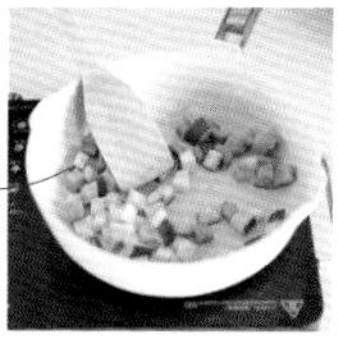

图1

图2

第五阶段 重要矿物质的摄取

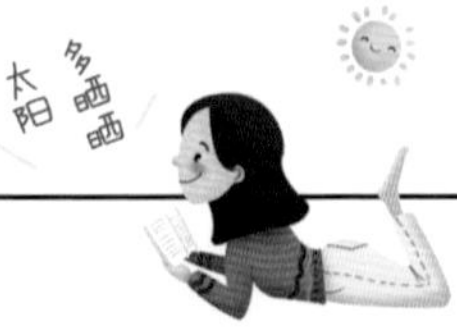

重要矿物质的作用和来源

名称	作用	主要来源	注意事项
钙	构成骨骼、牙齿的重要原料，缺钙会引起四肢乏力及抽筋等问题	奶和奶制品是补钙的首选，除此之外，芝麻酱、大豆及其制品等也是不错的选择	适量补充维生素D可以促进钙的吸收
镁	构成骨骼、牙齿的重要原料，缺镁会使血清钙降低，还易导致胰岛素抵抗，引起血糖升高	全谷物、蔬果、坚果中镁含量丰富，肉类、牛奶中含量中等，但利用率高	镁与钙会互相抵抗，降低营养吸收率，不建议同时补充
钾	缺钾会引起人体的消化系统、神经系统和心血管系统及肌肉功能的紊乱，甚至出现心律失常、恶心呕吐、腹泻等情况	大部分食物都含有钾，特别是蔬菜和水果，如黄豆、冬菇、香蕉、葡萄等	正常饮食的人一般不会缺钾，但是不当节食就可能导致缺钾
铁	缺铁易出现贫血，常会感到疲乏无力、心慌气短，抵抗力易下降	红肉类和动物肝脏中含量高，吸收率高；植物中含铁量较高的食物有芝麻、木耳等	红枣和红糖水的含铁量其实很低，含糖量却很高，并不适合减脂期的女性大量食用
锌	缺锌会使肤伤口不容易愈合，出现免疫力降低、味觉不敏感、厌食偏食、肠道菌群失调等问题	优秀的食物来源是贝类、动物内脏和红肉；花生酱、燕麦、虾、麦麸等也含有一定量的锌	富含植酸、鞣酸及膳食纤维的植物性食物不利于锌的吸收，钙、铁也会影响锌的吸收
碘	碘和甲状腺功能有关，甲状腺功能和新陈代谢有关。缺碘就会影响体脂代谢，还会引起水钠潴留，发生水肿	海产品含碘比较丰富，像海带、紫菜、海鱼、干贝、海参等	可以用碘盐代替普通的食盐，但同样要按照建议摄入量来控制用量

第13天　因季而食，选用新鲜食材

饮食要点

- 在配餐中有意识地补充矿物质，选择富含相应矿物质的新鲜食物。
- 每天继续保持 1~2 杯牛奶（或者每天 1 杯牛奶和 1 杯酸奶的组合），既满足身体对优质蛋白的需求量，又保证身体能摄入足量的钙。

···一日膳食计划···

时间	食物名称	食材及份数	重量	提供营养素
早餐	燕麦牛奶	燕麦5瓶盖	25克	碳水化合物、蛋白质、维生素、矿物质
		牛奶1袋	200克	
	西葫芦鸡蛋烙饼★	小麦粉5瓶盖	25克	
		鸡蛋1个	60克	
		西葫芦5片	50克	
加餐	香蕉	香蕉半根	60克	维生素、矿物质
午餐	糙米饭	糙米1拳头	100克	碳水化合物、维生素、矿物质、蛋白质、脂肪
	五彩时蔬	菠菜手抓1把	100克	
		木耳1掌心	100克	
		虾皮1瓶盖	5克	
		植物油1汤匙	10克	
	黄豆海带排骨汤★	排骨3块	50克	
		黄豆5瓶盖	25克	
		海带结6个	100克	
加餐	煮花生（带皮）	花生米6粒	8克	脂肪、维生素、矿物质
	苹果	苹果1/4个	50克	
晚餐	水煮玉米	玉米1根（带棒心）	300克	碳水化合物、维生素、矿物质、蛋白质、脂肪
	凉拌苋菜	苋菜手抓1把	100克	
		自制酱醋汁1汤匙	10克	
	冬菇炒虾仁★	虾仁1掌心	50克	
		冬菇切片后1碗	100克	
		植物油1汤匙	10克	
加餐	热牛奶（无糖）	牛奶1杯	200克	蛋白质

备注　五彩时蔬中的蔬菜尽量选择当季蔬菜，搭配菌菇，营养会更均衡；热牛奶可以换成酸奶，100~200克按需饮用。

Breakfast

西葫芦鸡蛋烙饼

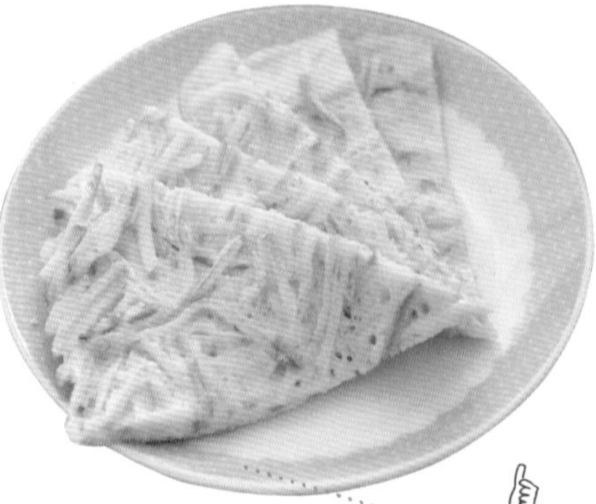

蛋白质10克　碳水化合物22克　脂肪6克
总热量780千焦

食材：西葫芦1小段（约50克），小麦粉25克，鸡蛋1个，盐、植物油各适量。

做法：❶鸡蛋打入碗中搅散，加盐调味；西葫芦洗净，切丝。❷将西葫芦丝放进蛋液里，加小麦粉搅拌均匀（如果面糊稀了就加适量小麦粉，如果稠了就加一点清水）。❸电饼铛淋油加热，倒入面糊制成面饼即可。

Lunch

黄豆海带排骨汤

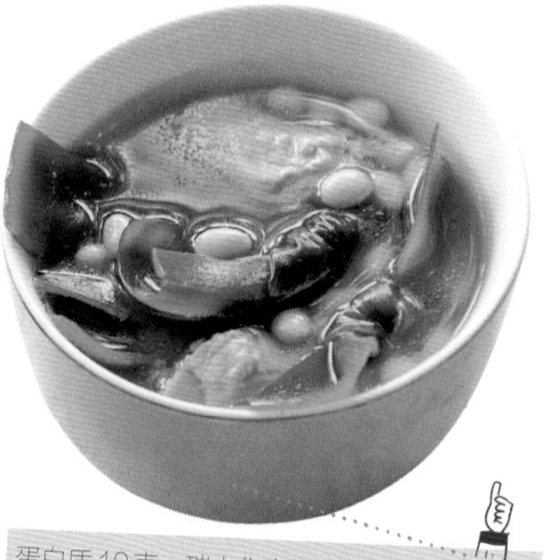

蛋白质19克　碳水化合物16克　脂肪16克
总热量1040千焦

食材：排骨3块（约50克），黄豆25克，海带结6个，姜片、料酒、盐各适量。

做法：❶黄豆洗净，提前用清水浸泡；海带结洗净；排骨洗净，切段，放入热水中汆熟后捞出。❷将排骨、姜片、料酒放入锅中，倒入清水，用大火煮沸，转中火焖煮15分钟。❸拣出姜片，放入黄豆和海带结，小火慢煮45分钟，出锅前加盐调味即可。

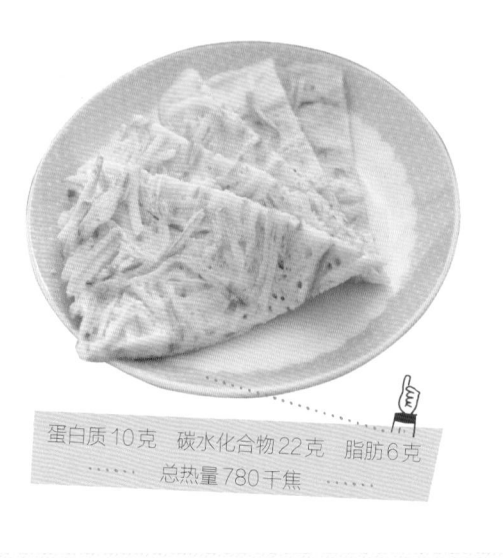

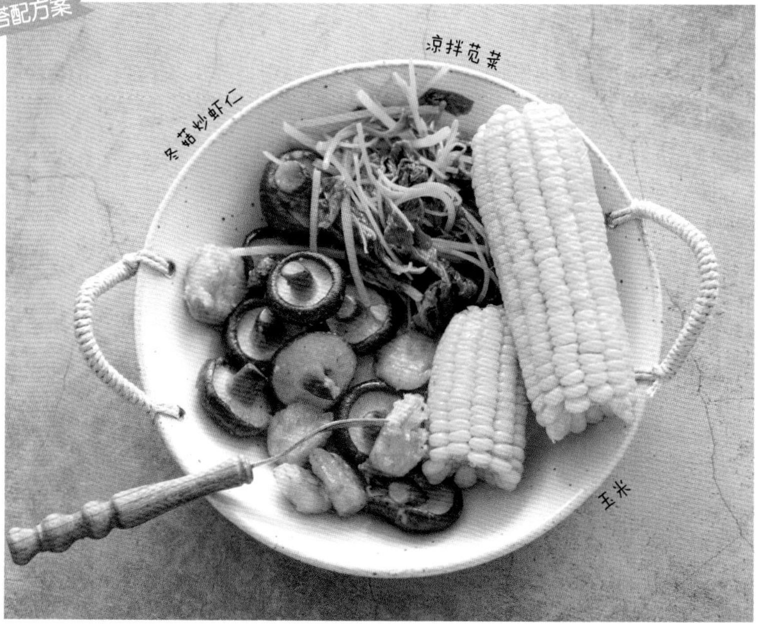
凉拌苋菜
冬菇炒虾仁
玉米

冬菇炒虾仁

蛋白质13克　碳水化合物4克　脂肪12克
总热量500千焦

食材：虾仁50克，鲜冬菇100克，植物油10克，蛋清、盐、干淀粉各适量。

做法：❶鲜冬菇洗净，顶部切十字刀口；虾仁洗净，挑去虾线，用蛋清、盐、干淀粉腌制片刻。❷油锅烧热，放入虾仁炒至变色（图1），捞出备用。❸另起油锅，放入冬菇翻炒至熟（图2），加盐调味，再放入虾仁翻炒均匀即可。

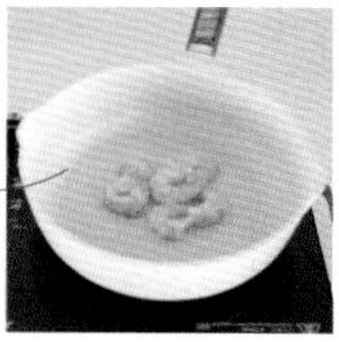
将虾仁炒
至变色
图1

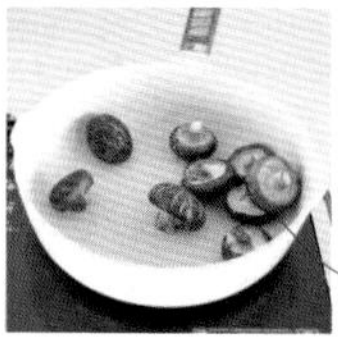
冬菇翻炒至熟
图2

第14天 少即为美，注重食材原味

饮食要点

- 烹调少盐，以清淡为佳，避免重口味。
- 蔬菜水果富含钾，摄入的蔬果要少量而多样。
- 动物性食品富含铁、锌，每周可以吃1~2次动物内脏。

一日膳食计划

时间	食物名称	食材及份数	重量	提供营养素
早餐	亚麻籽南瓜粥★	亚麻籽1瓶盖	5克	矿物质、碳水化合物、蛋白质、维生素、脂肪
		南瓜2指宽	150克	
	水煮蛋	鸡蛋1个	60克	
	酱猪肝	猪肝1块	30克	
加餐	葡萄	葡萄8颗	100克	维生素、矿物质
午餐	红豆紫米饭	红豆5瓶盖	25克	碳水化合物、维生素、矿物质、蛋白质、脂肪
		紫米半个拳头	50克	
	咖喱炒鸡丁	胡萝卜丁、黄瓜丁、土豆丁、蚕豆共1碗半	250克	
		鸡丁1掌心	50克	
		植物油1汤匙	10克	
	清炒油菜★	油菜2棵	100克	
		植物油半汤匙	5克	
加餐	西梅	西梅4个	100克	维生素、矿物质
晚餐	芋头	芋头2个	100克	碳水化合物、维生素、矿物质、蛋白质、脂肪
	蒜蓉粉丝蒸娃娃菜★	粉丝1小捆	20克	
		娃娃菜1小棵	150克	
	香烤三文鱼★	三文鱼1掌心	80克	
		植物油半汤匙	5克	
加餐	酸奶	酸奶1杯	150克	蛋白质

备注 三文鱼烤制时间不能太长，烤熟即可，用自制酱汁作为蘸料，不要用过咸或过于辛辣的调料涂抹烤制；土豆、粉丝虽在配菜中，因碳水化合物含量较高，可当作主食。

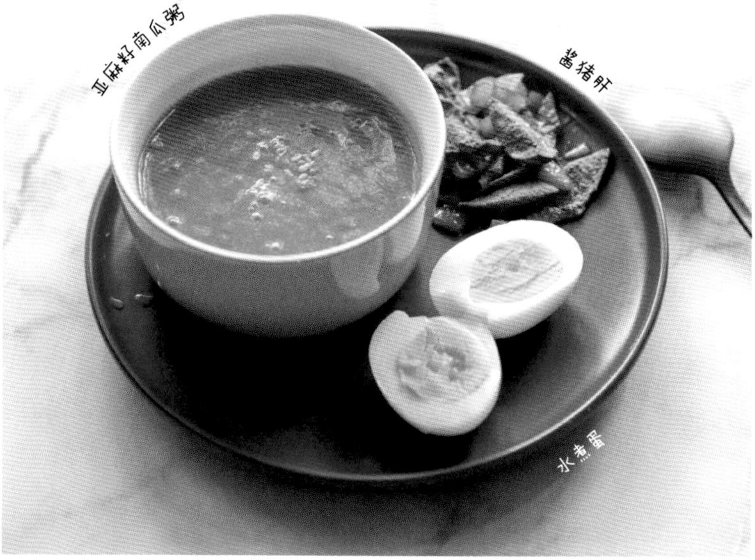

亚麻籽南瓜粥

蛋白质2克　碳水化合物10克　脂肪1克
…… 总热量250千焦 ……

食材：南瓜150克，亚麻籽5克。

做法：❶南瓜洗净，去子切块，放入蒸锅中蒸熟，取出后压成泥（图1）。❷将南瓜泥倒入料理机中，倒入清水，打成浓稠的南瓜羹（图2）。❸将南瓜羹倒入锅中，加入亚麻籽混合均匀，煮沸即可。

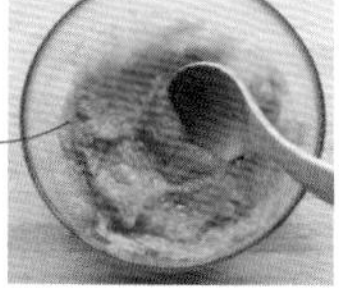

图1

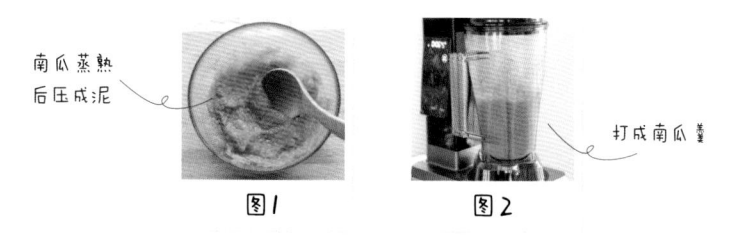

图2

Lunch
能量午餐搭配方案

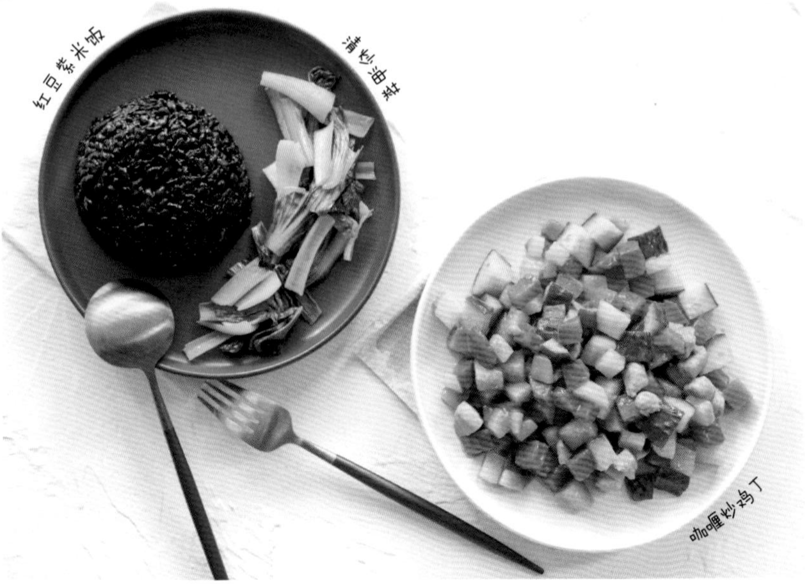

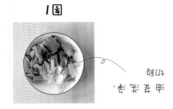

清炒油菜

蛋白质2克　碳水化合物4克　脂肪11克
总热量400千焦

食材：油菜2棵（约100克），植物油5克，盐、白糖各适量。

做法：❶油菜洗净，切段（图1）。❷油锅烧热，倒入油菜翻炒。❸加入盐与白糖，再倒入一点清水炒至油菜熟透即可（图2）。

图1

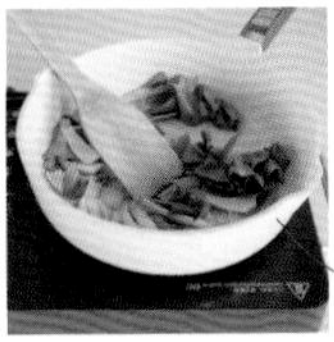

图2

香烤三文鱼

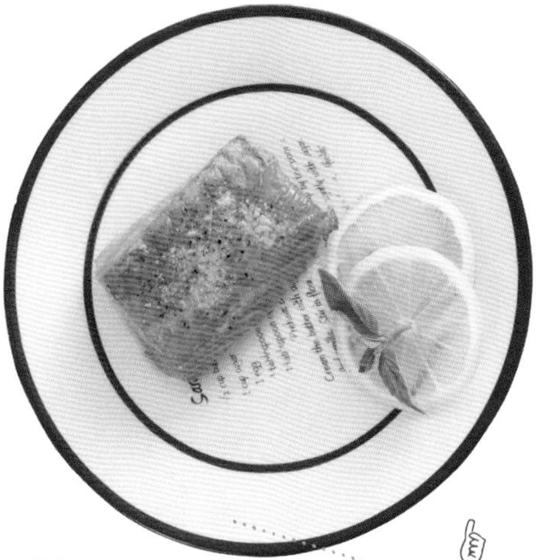

食材：三文鱼1块（约80克），植物油5克，盐、黑胡椒粉、柠檬汁各适量。

做法：❶三文鱼解冻后洗净，用厨房纸吸干表面水分。❷三文鱼两面撒上盐和黑胡椒粉，腌制一会儿。❸烤盘上平铺锡纸，抹一层薄薄的植物油，放上三文鱼。❹放入预热好的烤箱中层，180℃烤8~10分钟。❺食用前在三文鱼表面挤上柠檬汁即可。

蛋白质14克　碳水化合物0克　脂肪11克
总热量650千焦

蒜蓉粉丝蒸娃娃菜

食材：娃娃菜1小棵（约150克），粉丝1小捆（约20克），大蒜1瓣，红椒碎、青椒碎、盐、生抽、蚝油、白糖、植物油各适量。

做法：❶锅内倒油，大火煸炒切碎的红椒碎、青椒碎、蒜蓉，改小火慢慢炒成金色，盛出，调入生抽、蚝油、白糖、植物油、盐制成蒜油备用。❷粉丝放入碗中，倒入沸水中变软后捞起，沥干水分，倒入适量蒜油拌松散。❸娃娃菜洗净，对半切成6~8瓣，放入沸水中焯烫10秒左右。❹摆盘，盘底铺上粉丝，每瓣娃娃菜间隔中填上蒜油，入蒸锅蒸5分钟。

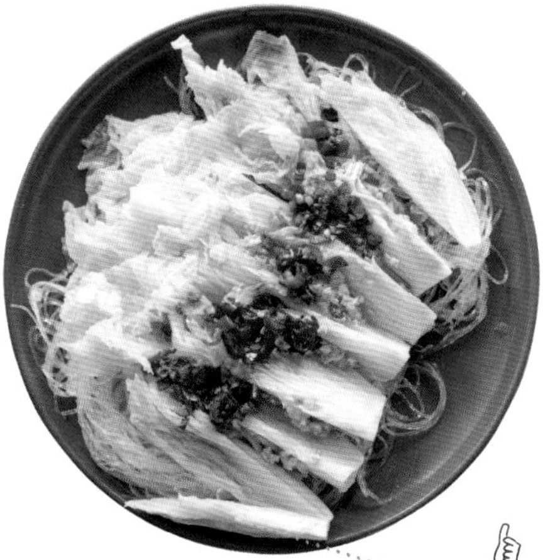

蛋白质3克　碳水化合物47克　脂肪0克
总热量810千焦

第15天 巧妙搭配食材，促进营养吸收

饮食要点

- 一种食物中可能富含多种矿物质，巧妙搭配，有助于均衡吸收营养。比如芝麻酱同时含有丰富的钙和铁；海带中钙和碘同样不少；动物肝脏中，铁和锌都很丰富。
- 控制能量的摄入，做好营养搭配，加餐建议选择低热量果蔬。

···一日膳食计划···

时间	食物名称	食材及份数	重量	提供营养素
早餐	银耳桂圆莲子羹★	干银耳半掌心	10克	碳水化合物、维生素、矿物质、蛋白质
		桂圆5个（去壳）	20克	
		莲子5个	20克	
	茶叶蛋	鸡蛋1个	60克	
	素菜包	素菜包1拳头	40克	
加餐	樱桃	樱桃8个	20克	维生素、矿物质
午餐	炸酱绿豆面★	绿豆面手抓1小把	50克	碳水化合物、蛋白质、维生素、矿物质、脂肪
		芝麻酱1汤匙	10克	
		配菜（洋葱、胡萝卜、黄瓜、豆芽、青豆、黄豆）1碗半	200克	
	鸭血炒豆腐	鸭血掌心1小块	40克	
		豆腐3指长宽	150克	
		植物油1汤匙	10克	
	紫菜蛋花汤★	干紫菜1片	5克	
		鸡蛋1个	60克	
加餐	橘子	橘子1个	150克	维生素、矿物质
晚餐	干贝粥	杂粮半拳头	50克	碳水化合物、蛋白质、矿物质、维生素、脂肪
		干贝1掌心	50克	
		海虾2~3只	50克	
		1指宽小葱1把	10克	
	清炒肉末豌豆尖★	猪肉（瘦）末半掌心	25克	
		豌豆尖1碗	100克	
		植物油半汤匙	5克	
	凉拌海带丝	海带丝1掌心	100克	
		芝麻油半汤匙	5克	
加餐	酸奶	酸奶1杯	150克	蛋白质

备注 注意包子和银耳羹的碳水化合物含量，按照个人需求减少食用量；每天至少食用3种以上杂粮；配菜可根据喜好搭配，原则是颜色多样，以获取更丰富的营养素。

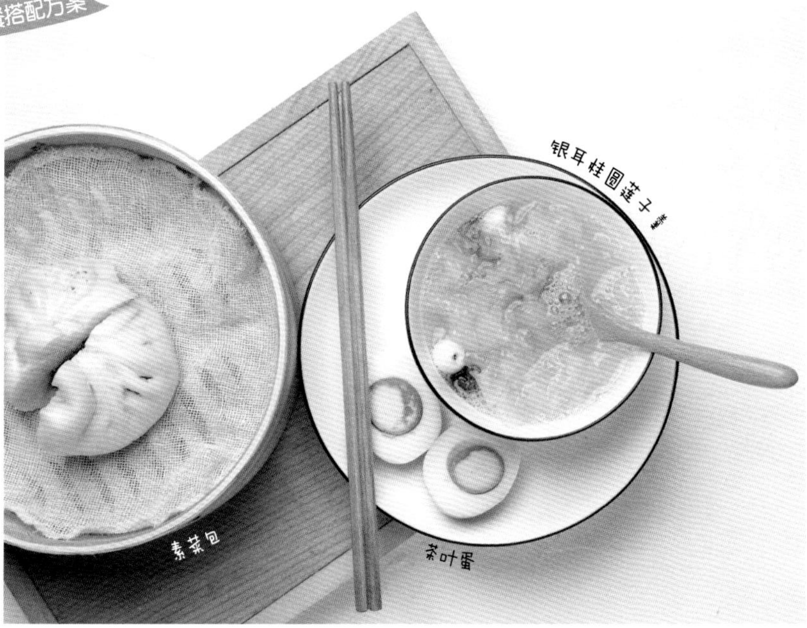

银耳桂圆莲子羹

蛋白质5克　碳水化合物23克　脂肪0克
总热量450千焦

食材：干银耳10克，桂圆5个，莲子5个，蜂蜜适量。

做法：❶莲子提前浸泡（图1）；桂圆剥壳；干银耳泡发洗净，撕成小朵。❷锅中倒入清水，放入银耳和莲子，大火煮开，改小火慢煮1小时。❸出锅前10分钟放入桂圆一同煮（图2），出锅后待温度降至温热，调入蜂蜜即可。

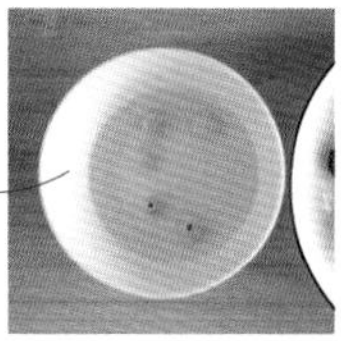

图1

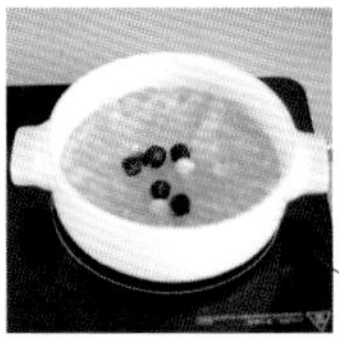

图2

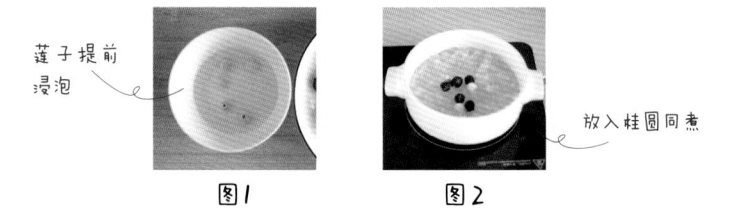

Lunch

炸酱绿豆面

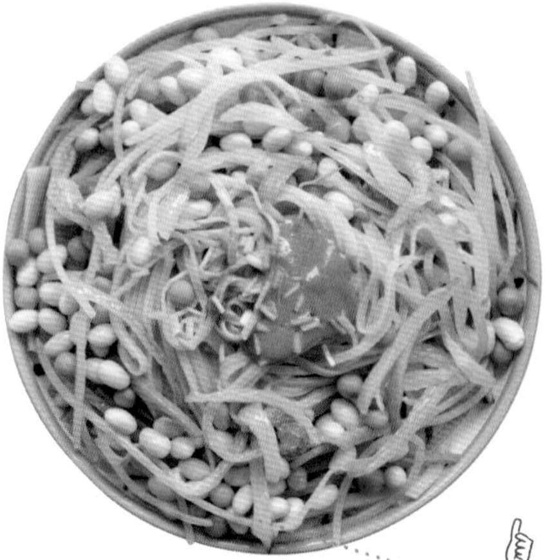

蛋白质43克 碳水化合物82克 脂肪17克
…… 总热量1500千焦 ……

食材： 绿豆面1小把（约50克），芝麻酱10克，洋葱、胡萝卜丝、黄瓜丝、豆芽、青豆、黄豆共200克，植物油适量。

做法： ❶洋葱去皮洗净，切丝。❷油锅烧热，放入洋葱丝用小火煸出香味，变色后捞出备用，炸出葱油。❸另起一锅，加水烧开，下入绿豆面，煮熟后捞出，沥干水分。❹在盛面的碗中放入1勺葱油，把煮熟的面条挑入碗中。❺锅中重新倒入清水，焯烫胡萝卜丝和黄瓜丝30秒，再煮熟豆芽、青豆和黄豆，将所有配菜和炸过的洋葱取出，铺在面条上。❻浇上芝麻酱即可。

紫菜蛋花汤

食材： 干紫菜5克，鸡蛋1个，盐适量。

做法： ❶干紫菜泡发洗净；鸡蛋打入碗中搅散。❷锅中加水烧开，放入紫菜，煮10分钟后倒入蛋液搅散，出锅前加盐调味即可。

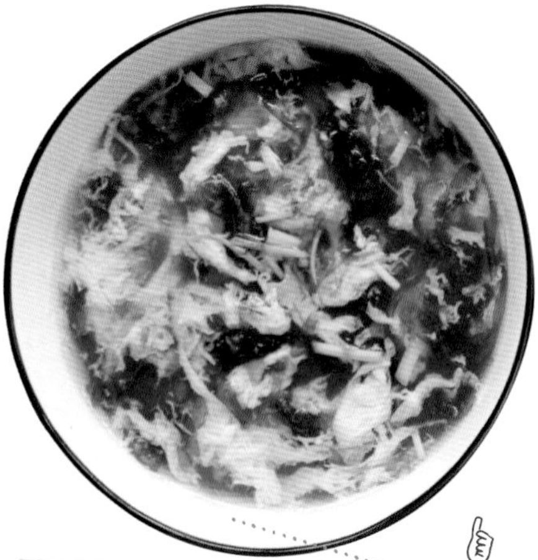

蛋白质14克 碳水化合物4克 脂肪6克
…… 总热量410千焦 ……

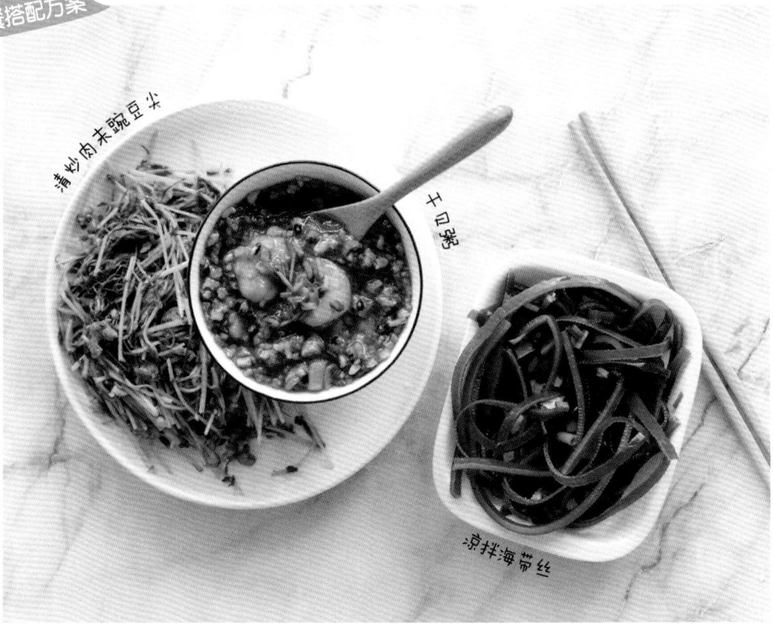
清炒肉末豌豆尖
干贝粥
凉拌海带丝

清炒肉末豌豆尖

蛋白质10克　碳水化合物3克　脂肪7克
总热量450千焦

食材：猪肉(瘦)末25克，豌豆尖100克，植物油5克，生抽、白糖、盐各适量。

做法：❶猪肉末中加生抽、白糖、盐搅匀，腌制半小时(图1)；豌豆尖洗净，切段，焯水后捞出。❷油锅烧热，放入猪肉末翻炒，变色后放入豌豆尖，翻炒均匀(图2)。❸炒熟加盐调味即可。

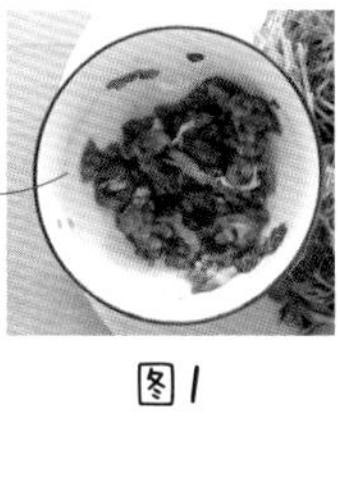
猪肉末拌好酱料，
腌制半小时
图1

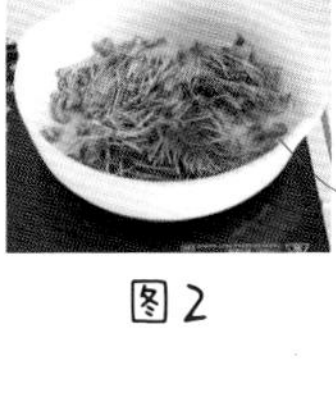
翻炒均匀
图2

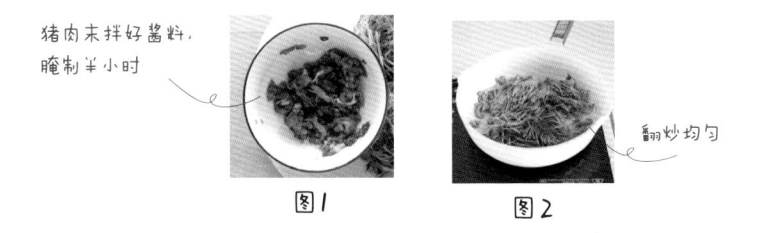

第六阶段 别小看膳食纤维

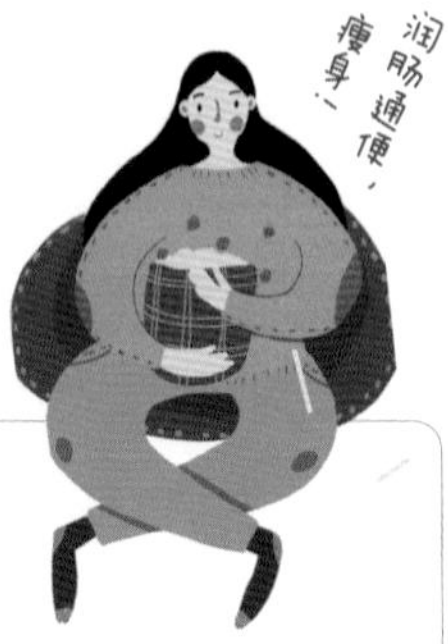

膳食纤维对人体的健康非常重要，对于瘦身人士而言，它就是饮食计划中的“打卡要点”。膳食纤维不提供能量，也无法被人体消化吸收，却能润肠通便，帮助人们提升“瘦身力”。

膳食纤维好处多

膳食纤维可以说是一把瘦身利器，当它进入肠道时，就像海绵一样，可以吸收水分，让排泄物变松、变软，更容易排出体外，有助于消除“小肚子”。不仅如此，膳食纤维还有“强力胶”的功能，它到达大肠后会发酵，形成凝胶，像胶水一样把蛋白质、脂肪都“粘在一起”，从而减慢其吸收过程，自然有利于减肥。另外，由于膳食纤维本身没有热量，也不能消化，却要占据部分体积，引起饱腹感，所以吃些富含膳食纤维的食物能防止用餐时过多热量摄入。

膳食纤维如何补充？

补充膳食纤维其实很简单——主食变粗粮，蔬果不能少。

蔬菜中膳食纤维含量较丰富的多是根茎类（如胡萝卜、红薯、土豆等）和脉络比较粗的叶菜（芹菜、芦笋、菠菜、白菜等），瓜类菜（如黄瓜、西葫芦）含量相对要少。可以简单理解为，越硬越难嚼的菜比软烂易嚼的菜常含更多膳食纤维。

水果中的香蕉、苹果、草莓、梨、圣女果、石榴等膳食纤维含量较高。想要保留水果中的膳食纤维，尽量不要榨汁喝。果皮能吃的水果比如苹果、梨等，应带皮吃。

五谷杂粮，也就是平时说的粗粮豆类，包括玉米、糙米、小米、燕麦和各种豆类，更是补充膳食纤维的“高手”。另外，木耳、海带、裙带菜、口蘑等菌藻类食物也含有膳食纤维。

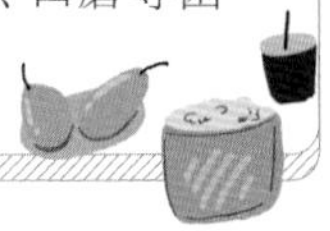

第16天　平衡膳食，维护肠道健康

饮食要点

- 主食吃粗粮，加餐有水果，膳食纤维每天自然而然就能得到补充。
- “三拳头水果，四拳头蔬菜”，就是一天需要摄入的最少的蔬果量。
- 每一顿菜肴中至少有一样“难嚼”的菜。

···一日膳食计划···

时间	食物名称	食材及份数	重量	提供营养素
早餐	小米燕麦粥	小米5瓶盖	25克	碳水化合物、蛋白质
		燕麦5瓶盖	25克	
	蛤蜊蒸鸡蛋羹★	蛤蜊6个（去壳）	20克	
		鸡蛋1个	60克	
加餐	草莓	草莓8颗	100克	维生素、矿物质
午餐	杂豆饭	红豆、绿豆、黑豆、黄豆共1拳头	100克	碳水化合物、蛋白质、维生素、矿物质、脂肪
	罗宋汤★	番茄1掌心	200克	
		胡萝卜半根	50克	
		圆白菜1棵	100克	
	小白菜炒平菇	平菇切片后半碗	100克	
		小白菜1个半掌心	150克	
		植物油1汤匙	10克	
加餐	石榴	石榴1拳头	100克	维生素、矿物质
晚餐	糙米南瓜粥	糙米5瓶盖	25克	碳水化合物、维生素、矿物质、脂肪、蛋白质
		南瓜2指宽	150克	
	炒双笋	芦笋、竹笋共1碗半	200克	
		植物油1汤匙	10克	
	酱牛肉★	牛肉（瘦）半掌心	25克	
加餐	酸奶	酸奶1杯	150克	蛋白质

备注　制作杂豆饭可以根据喜好任选3种以上的豆类，也可以加入其他五谷粗粮；不同种类的食物可以相互搭配（如肉＋菜＋豆），但一盘菜肴中，肉类食物搭配（即肉＋肉）不要超过2种，蔬菜的种类不受限，保持总量的情况下，种类越多越好。

Breakfast

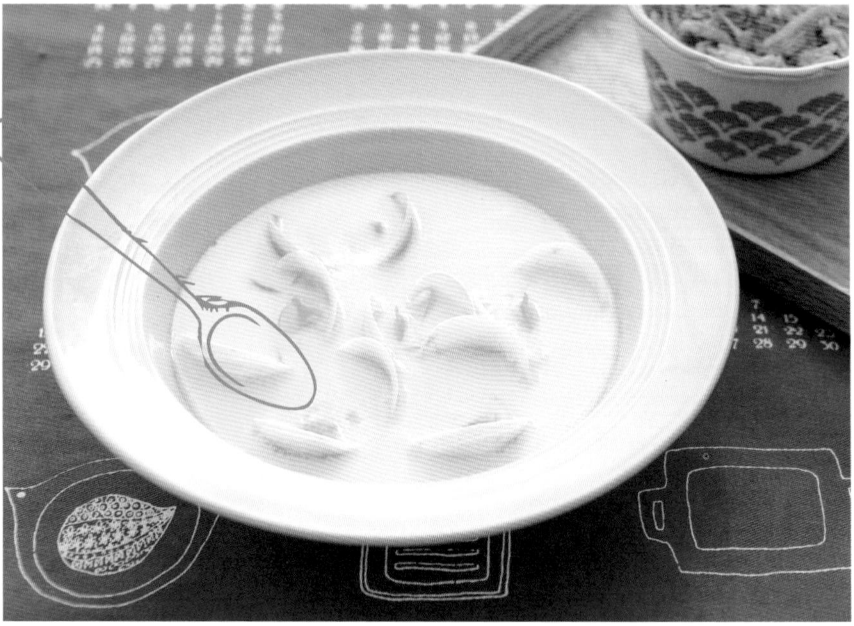

蛤蜊蒸鸡蛋羹

蛋白质10克　碳水化合物2克　脂肪6克
总热量410千焦

食材： 鸡蛋1个（约60克），蛤蜊6个（去壳后约20克），料酒、黑胡椒粉、盐、芝麻油各适量。

做法： ❶蛤蜊提前一晚放入淡盐水中吐沙（图1）。❷蛤蜊洗净，入锅中加水炖煮至蛤蜊开口，蛤蜊捞出备用，蛤蜊汤备用。❸鸡蛋打入碗中搅散，倒入适量蛤蜊汤（鸡蛋液：蛤蜊汤=1：2）（图2）、盐、黑胡椒粉搅打均匀，淋入料酒、芝麻油。❹放入开口蛤蜊，盖上保鲜膜，上凉水蒸锅大火蒸10分钟即可。

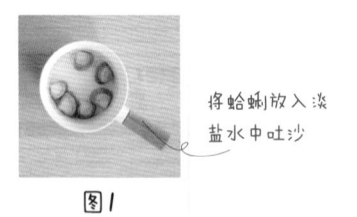

图1

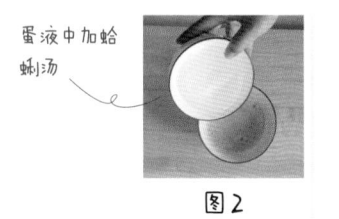

图2

Lunch

罗宋汤

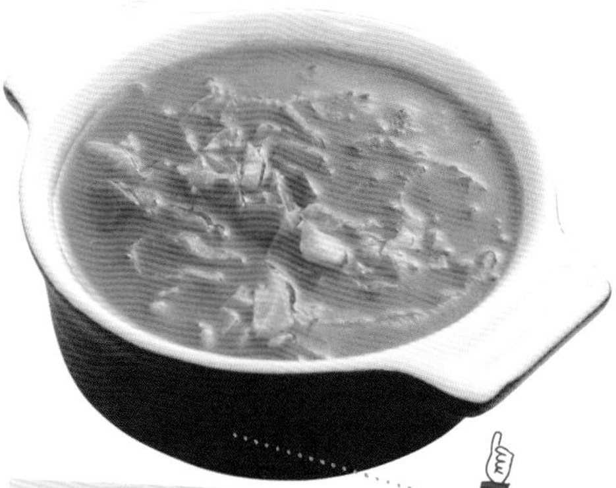

蛋白质4克　碳水化合物8克　脂肪11克
…… 总热量540千焦 ……

食材：番茄1个，胡萝卜半根，圆白菜100克，番茄酱、盐、黄油各适量。

做法：❶番茄洗净，去皮切丁；胡萝卜洗净，切丁；圆白菜洗净，切丝。❷锅内放入黄油，中火加热，待黄油半熔后，放入番茄丁，炒出香味，加入番茄酱。❸锅内倒入适量清水，放入胡萝卜丁，炖煮至胡萝卜绵软、汤汁浓稠。❹放入圆白菜丝，再煮10分钟，出锅前加盐调味即可。

Supper

酱牛肉

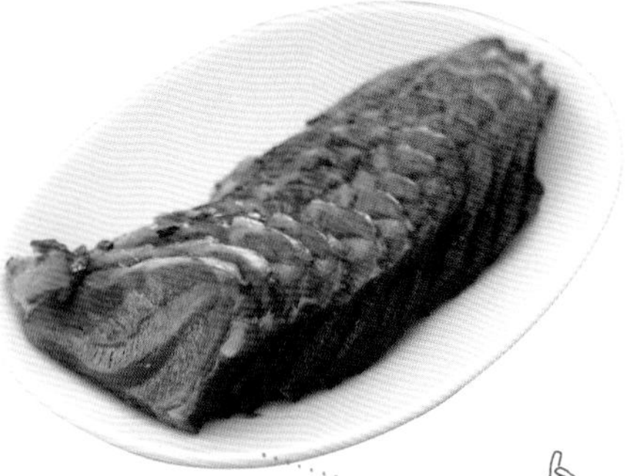

蛋白质5克　碳水化合物1克　脂肪7克
…… 总热量350千焦 ……

食材：牛肉（瘦）300克，大葱1根，生姜1块，老抽、白糖、盐各适量。

做法：❶牛肉洗净，切大块，放入开水中略煮一下去血水，捞出，用冷水浸泡一会儿；大葱洗净切段；生姜洗净切片。❷锅洗净，葱段、姜片放入锅中。❸放入牛肉，加适量清水和老抽、白糖、盐，煮开后用小火炖至肉熟，捞出肉冷却切片。（酱牛肉一人份的食用量为25克/餐）

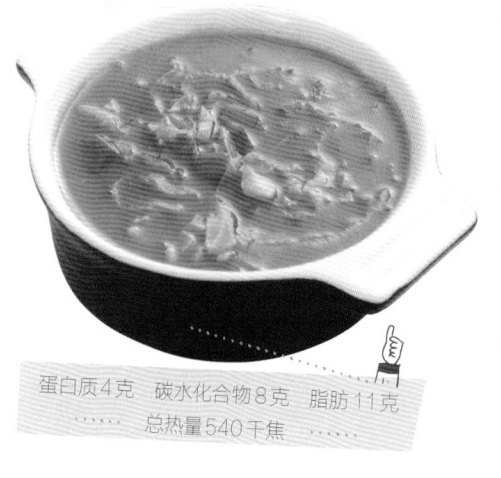

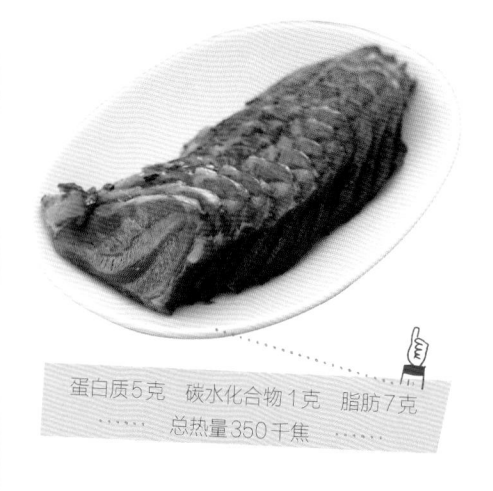

第17天　粗细搭配，改善便秘

饮食要点

- 把握粗细搭配的原则，可以灵活选择五谷。
- 变换蔬菜搭配模式，如瓜类＋根茎类＋叶菜类。
- 每餐至少有 1 种富含膳食纤维的蔬菜。

…一日膳食计划…

时间	食物名称	食材及份数	重量	提供营养素
早餐	无油煎蛋三明治	鸡蛋1个	60克	蛋白质、碳水化合物、维生素、矿物质
		全麦面包1片半	40克	
		蔬菜切丝1掌心	30克	
		芝麻酱半汤匙	5克	
	亚麻籽豆浆（无糖）★	黄豆4瓶盖	20克	
		亚麻籽1瓶盖	5克	
加餐	圣女果	圣女果10个	100克	维生素、矿物质
午餐	玉米山药红薯棒★	玉米半根（带棒心）	150克	碳水化合物、维生素、矿物质、蛋白质、脂肪
		山药、红薯共1拳	200克	
	胡萝卜炒肉丝	胡萝卜丝1碗	100克	
		猪肉（瘦）丝1掌心	50克	
		植物油1汤匙	10克	
	白灼西蓝花★	西蓝花1掌心	100克	
		自制酱汁1汤匙	10克	
加餐	香蕉	香蕉半根	60克	维生素、矿物质
晚餐	鸡肝菠菜粥	杂粮3/4拳头	75克	碳水化合物、蛋白质、维生素、矿物质、脂肪
		鸡肝半掌心	20克	
		菠菜手抓半把	50克	
	芹菜炒香干★	芹菜手抓1把	150克	
		香干2块	50克	
		植物油1汤匙	10克	
	酱拌茄子泥	紫茄子1/3根	100克	
		蒜泥酱1汤匙	10克	
加餐	红枣牛奶（无糖）	红枣5颗	10克	维生素、矿物质、蛋白质
		牛奶1杯	200克	

备注　三明治中的蔬菜可替换：包菜、紫甘蓝、生菜、黄瓜等；是否蘸酱依个人口味，芝麻酱可替换为番茄酱、果酱、花生酱、沙拉酱，但要注意不要太多，可以在面包上涂上薄薄的一层；粥里的杂粮主食和豆浆也可以用杂豆制作。

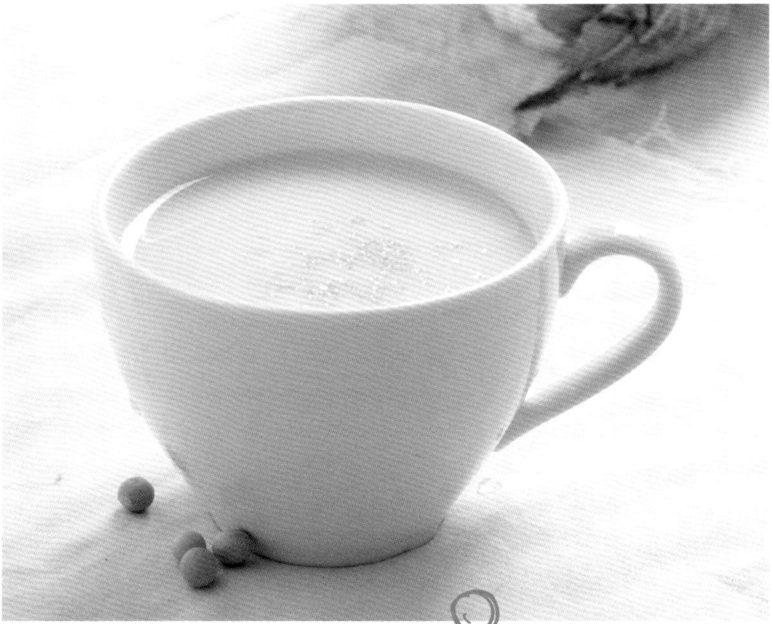

亚麻籽豆浆

蛋白质8克 碳水化合物8克 脂肪5克
总热量440千焦

食材：黄豆20克，亚麻籽5克，清水300毫升。

做法：❶黄豆提前浸泡一夜。❷将黄豆和亚麻籽放入豆浆机，倒入清水，启动“豆浆”模式，打磨煮好后倒出即可。

Lunch

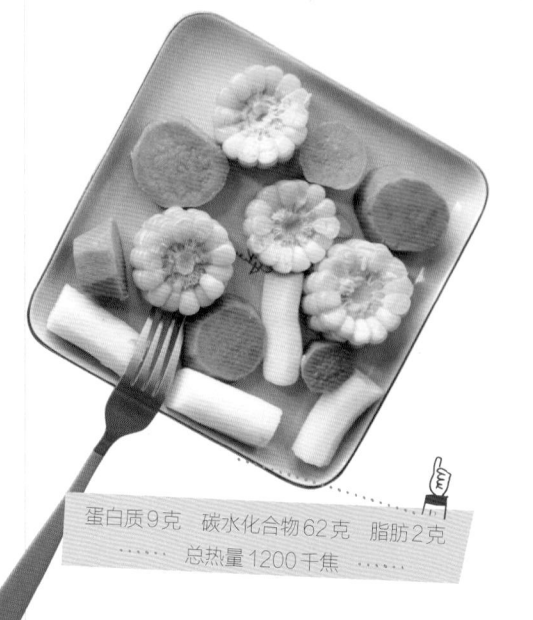

蛋白质9克　碳水化合物62克　脂肪2克
总热量1200千焦

玉米山药红薯棒

食材：玉米半根（约150克），山药和红薯共200克。

做法：❶山药和红薯洗净，去皮切段；玉米洗净，切段。❷锅中倒入清水烧开，放入玉米，煮熟。❸蒸锅中倒入清水，大火烧开，放入蒸屉、蒸盘，放入山药和红薯，大火蒸15分钟。❹取出玉米、山药和红薯，装入盘中即可。

白灼西蓝花

食材：西蓝花1棵（约100克），蒜蓉、芝麻油、盐、植物油各适量。

做法：❶西蓝花洗净，去梗掰成小朵。❷锅中加水、加盐烧开，放入西蓝花焯烫一下。❸盖上锅盖大火焖1分钟，取出装盘。❹油锅烧热，放入蒜蓉煎出香味，用勺子舀出淋在西蓝花上。❺淋入芝麻油即可。

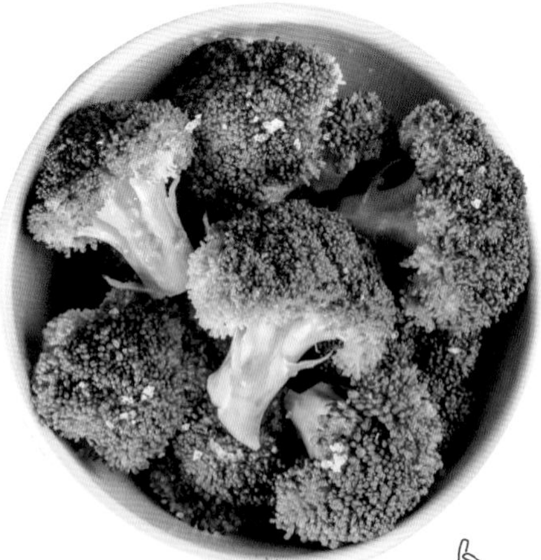

蛋白质4克　碳水化合物4克　脂肪5克
总热量300千焦

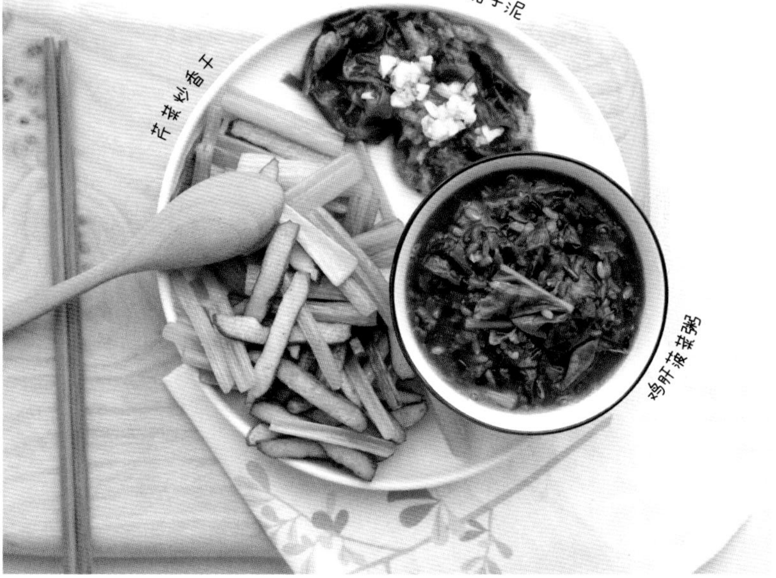

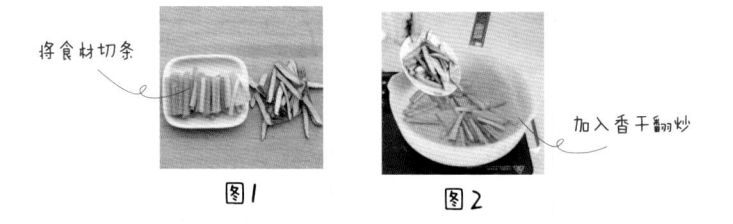

芹菜炒香干

蛋白质9克　碳水化合物10克　脂肪14克
总热量720千焦

食材：芹菜1把（约150克），香干2块（约50克），植物油10克，盐适量。

做法：❶芹菜择洗干净，切段；香干洗净，切条（图1）。❷油锅烧热，放入香干翻炒，盛出备用。❸放入芹菜丝翻炒5分钟，放入香干（图2），出锅前加盐调味即可。

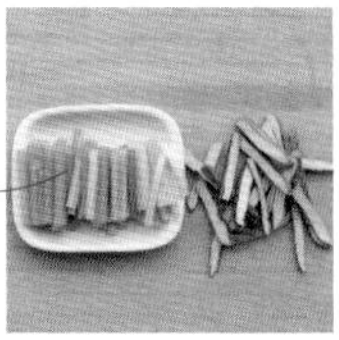

图1

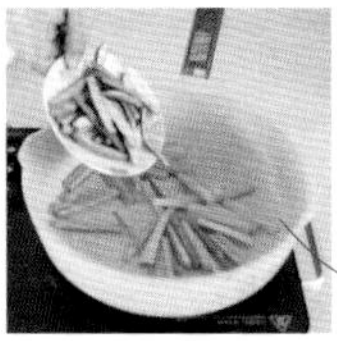

图2

第18天 增加饱腹感，减少热量摄入

饮食要点

- 每餐主食中都应加入粗粮，因此粮谷类的食物种类至少由2种谷物组成。
- 配菜搭配进主食，可以使口味更丰富（如鸡肉炒饭），但要注意适当调整摄入量。
- 蛋白类食物可以增加饱腹感，若同时搭配碳水类食物，后者的食用量可以适当减少。

一日膳食计划

时间	食物名称	食材及份数	重量	提供营养素
早餐	牛奶燕麦玉米羹★	燕麦5瓶盖	25克	碳水化合物、蛋白质、维生素、矿物质
		玉米粒半掌心	50克	
		牛奶1袋	200克	
	无油煎蛋	鸡蛋1个	60克	
	凉拌笋丝	芦笋半拳头	50克	
加餐	嘎啦果	嘎啦果1拳头	150克	维生素、矿物质
午餐	鸡肉炒饭★	大米糙米饭1拳头	150克	碳水化合物、蛋白质、脂肪、维生素、矿物质
		鸡肉半掌心	35克	
		植物油1汤匙	10克	
	上汤娃娃菜★	虾皮、豆腐丝共1掌心	50克	
		胡萝卜丁、金针菇共1拳头	100克	
		娃娃菜1拳头	100克	
加餐	香梨	香梨1拳头	150克	维生素、矿物质
晚餐	玉米面馒头	馒头1拳头	50克	碳水化合物、蛋白质、维生素、矿物质、脂肪
	木耳胡萝卜炒鸭片★	鸭肉半掌心	30克	
		木耳、胡萝卜共1拳头	100克	
		植物油1汤匙	10克	
	黄豆拌芥兰	芥兰切段1拳头	150克	
		黄豆4瓶盖	20克	
加餐	酸奶	酸奶1杯	150克	蛋白质、维生素、矿物质
	圣女果	圣女果1拳头	100克	

备注 芥兰、黄豆凉拌前要煮熟；炒饭不是单纯用大米来制作的，而是用大米和至少一种粗粮谷物“混搭”制作。

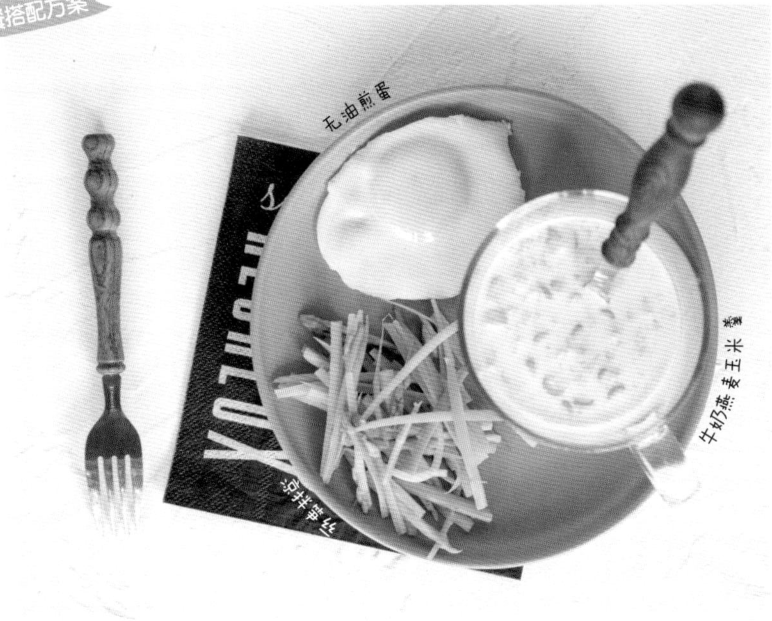

牛奶燕麦玉米羹

蛋白质11克　碳水化合物38克　脂肪7克
总热量1040千焦

食材：牛奶1袋（200克），燕麦25克，玉米粒50克。

做法：❶玉米粒放入锅内，倒入清水大火煮开，变色后放入燕麦同煮至熟。❷取出玉米粒和燕麦，沥干水分（图1）。❸将牛奶倒入锅中，小火煮，微温后放入玉米粒和燕麦，边煮边搅拌，煮3分钟即可（图2）。

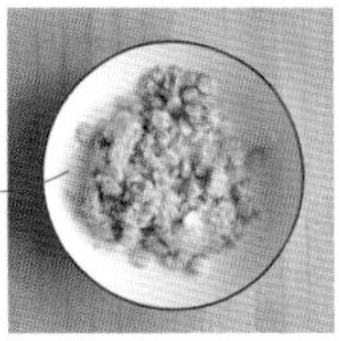

图1

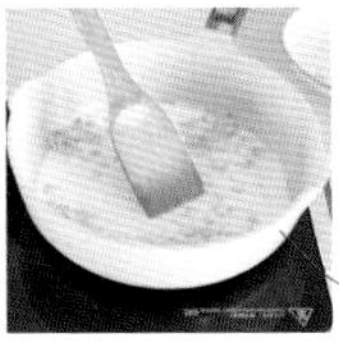

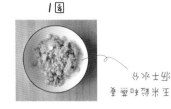

图2

Lunch

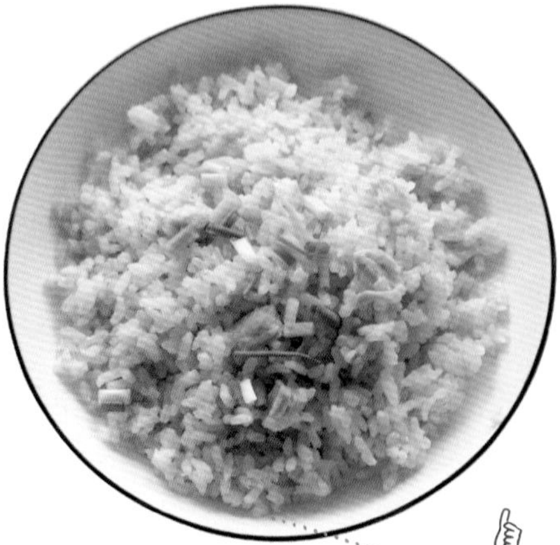

蛋白质13克　碳水化合物45克　脂肪15克
…… 总热量1530千焦 ……

鸡肉炒饭

食材：大米糙米饭（熟）150克，鸡肉25克，植物油10克，盐、水淀粉各适量。

做法：❶大米糙米饭放入搅拌盆打散；鸡肉用温水洗净，切丁，用盐、水淀粉拌匀上浆。❷油锅烧四成热，放入鸡丁滑油捞出，烧六成熟。❸另起油锅，放入大米糙米饭，翻炒均匀，放入鸡肉翻炒，出锅前加盐调味即可。

上汤娃娃菜

食材：虾皮、豆腐丝共50克，胡萝卜丁、金针菇共100克，娃娃菜100克，植物油10克，盐适量。

做法：❶娃娃菜洗净，横切成条状；豆腐丝、胡萝卜丁和金针菇分别放入沸水锅中焯烫盛出。❷锅中加水烧开，放入娃娃菜煮熟，捞出沥干水分，装盘。❸再烧一锅水，将豆腐丝煮熟，盛起后装入盘中。❹油锅烧热，放入虾皮，用小火煸出香味，捞出备用，锅内留油。❺用炒过虾皮的油，炒熟胡萝卜和金针菇，倒入适量清水焖煮，沸腾后加盐调味，熬成汤汁。❻娃娃菜上撒虾皮，放入胡萝卜、金针菇，淋入汤汁即可。

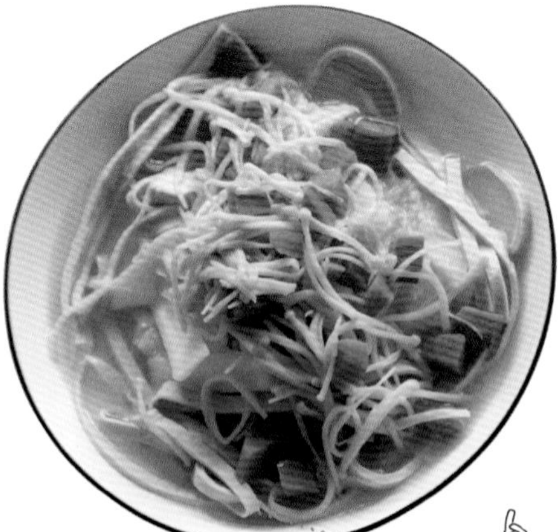

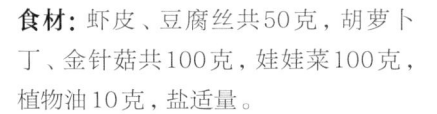

蛋白质16克　碳水化合物12克　脂肪13克
…… 总热量860千焦 ……

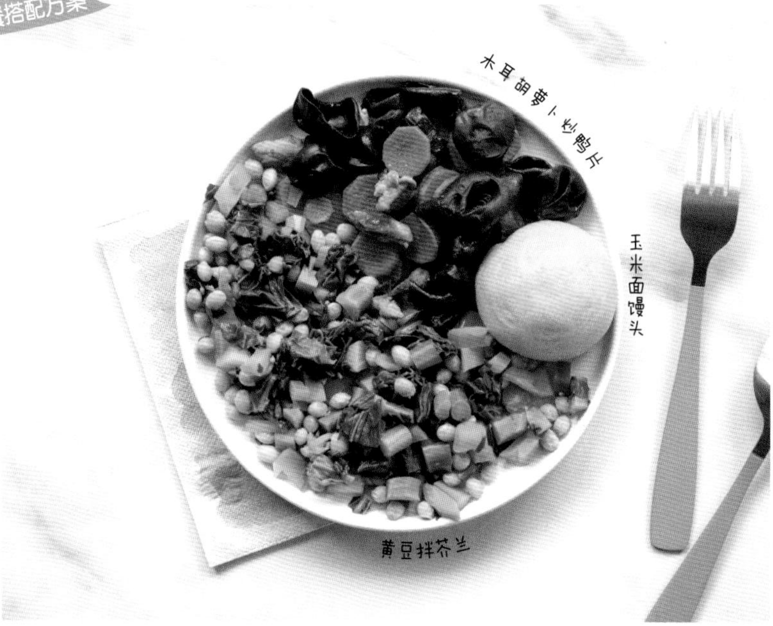
木耳胡萝卜炒鸭片
玉米面馒头
黄豆拌芥兰

木耳胡萝卜炒鸭片

蛋白质6克　碳水化合物7克　脂肪16克
总热量780千焦

食材：鸭肉30克，木耳、胡萝卜共100克，植物油10克，料酒、生抽、姜丝、葱丝、盐各适量。

做法：❶鸭肉洗净，切片；木耳洗净；胡萝卜洗净，切片。❷锅中倒入清水和料酒，放入鸭肉，去腥味（图1），取出切片。❸油锅烧热，放入姜丝和葱丝，煸炒出香，放入鸭肉翻炒至变色，取出备用。❸另起油锅，放入木耳和胡萝卜，翻炒均匀，再放入鸭肉同炒（图2）。❹锅中倒入适量清水和生抽，大火烧开，焖煮片刻，出锅前加盐调味即可。

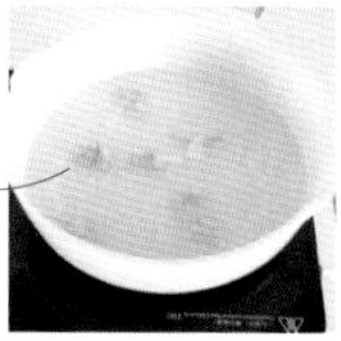

图1

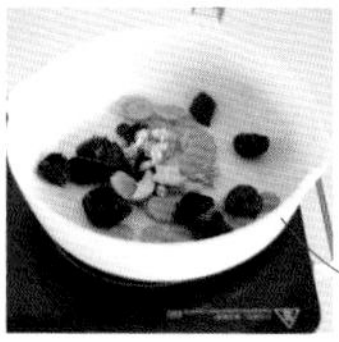
中火翻炒食材
图2

第七阶段 提升女性魅力的植物营养素

水、蛋白质、碳水化合物、脂肪、维生素等是人们熟知的营养素，除了这些，还有一类对人体健康有益的物质，就是天然植物中存在的植物营养素（营养学上称它们为植物化学物）。

什么是植物营养素？

植物营养素是植物产生的天然化合物，顾名思义，这些营养素只在植物中存在，动物中是没有的。比如你常听到的花青素、番茄红素、大豆异黄酮、茶多酚、白藜芦醇……这些都是植物营养素。

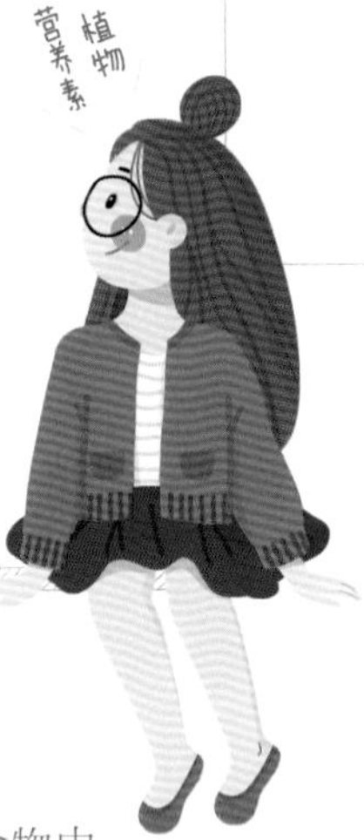

一提到这些，爱美的女性就会产生联想，这不就是很多护肤品、保健品中的成分吗？没错，植物营养素对身体健康有很大的帮助，在许多五颜六色的水果和蔬菜中都有它的踪迹，这些物质就“躲藏”在你日常所吃的蔬果中，而它们有一定的护肤、养颜、保护心血管的作用。

植物营养素有哪些？

植物营养素多到数不胜数。迄今为止，人们在植物性食物中已经发现了数以万计的植物营养素。我们平时吃的番茄中，就富含多种植物营养素，这些营养素对人体有着一定的保健作用。

植物性食物常带些异味，常常就是因为它们含有植物营养素。比如大蒜中含有蒜素，所以蒜有刺激性的辛辣味。**植物营养素多存在于缤纷多彩的果蔬、五谷和豆类中，特别是颜色鲜艳的深色果蔬，所以健康饮食指南常常鼓励人们多尝试各种颜色的蔬果。**

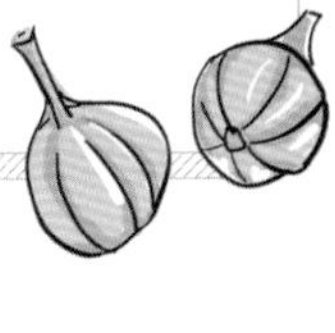

常见植物营养素及其食物来源

主要种类	代表物质	主要来源	作用
类胡萝卜素	α-胡萝卜素、β-胡萝卜素	红色、橙色和黄色的果蔬，如南瓜、胡萝卜、红甜椒	抗氧化、调节免疫力、降低胆固醇、保护视力
	番茄红素	红色和粉色果蔬，如番茄、西瓜、粉红葡萄柚	
	玉米黄素、叶黄素	绿色蔬菜，如菠菜、羽衣甘蓝	
多酚（酚酸和类黄酮）	槲皮素	苹果、羽衣甘蓝、洋葱及浆果类	调节免疫力、保护心脑血管、调节血糖
	儿茶素（茶多酚）	茶叶，如绿茶	
	花青素	紫薯、葡萄、蓝莓、茄子、樱桃、红莓、草莓、桑葚、山楂	
	白藜芦醇	葡萄、花生	
植物雌激素	大豆异黄酮	大豆及豆制品	抗菌、降低骨质流失率
	木酚素	亚麻籽、芝麻	
硫化物	蒜素	大蒜和其他球根状植物	抗菌、调节免疫力、保护心脑血管、促消化
芥子油苷	硫代葡萄糖苷	十字花科蔬菜，如卷心菜、羽衣甘蓝、西蓝花	抗菌、降低胆固醇

植物营养素对女性的益处

女性可以从植物营养素中获益颇多。很多植物营养素都有抗氧化、防衰老的作用，根据一些研究数据来看，某些植物营养素的抗氧化能力甚至比维生素C和维生素E要强，这种抵抗自由基的抗氧化物质可以保护皮肤免受损害，所以人们纷纷将该类物质提取并应用于各种护肤品中。

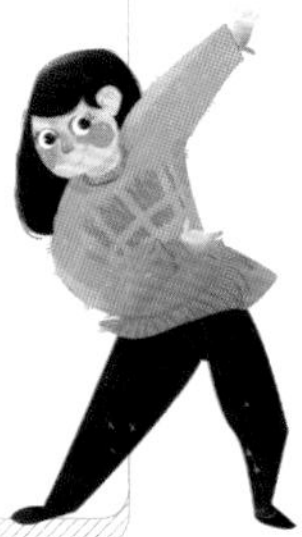

更有研究表明，一些植物营养素可以降低女性罹患乳腺癌和卵巢癌的风险。30岁之后代谢“放缓”的女性，通过合理补充营养素，加上适量的运动，身体能保持更加健康的状态。

第19天　多吃蔬菜水果，抗氧化防衰老

饮食要点

- 利用颜色选择食物，羽衣甘蓝、树莓，西蓝花等沙拉常用食材可让餐盘变得五彩斑斓，吃饭更有好心情。
- 蔬菜和水果的多样化是重点，增加五谷类、坚果和豆制品的摄入。

……一日膳食计划……

时间	食物名称	食材及份数	重量	提供营养素
早餐	时蔬鸡蛋面饼★	杂粮面粉4瓶盖	20克	碳水化合物、蛋白质、维生素、矿物质、植物营养素
		鸡蛋1个	60克	
		时令蔬菜1拳头	50克	
	红枣豆浆	豆浆1杯	300克	
		红枣3个	10克	
加餐	莓果	蓝莓、树莓共1拳头	100克	维生素、矿物质、植物营养素
午餐	杂粮饭	杂粮1拳头	100克	碳水化合物、维生素、矿物质、植物营养素、蛋白质、脂肪
	羽衣甘蓝蘑菇汤★	羽衣甘蓝1棵	100克	
		蘑菇切片后半碗	50克	
		鸡肉（瘦）半掌心	35克	
	木耳炒鸡蛋★	木耳1掌心	100克	
		大葱切段后半碗	50克	
		鸡蛋1个	60克	
		植物油1汤匙	10克	
加餐	巴旦木	巴旦木6颗	18克	脂肪、矿物质、植物营养素
晚餐	大虾意大利面★	意大利面1拳头	80克	碳水化合物、蛋白质、维生素、矿物质、植物营养素、脂肪
		大虾（去壳）5只	100克	
		圣女果1把	100克	
		西蓝花1掌心	100克	
		植物油1汤匙	10克	
	葡萄汁	葡萄汁1杯	200克	
加餐	热牛奶	牛奶1杯	200克	蛋白质

备注：杂粮面粉可用小麦粉＋玉米面（也可以用其他谷粉，两种以上）加水揉成面团，摊成面饼后可用烙、蒸、无油煎烤等做法；时令蔬菜要2种以上，可以选择可生食的蔬菜（如生菜、小番茄、黄瓜、甘蓝）切丝，在面饼制成后卷入其中，蘸酱（少量）直接食用。

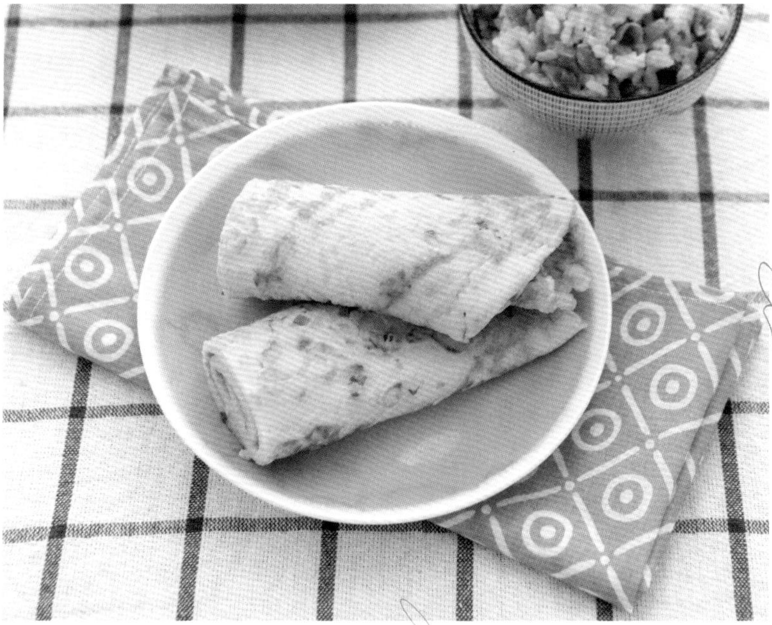

时蔬鸡蛋面饼

蛋白质12克　碳水化合物22克　脂肪6克
总热量724千焦

食材：杂粮面粉20克，鸡蛋1个，时令蔬菜（如胡萝卜、四季豆、鲜香菇）50克，盐、植物油各适量。

做法：❶四季豆择洗干净，放入沸水焯熟，沥干剁碎；胡萝卜洗净去皮，剁碎；鲜香菇洗净，剁碎。❷鸡蛋打入碗中搅散，放入杂粮面粉、胡萝卜、鲜香菇、四季豆、盐，搅匀成面糊（图1）。❸油锅烧热，倒入面糊，在半熟状态下翻面（图2）。❹两面煎熟后，取出切成块即可。

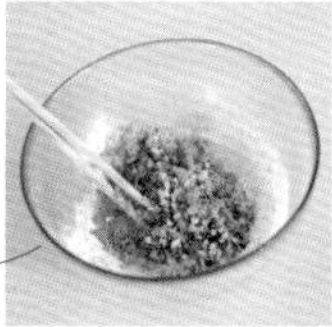
搅匀成面糊

图1

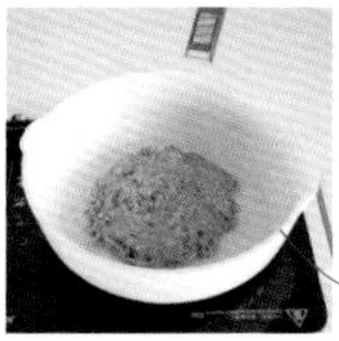
煎成面饼，半熟时翻面

图2

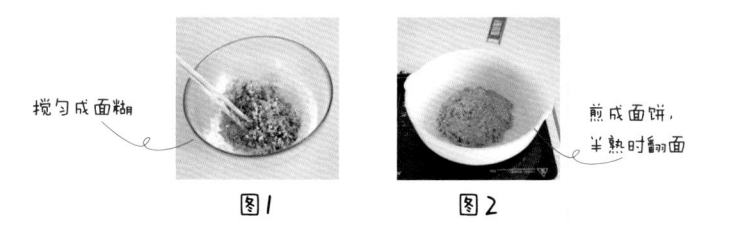

Lunch

羽衣甘蓝蘑菇汤

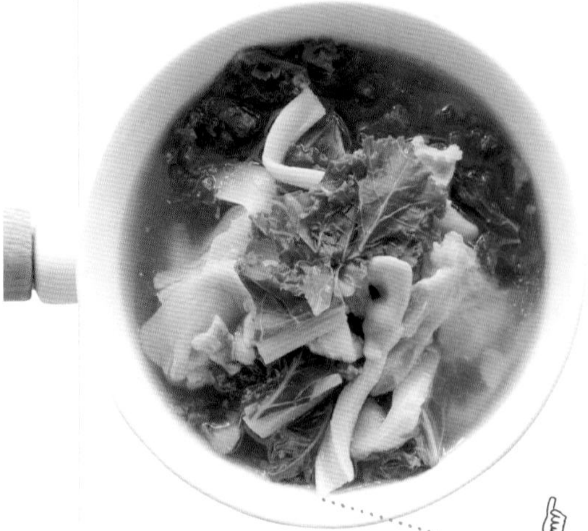

蛋白质15克　碳水化合物4.5克　脂肪10克
…… 总热量580千焦 ……

食材： 羽衣甘蓝1棵（约100克），蘑菇50克，鸡肉（瘦）35克，干淀粉、盐、蛋清、芝麻油各适量。

做法： ❶羽衣甘蓝洗净，放入淡盐水中浸泡15分钟，取出冲洗，切碎后沥干备用；蘑菇洗净，沥干切片；鸡肉洗净，切片，用蛋清、盐、干淀粉拌匀腌制20分钟。❷锅中倒入清水，煮沸后加鸡肉、蘑菇同煮，待沸后加入羽衣甘蓝。❸煮至食材全熟，加盐调味，淋入芝麻油即可。

木耳炒鸡蛋

食材： 木耳100克，大葱50克，鸡蛋1个，植物油10克，盐适量。

做法： ❶木耳洗净；大葱洗净，切段；鸡蛋打入碗中搅散。❷油锅烧热，倒入蛋液，划散炒成块状，盛出备用。❸另起油锅，爆香葱段，放入木耳，煸炒片刻，随即放入炒好的鸡蛋，翻炒均匀，出锅前加盐调味即可。

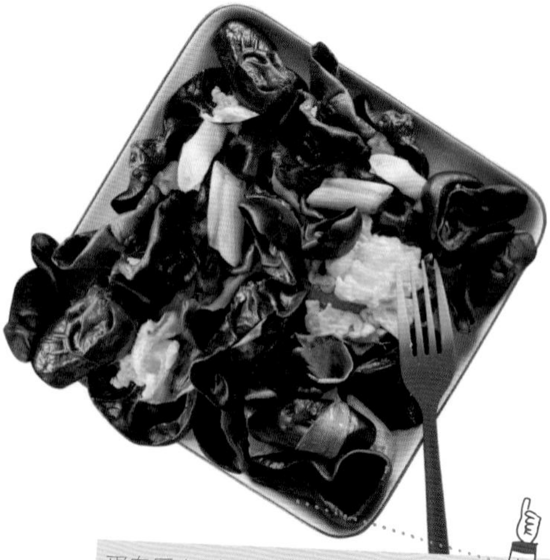

蛋白质10克　碳水化合物10克　脂肪15克
…… 总热量830千焦 ……

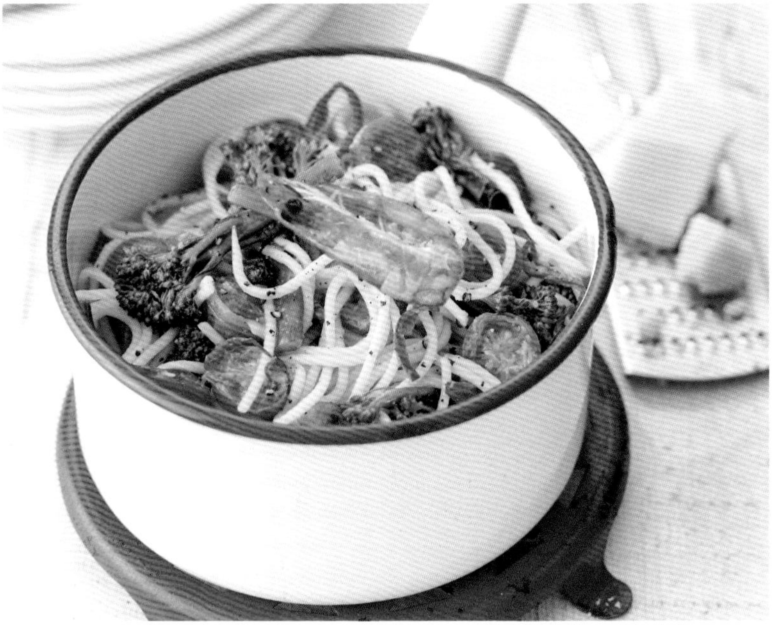

大虾意大利面

蛋白质33克　碳水化合物62克　脂肪13克
总热量2030千焦

食材： 意大利面80克，大虾5只(约100克)，圣女果1把(约100克)，西蓝花100克，植物油10克，柠檬半个，盐、黑胡椒粉、橄榄油各适量。

做法： ❶大虾洗净，挑去虾线，剪去须脚，用盐腌制10分钟(图1)；西蓝花洗净，去梗掰成小朵，放入沸水中焯烫一会儿；圣女果洗净，切块。❷锅内加水烧开，放入意大利面，快煮熟时放入西蓝花，全部煮好时捞出沥干。❸油锅烧热，放入大虾，加入橄榄油、植物油，用中火煎至金黄，捞起。❹锅内留底油，放入圣女果炒出汁(图2)。❺锅中放入大虾、意大利面和西蓝花，翻炒均匀，撒上黑胡椒粉，最后用柠檬挤汁即可。

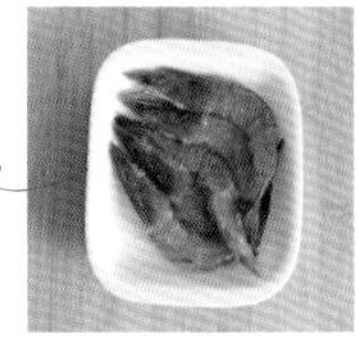

图1

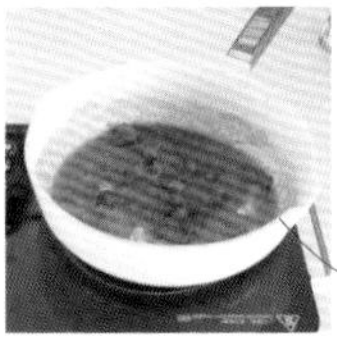

图2

第20天　花样饮食，兼顾口味和营养

饮食要点

- 优质蛋白的补充依然是提升身体能量的重点，牛奶、贝类、豆制品须平衡补充。
- 尽量减少调料，简单烹调。搭配天然调料进行调味，增加植物营养素摄入。

一日膳食计划

时间	食物名称	食材及份数	重量	提供营养素
早餐	红豆玉米汁★	红豆5瓶盖	25克	碳水化合物、植物营养素、蛋白质
		玉米粒5瓶盖	25克	
	牛奶蒸鸡蛋★	鸡蛋1个	60克	
		牛奶半袋	100克	
加餐	猕猴桃	猕猴桃1个	100克	维生素、矿物质、植物营养素
午餐	大米糙米饭	大米半拳头	50克	碳水化合物、维生素、矿物质、植物营养素、蛋白质、脂肪
		糙米半拳头	50克	
	苹果甘蓝焖猪肉★	胡萝卜丝半碗	50克	
		羽衣甘蓝1棵	100克	
		苹果半个	100克	
		猪肉（瘦）1掌心	50克	
	什锦菌拼盘	三种以上菌菇切片共1碗	100克	
		蒜瓣2个	8克	
		植物油1汤匙	10克	
加餐	葡萄	葡萄8颗	60克	维生素、矿物质、植物营养素
晚餐	红薯南瓜粥	红薯、南瓜共2拳头	200克	碳水化合物、植物营养素、维生素、矿物质、蛋白质、脂肪
	洋葱炒海虹	洋葱切段后1碗	100克	
		海虹1掌心（去壳）	70克	
		植物油1汤匙	10克	
	茄汁海带豆腐★	海带1碗	100克	
		豆腐2指长宽	80克	
		番茄半个	75克	
加餐	酸奶	酸奶1杯	150克	蛋白质

备注　苹果甘蓝焖猪肉，加入食材的顺序为猪肉、胡萝卜、羽衣甘蓝、苹果，后两者焖煮的时间不宜过长，防止维生素的流失；自制酱料可用原料：蒜泥、葱末、五香粉、茴香、醋、料酒等，部分原料也含有丰富的植物营养素。

牛奶蒸鸡蛋

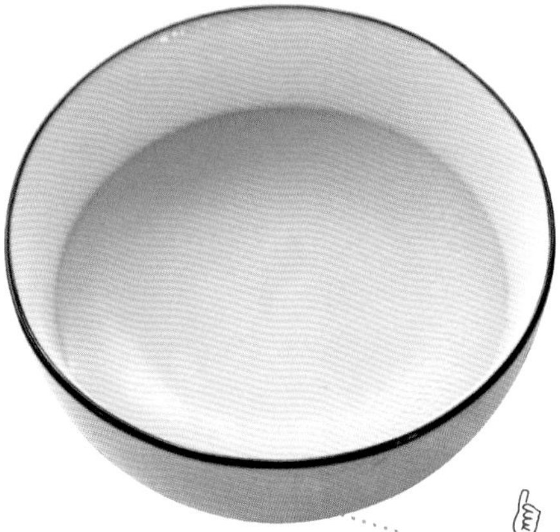

蛋白质11克 碳水化合物5克 脂肪9克
总热量586千焦

食材：鸡蛋1个（约60克），牛奶半袋（100克）。

做法：❶鸡蛋打入碗中搅散，直到蛋清和蛋黄均匀混合成细腻、无凝结的蛋液。❷加入牛奶，边加边拌匀。❸用滤网过滤蛋液，再用勺子舀出表面的气泡。❹用保鲜膜覆盖住装蛋液的小碗，再用牙签在保鲜膜上扎几个小孔。❺锅中倒入适量清水，放入蒸屉，大火烧开后放入小碗，转中小火蒸10分钟左右。

红豆玉米汁

食材：红豆25克，玉米粒25克。

做法：❶红豆和玉米粒洗净，提前浸泡一晚。❷锅中倒入适量清水，放入红豆和玉米粒，煮熟后取出，沥干水分，汤水备用。❸将煮熟的红豆和玉米粒放入料理机中，倒入等量的汤水。❹启动料理机，高速搅打3分钟左右成细腻浓稠的汁。

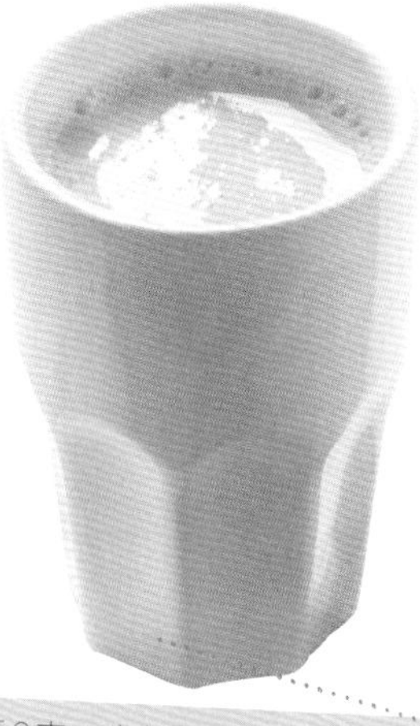

蛋白质6克 碳水化合物22克 脂肪0克
总热量456千焦

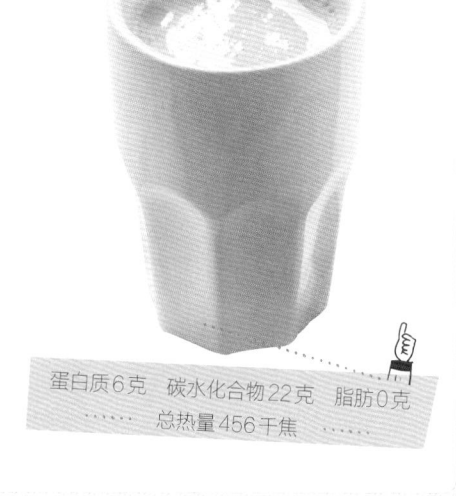

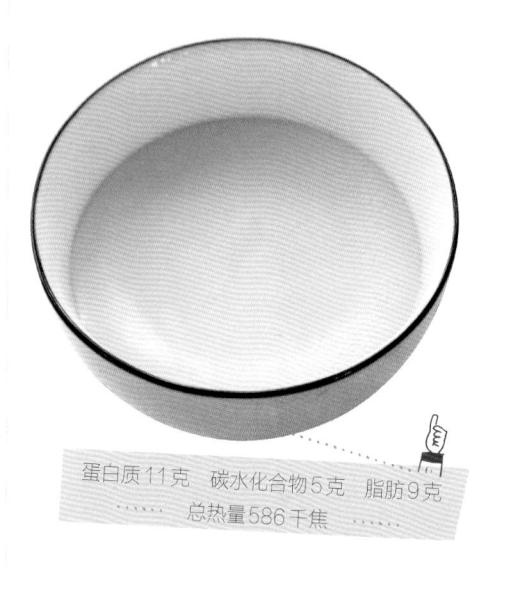

Lunch

苹果甘蓝焖猪肉

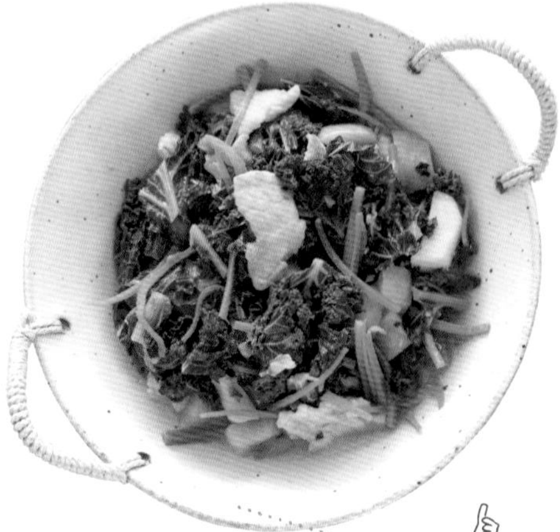

蛋白质16克　碳水化合物21克　脂肪14克
…… 总热量1020千焦 ……

食材：胡萝卜50克，羽衣甘蓝1棵（约100克），苹果半个（约100克），猪肉（瘦）50克，植物油10克，葱末、姜末、酱油、盐、料酒、干淀粉各适量。

做法：❶猪肉洗净，切片，用盐、料酒和干淀粉腌制一会儿；羽衣甘蓝洗净，放入淡盐水中浸泡15分钟，取出冲洗，切碎后沥干备用；胡萝卜洗净，切丝；苹果洗净备用。❷油锅烧热，用葱末和姜末炝锅，放入猪肉炒散后，放入胡萝卜翻炒。❸倒入酱油翻炒，放入羽衣甘蓝，再倒入半碗清水，盖上锅盖焖3分钟。❹苹果切块，放入锅中，再倒入少量清水，加盖焖煮3分钟即可。

什锦菌拼盘

食材：三种以上菌菇（如鲜香菇、白玉菇、杏鲍菇、蟹味菇）100克，大蒜2瓣，植物油10克，葱末、生抽、白糖、盐各适量。

做法：❶所有菌菇洗净，蟹味菇和白玉菇去根，鲜香菇去根切片，杏鲍菇切条。❷油锅烧热，用大蒜炝锅，放入所有菌菇，翻炒片刻，加入生抽、白糖，继续翻炒至入味。❸倒入半碗清水，盖上锅盖焖10分钟，出锅前加盐调味，撒上葱末即可。

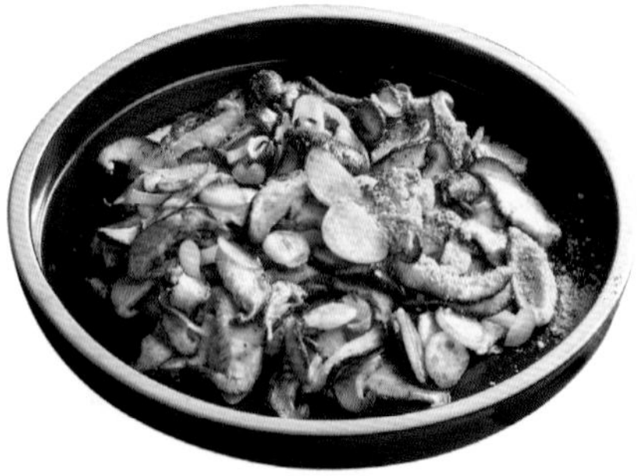

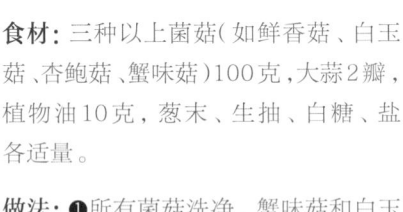

蛋白质2克　碳水化合物5克　脂肪11克
…… 总热量450千焦 ……

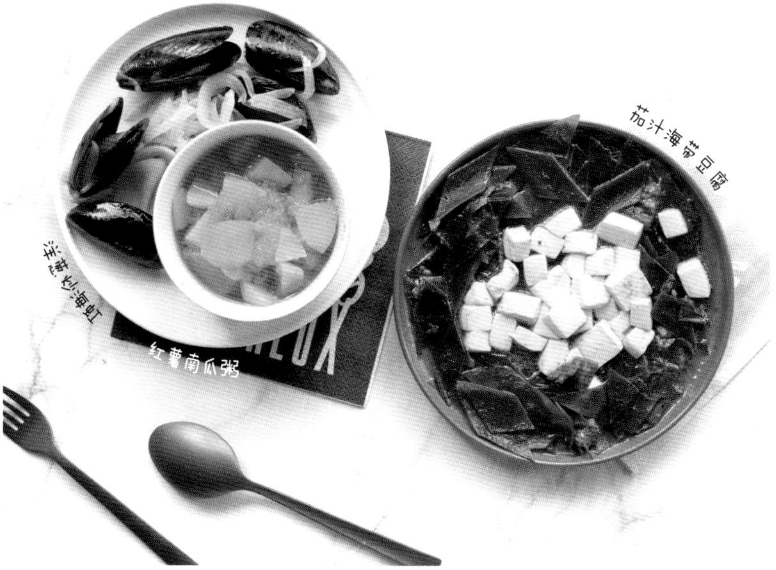
茄汁海带豆腐
洋葱炒海虹
红薯南瓜粥

茄汁海带豆腐

蛋白质7克　碳水化合物8克　脂肪15克
总热量690千焦

食材：泡发海带100克，豆腐80克，番茄半个（约75克），植物油10克，盐各适量。

做法：❶海带洗净，切片；豆腐切块，放开水中煮去豆腥味；番茄洗净，切块。❷油锅烧热，放入番茄（图1），加盐翻炒出茄汁。❸放入海带，倒入半碗清水（图2），盖上锅盖小火焖煮30分钟。❹放入豆腐，再倒入半碗清水，盖上锅盖焖10分钟，至食材全熟即可。

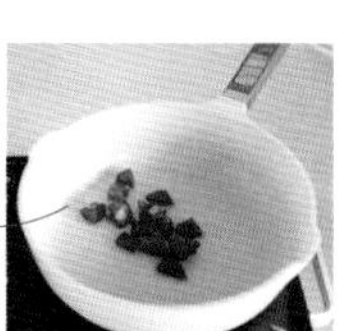
放入番茄翻炒
图1

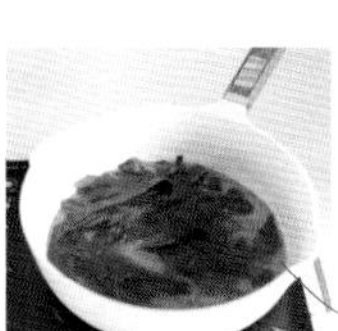
放入海带焖煮
图2

第21天　与食物合作，打造理想身材

饮食要点

- 炒菜、沙拉、酱拌、凉调……记住你需要吃的食材种类，并利用你的巧思，尝试多样化烹调，并避免单一食物过度调味。
- 每天保证足够蔬菜水果的正常饮食，就能摄取到很多植物营养素，种类越多越好。

···一日膳食计划···

时间	食物名称	食材及份数	重量	提供营养素
早餐	蔬菜粥★	大米、小米共半拳头	50克	碳水化合物、维生素、脂肪
		时蔬1掌心	50克	
	酱猪肝	猪肝1块	30克	
加餐	花生	花生(带皮)5粒	5克	脂肪、植物营养素
	牛奶	牛奶1袋	200克	蛋白质
午餐	水煮玉米	玉米1根(带棒心)	300克	碳水化合物、植物营养素、蛋白质、维生素、矿物质、脂肪
	山药	山药2指长宽2段	100克	
	菠菜羊肉丸子汤★	羊肉丸子2个	30克	
		菠菜手抓1把	100克	
		红薯叶1掌心	50克	
	番茄炒鸡蛋★	番茄1个	100克	
		鸡蛋1个	60克	
		植物油1汤匙	10克	
加餐	苹果	苹果1拳头	200克	维生素、矿物质、植物营养素
晚餐	孜然烤土豆	土豆1拳头	200克	碳水化合物、植物营养素、维生素、矿物质、脂肪、蛋白质
	凉拌羽衣甘蓝★	羽衣甘蓝1棵	100克	
		胡萝卜丝半碗	50克	
		杏仁碎2瓶盖	10克	
		芝麻油半汤匙	5克	
	卤鸡腿	带骨琵琶腿1个	70克	
加餐	酸奶	酸奶1杯	150克	蛋白质

备注　坚果并不仅仅作为加餐，也可以加到配菜里，如凉拌羽衣甘蓝里可加入杏仁碎，但要注意控制一天坚果类的摄入总量；具有独特味道的植物，如大蒜、葱等，这些食物有丰富的植物营养素，可以依据做法适当加入每一样菜肴中，同时也能提升口感。

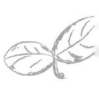

Breakfast

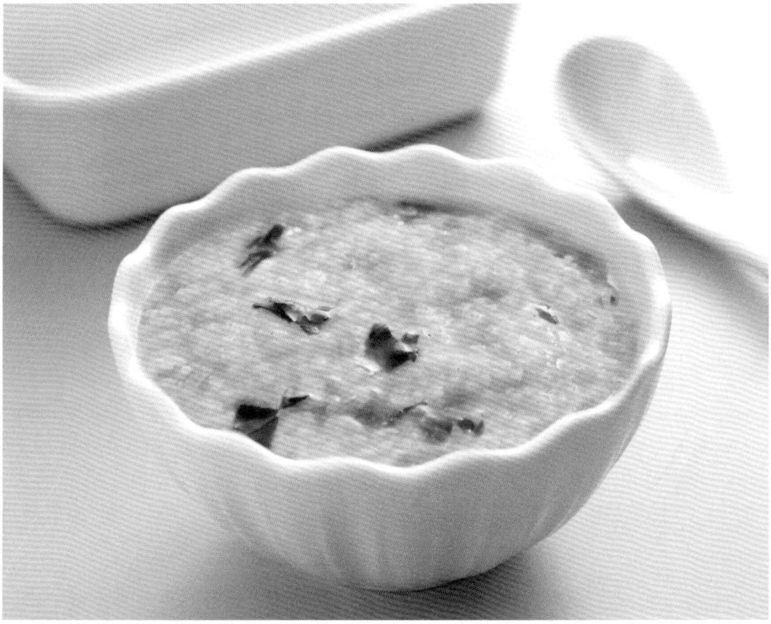

蔬菜粥

蛋白质5克　碳水化合物40克　脂肪1克
总热量795千焦

食材：大米、小米共50克，时蔬（如菠菜和圆白菜等）50克。

做法：❶大米和小米洗净，提前浸泡（图1）；菠菜和圆白菜洗净，切碎并焯熟。❷将大米和小米放入电饭锅内，倒入适量清水，启动“煮粥”功能。❸当米熬煮成粥后（图2），放入菠菜和圆白菜同煮片刻，至蔬菜熟烂即可。

提前浸泡大米、小米

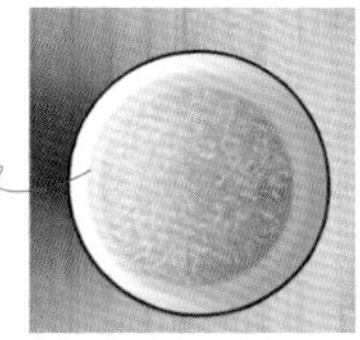

图1

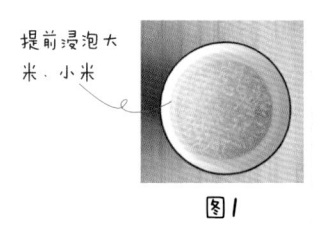

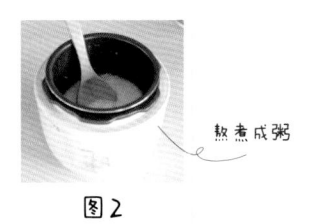

熬煮成粥

图2

Lunch

菠菜羊肉丸子汤

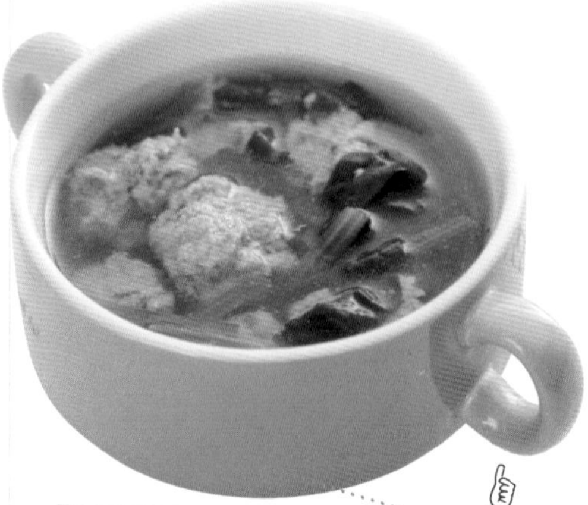

蛋白质10克　碳水化合物7克　脂肪2克
总热量320千焦

食材：羊肉丸子10个，菠菜100克，红薯叶50克，盐、白胡椒粉各适量。

做法：❶菠菜和红薯叶洗净。❷烧一锅开水，放入菠菜和红薯叶，焯烫后取出。❸另起一锅，加水烧至微热，将丸子下入锅中。❹当丸子浮起，下菠菜和红薯叶，略煮后加盐和白胡椒粉调味即可。（羊肉丸子一人份的食用量为2个/餐）

番茄炒鸡蛋

食材：番茄1个（约100克），鸡蛋1个（约60克），植物油10克，葱末、盐适量。

做法：❶鸡蛋打入碗中搅散，加盐调味；番茄洗净，切块。❷油锅烧热，倒入蛋液炒成蛋花，盛出备用。❸油锅烧热，放入番茄翻炒出茄汁，加入炒过的鸡蛋，翻炒均匀，撒上葱末即可。

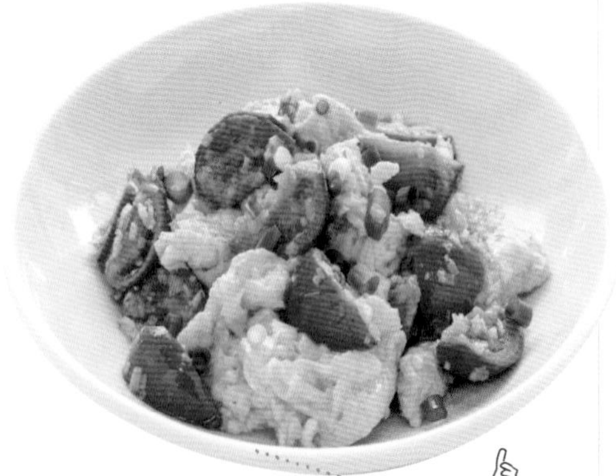

蛋白质9克　碳水化合物6克　脂肪15克
总热量820千焦

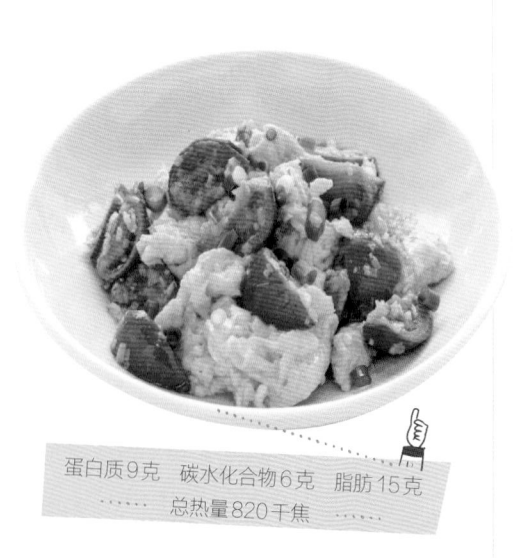

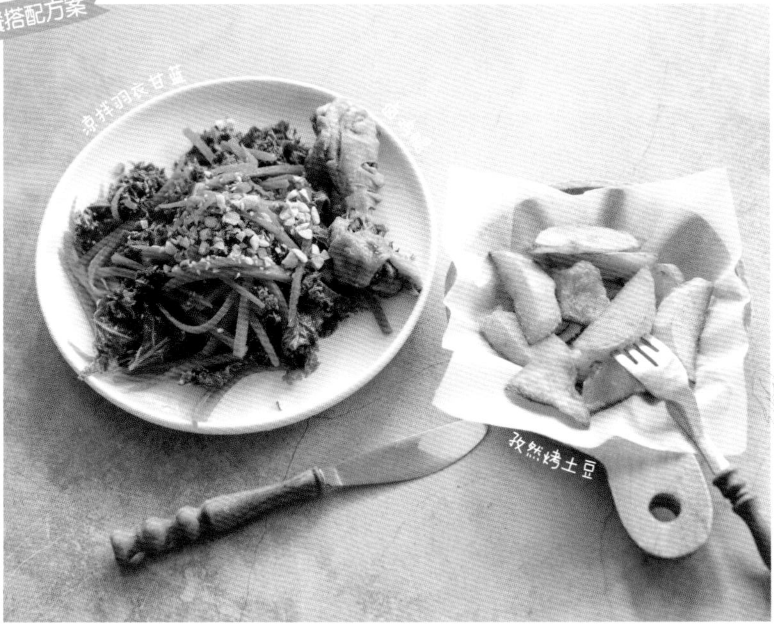

凉拌羽衣甘蓝

蛋白质8克　碳水化合物8克　脂肪10克
总热量410千焦

食材：羽衣甘蓝1棵（约100克），胡萝卜50克，杏仁碎10克，芝麻油5克。

做法：❶羽衣甘蓝洗净，放入淡盐水中浸泡15分钟，取出冲洗，切碎后沥干备用（图1）；胡萝卜洗净，切丝，放入沸水中焯熟。❷锅中烧水，放入羽衣甘蓝，略煮片刻（图2），取出沥干水分。❸将羽衣甘蓝和胡萝卜丝摆盘，淋入芝麻油，撒上杏仁碎即可。

切碎沥干

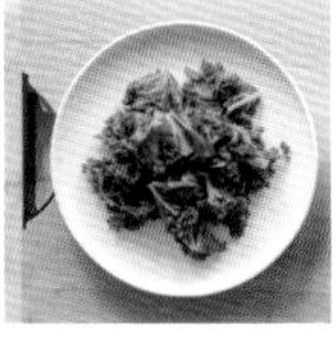

图1

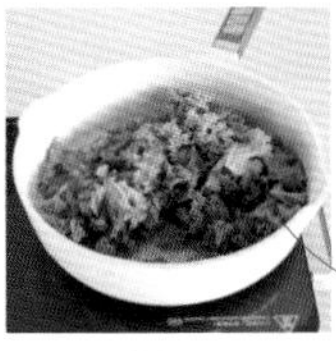

略煮片刻

图2

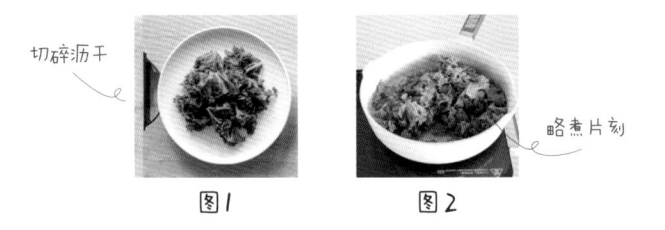

第3章

代谢好 自然瘦

Dai Xie Hao Zi Ran Shou

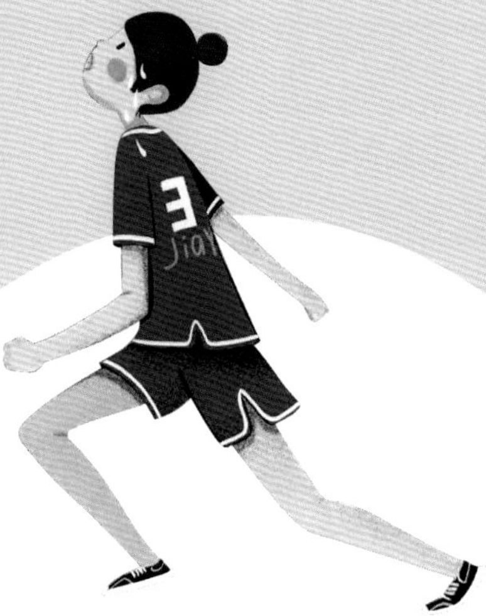

10分钟微运动，这样减肥不反弹

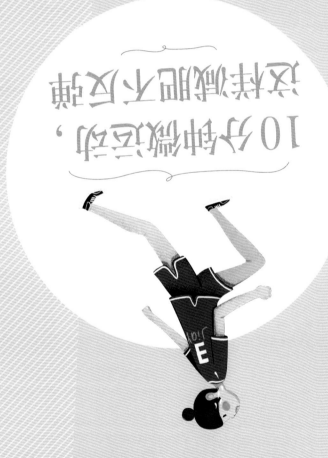

体态调整 事半功倍瘦身

生活中，通过运动瘦身、改善身材的人群，经常会遇到这样的问题：每天按照教练的指导做了大量的运动和局部塑形，为什么身材看起来还是有点奇怪？肩膀、肚子、大腿，与身体其他地方相比，依然粗得不成比例。答案便是：体态失衡。

一直瘦不下来可能是体态出了问题

很多人以为，只要通过锻炼就可以改善肥胖，那些粗壮的部位自然也会变细。然而，很多时候，身材的问题并不源于单纯的胖，而是体态的不平衡，体态不平衡可能会导致局部脂肪的堆积。

站立和行走，占据了我们日常生活的大部分时间，可如果站立和行走的姿势不正确，发力点错误，即便你吃得再少，动得再多，你的腿、肚子、后背等部位的脂肪也只会越来越厚。而这或许就是无论你怎么减肥，身材却始终不好看的原因。

保持身体中立，是调整体态的关键

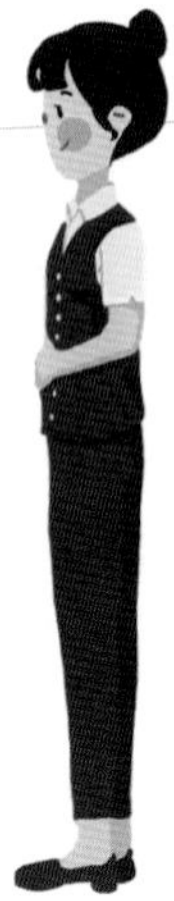

想要解决身材不协调、局部肥胖的问题，首先要纠正体态。只有让身体恢复了平衡的体态，接下来的瘦身计划比如饮食调整、运动训练，才能发挥功效，事半功倍。

调整体态的关键环节就是身体中立位的矫正。可能大家对“身体中立位”这个名词比较陌生，其实可以简单理解为身体的正确体态，表示我们的身体结构保持在最好状态。不管行走还是站立，保持身体中立位，是调整体态的关键一步。

训练：第一时间调整站姿

动作 调整身体中立位

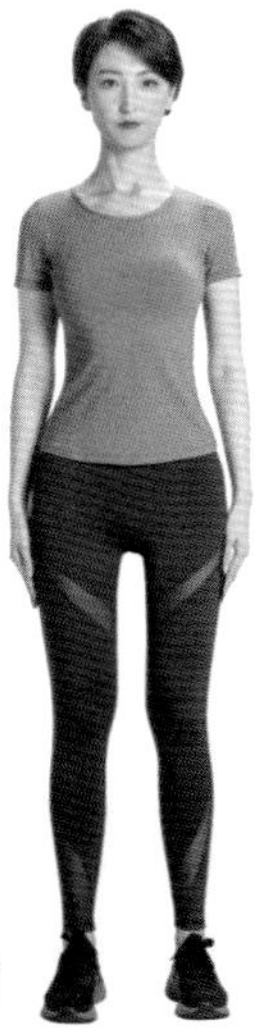

Step 1

双脚自然打开，与髋关节同宽，整个脚部平衡受力。脚部平衡受力是指整个脚部贴在地面，重心大部分在后脚掌(不是后脚跟)，小部分在前脚掌，脚趾不发力，仅起平衡作用。

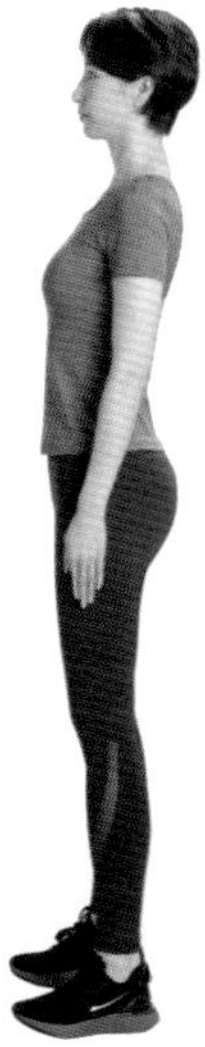

Step 2

双腿伸直，髋关节摆正，骨盆不要前倾或后倾，骨盆两侧最突出的位置髂前上棘和骨盆中部最下端耻骨联合，处于一条直线上，垂直于地面。

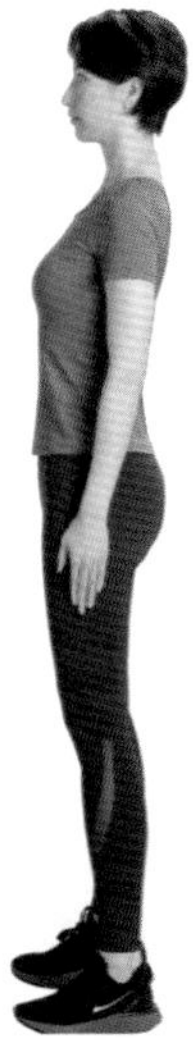

Step 3

收腹挺胸，感觉脊柱向上延伸，双手放于身体两侧，自然下垂，微收下巴，感觉头部向上延伸，眼睛平视前方。

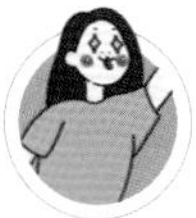

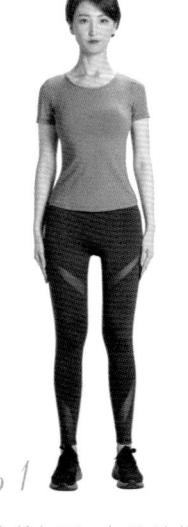

注意 一个正确的中立位，从侧面看起来，应该是耳朵、肩膀、髋关节正中、膝关节中心和脚踝全部保持在同一垂直线上。任何一个点有前倾或后移，都是不标准的。

训练：调整坐姿、走路姿势

除了站立姿势以外，不平衡的体态还会延伸到生活中的各种姿态中，如坐卧、行走。而日常工作生活中，我们使用最多的就是坐姿了，通常一坐就是几个小时。长年累月的错误坐姿会固化你僵硬的肌肉，毁掉你的脊椎。

错误的坐姿

1

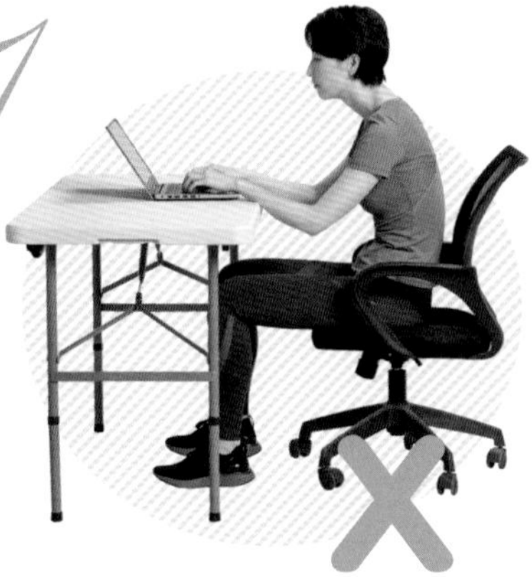

2

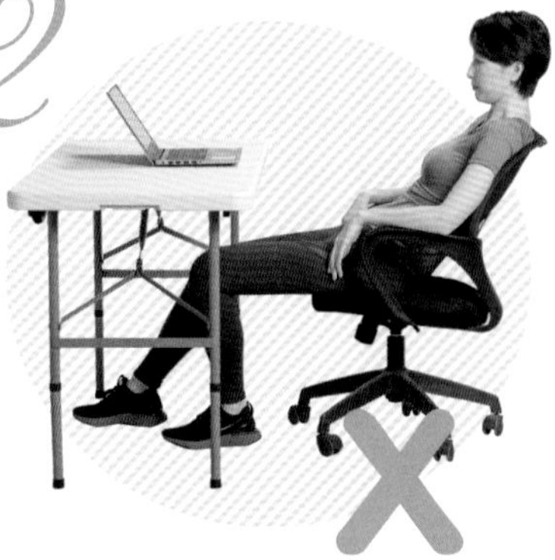

第一个姿势是很多人在工作过程中不知不觉形成的。当我们坐着用电脑工作的时候，双手趴在键盘上，头颈前伸，感觉脑袋都要钻到屏幕里面去了，缩脖子耸肩，弯腰驼背，整个人看起来非常没有精神，长期保持这样的姿势是导致颈椎变形的罪魁祸首。

第二个姿势，肩膀向后靠在椅子背上，屁股坐在椅子前侧，看似是个放松的舒服姿势，但是这种姿势，身体下滑，腰背悬空不利于分散压力，重量都堆积在了背部、腰椎下端和骨盆上，容易导致下半身血液循环变慢，出现双腿水肿、腰背疼痛等情况。

动作一 坐姿调整

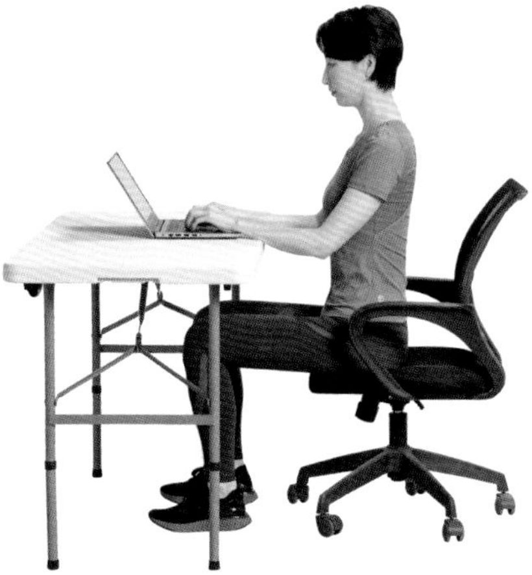

Step 1

双脚自然放平，下巴微收。

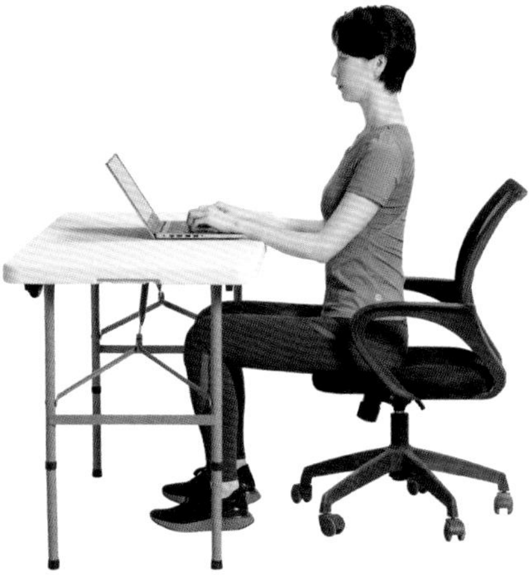

Step 2

肩部放松，胸部打开，腹部微收。

建议

- 在办公室尽量选择有靠背、有扶手的椅子，如果座椅背部缝隙过大，或者个子相对矮小的女性可以准备一个靠垫，放在腰后，背部得到一个支撑，也有助于保护脊椎。
- 若长时间面对电脑工作，建议将电脑摆放在正对面部的位置，如果是偏向一侧，容易引起单侧肌肉僵硬，甚至出现因颈椎疾病引发的身体肌肉失衡。
- 建议大家在手机上定一个闹钟，每隔 1 小时起来活动一下，喝一杯水，做一些伸展性运动，以便更好地投入到下一阶段的工作当中。

错误的走路姿势

除了站姿和坐姿，走路姿势正确与否，也会大大影响身材的发展。

出入健身房时，你会看见在跑步机上用各种姿势快走的人，有的弯腰驼背，有的腹部无力、臀部左右摆动，呼吸声伴随着鞋底摩擦跑步带的声音。这些错误的走路姿态，不仅达不到有效的锻炼，还会导致臀部、腿部的肌肉变粗、走形，若持续的时间久了，甚至会出现腰酸背痛、骨盆疼痛等问题。

动作二 走路姿势调整

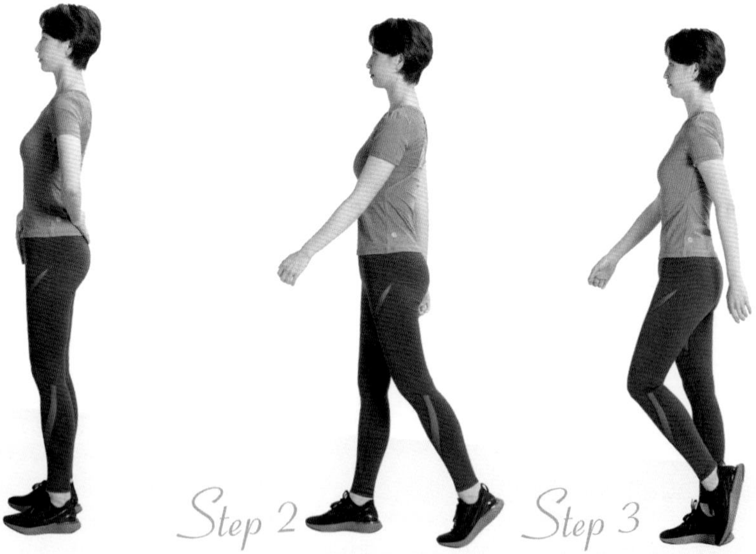

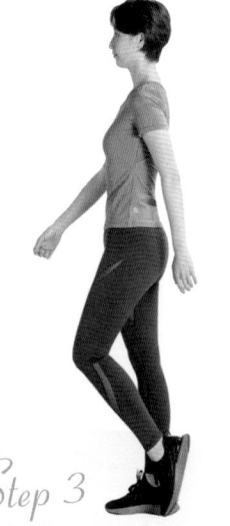

Step 1

首先调整身体中立位，可以用前面提到的调整方法（见139页），随之调整脚趾方向，面向正前方。

Step 2

大腿肌肉和腹部收紧保持稳定，肩膀向后向下伸展，下巴内收。

Step 3

走路时，重心从脚跟过渡到前脚掌上，后侧前脚掌蹬地发力，依次循环。

训练：增加背部、核心肌群力量

除了改变日常姿势外，适当进行一些背部、核心肌群的辅助训练对改善身体体态平衡会更有帮助。下文中是几个以锻炼背部和核心区域为主的训练，这些训练可以帮助我们收紧核心区域、增加核心力量、协调身体平衡，长期坚持训练可以起到减少腹部脂肪堆积的作用。

动作一 卷骨盆

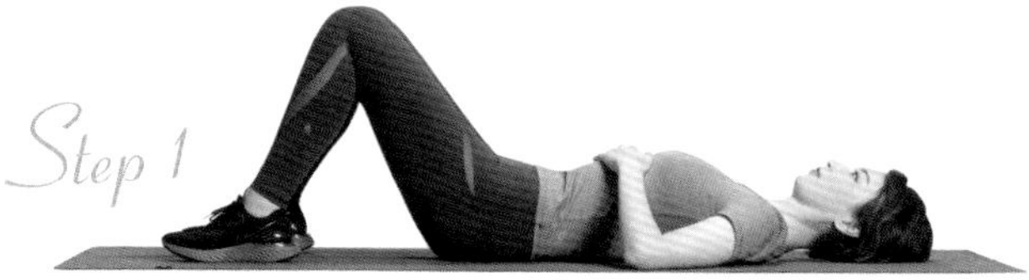

仰卧屈膝，大小腿成60°，脚掌分开放于地面，与髋关节同宽。

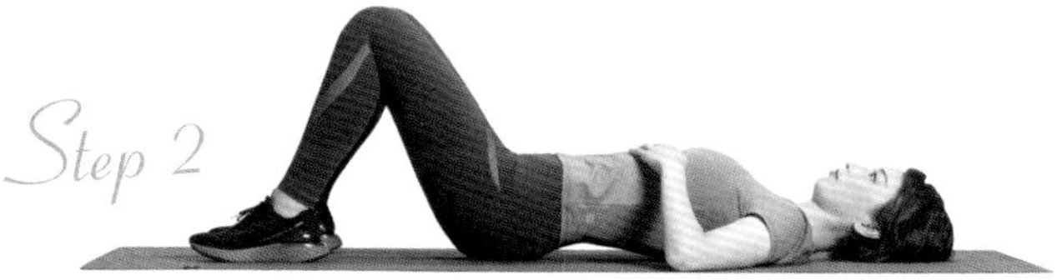

腰椎与地面留一个手掌厚度的空隙。吸气保持不动，呼气收盆底肌向上用力，将腰椎压向地面，耻骨上提。

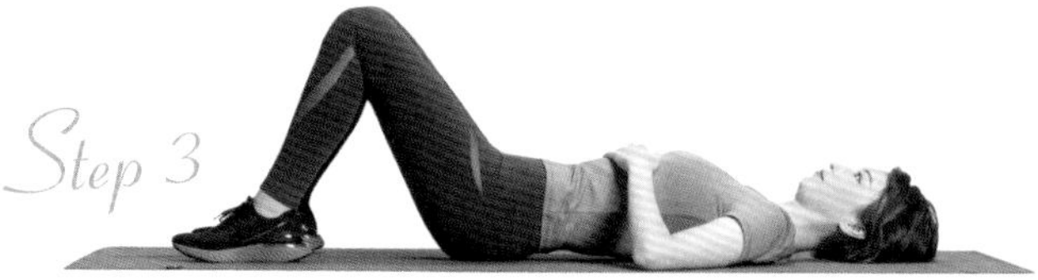

吸气放松还原，呼气再次向上卷动骨盆，双腿不要用力，保持放松。

动作二 四点支撑

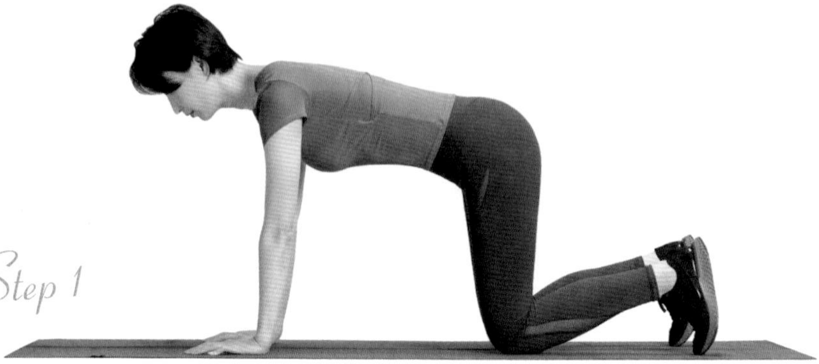

Step 1

俯下身体，双手分开，放在肩膀正下方，与肩同宽，平稳支撑住身体。

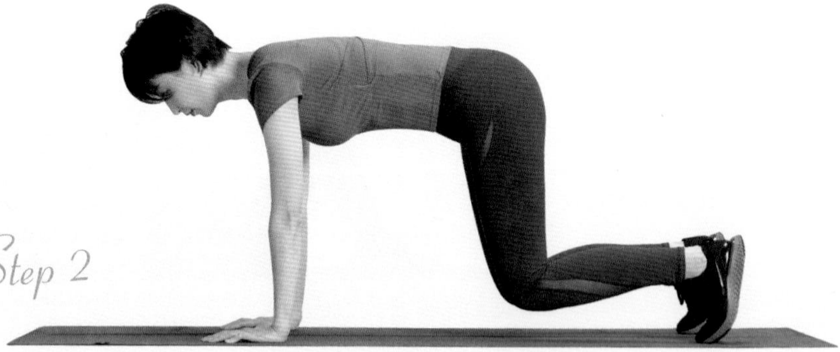

Step 2

双腿分开，与髋关节同宽，脚尖着地，膝关节离开地面。背部挺直，不要塌腰，收紧核心区域，从头部到臀部的重心保持在一条线上。

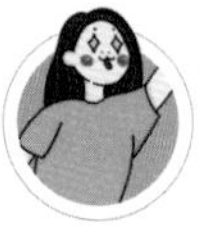

注意 在训练过程中调整呼吸很重要，吸气时肋骨两侧腹部向外扩张，呼气时腹部不断向内收紧，肌肉向脊椎方向贴近，保持均匀呼吸。

动作三 婴儿式

Step 1

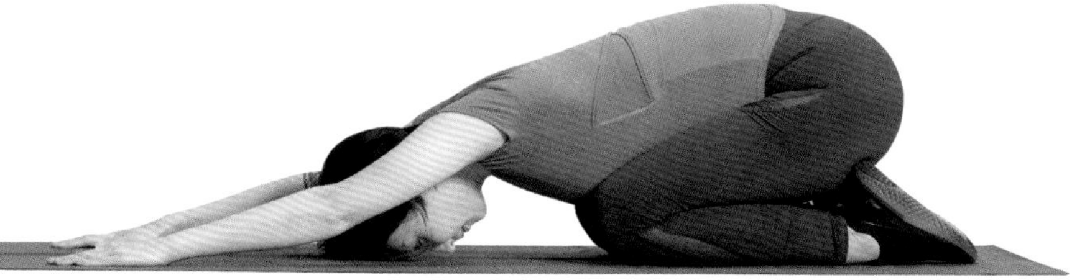

跪姿，双腿并拢（如果感觉腹部有挤压感，可将双腿分开与髋关节同宽），双脚脚尖靠近，脚跟分开，臀部坐在双脚中间。

Step 2

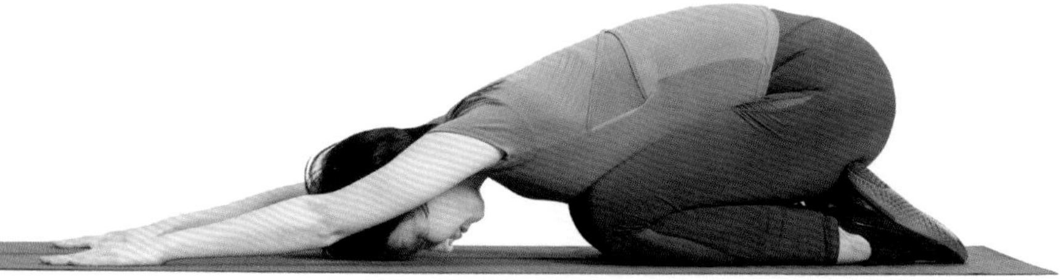

双手向前伸展，手臂伸直，头部放松，保持均匀呼吸，感受背部的拉伸。

修炼“天鹅颈”提升整体气质

完美的身材，除了要瘦之外，还需要有优雅的气质。如果出现耸肩、颈部前移等体态，这样即便内心再完美，外在表现依然无法动人。手机“低头族”、电脑办公族等都会让颈部产生病理性的问题，伴随而来的就是肩颈疼痛。所以要想体型完美，着力优化颈部线条是重要的锻炼内容。

改善颈部问题，重点关注斜方肌

斜方肌的位置在肩膀和颈部的连接处，两侧斜方肌像是小山丘，如果经常酸痛，躺着坐着都会不舒服。斜方肌紧张不但会影响健康，增加颈椎的患病几率，还会影响整体美观，视觉上给人一种圆肩驼背的感觉。

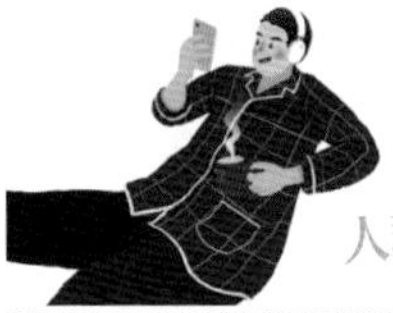

人群1

长时间使用手机，加大了颈部压力，导致肌肉代偿。

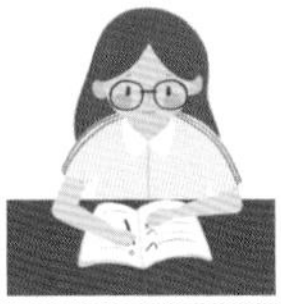

人群2

长期伏案，不自觉耸肩，肌肉长时间工作，得不到休息，过度紧张。

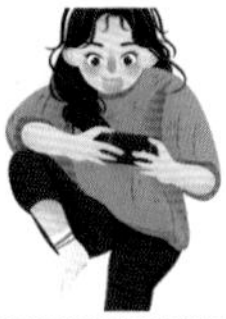

人群3

排队候车等空闲时间常常坐姿不正，习惯驼弯腰背。

保持标准身体姿态非常重要

办公室一族，由于长期使用错误的姿势工作、午休，特别容易发生斜方肌僵硬、紧张的问题。因此，想要改善颈部问题，还需要改善日常生活中的不正确体态。

在保持站姿和坐姿的时候，需要向后向下沉肩挺胸，眼睛目视前方，颈部微微向后，下巴内收，保持这个姿势均匀呼吸。刚开始的时候你可能会觉得这种“刻意”的姿势很累，动作也很不自然，就像一根僵硬的木棍。但是请坚持做下去！一个标准的身体姿态，对仪态、健康和瘦身都是有利的。过一段时间后，身体习惯了正确体态，自然会轻松很多。

训练：颈部肌肉拉伸

除了要改掉日常错误的肩颈姿态外，我们还可以通过一些练习，改善已经僵硬变形的颈部。颈部拉伸不但可以有效缓解不良姿势造成的颈部肌肉的紧张和酸痛，还可以使颈部变得更修长。

动作一 颈部拉伸 1

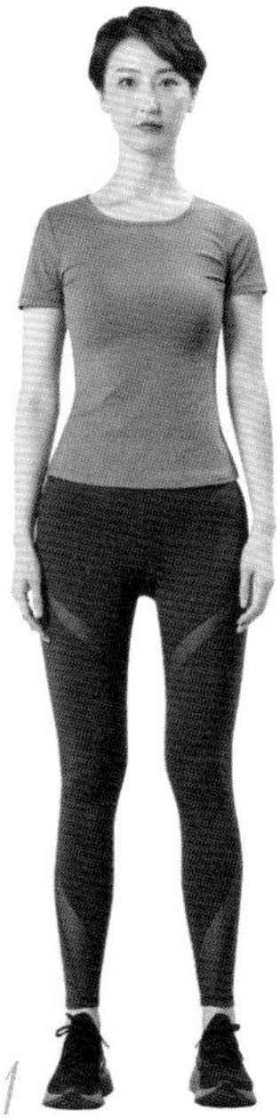

Step 1

站立或者坐立，头部放正。

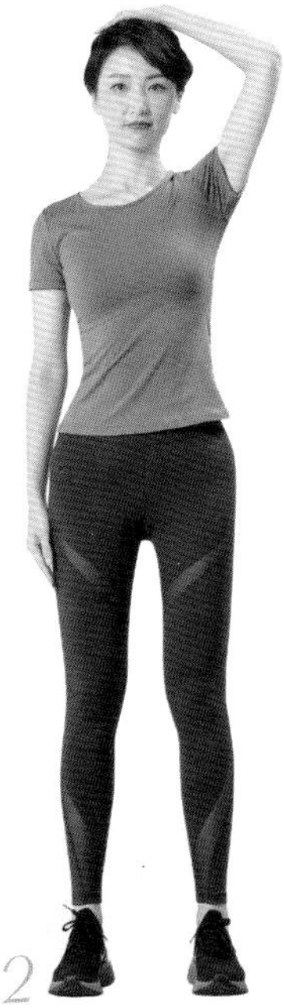

Step 2

抬起一侧手臂放在头顶。

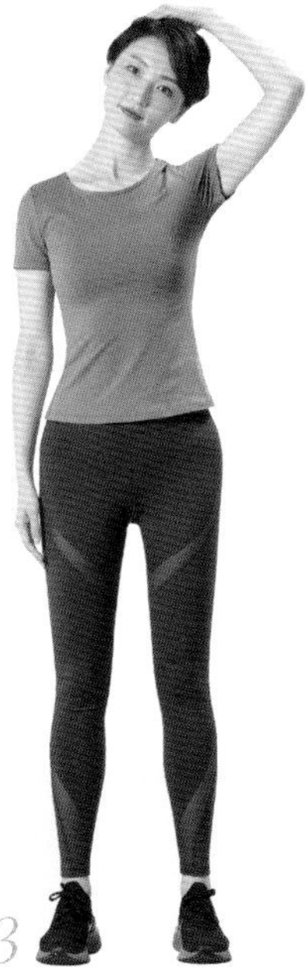

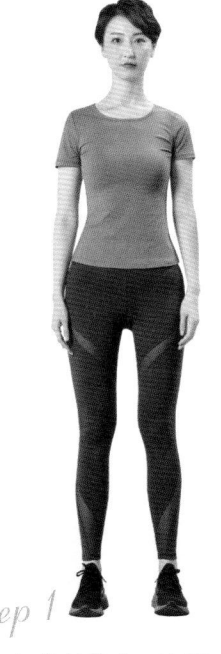

Step 3

呼气，轻轻将头部向侧面伸展，感受斜方肌拉伸。

动作二 颈部拉伸 2

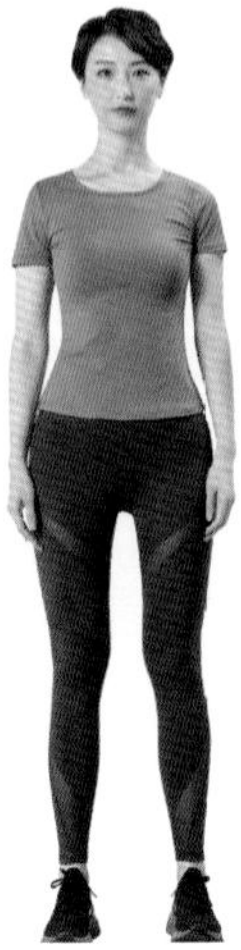

Step 1

站立或者坐立，头部放正。

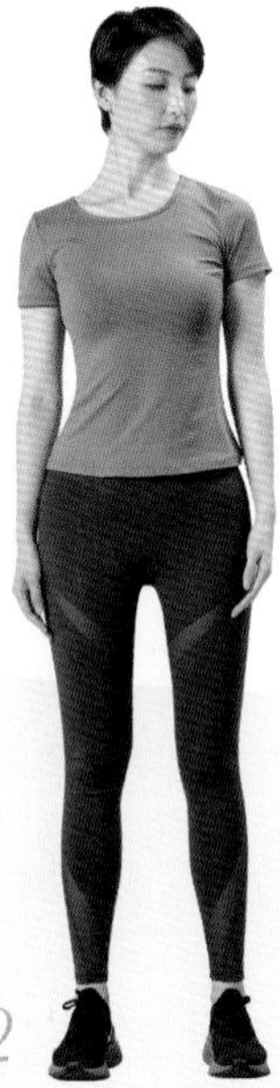

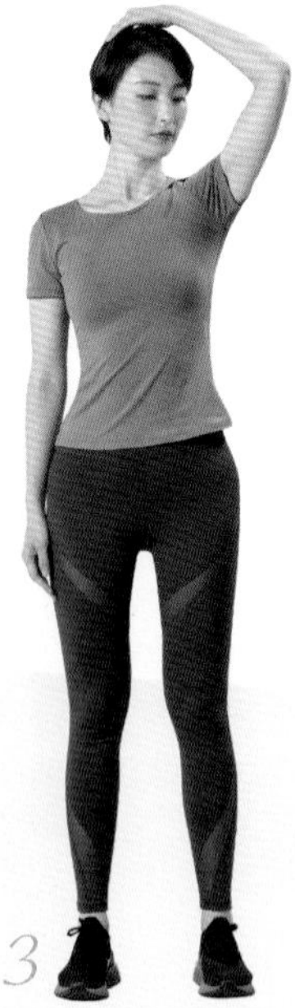

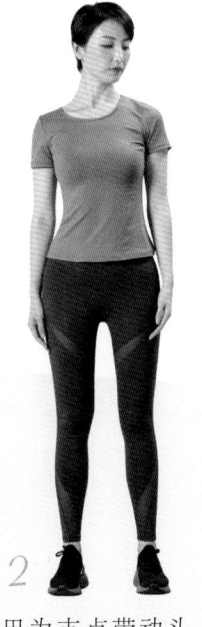

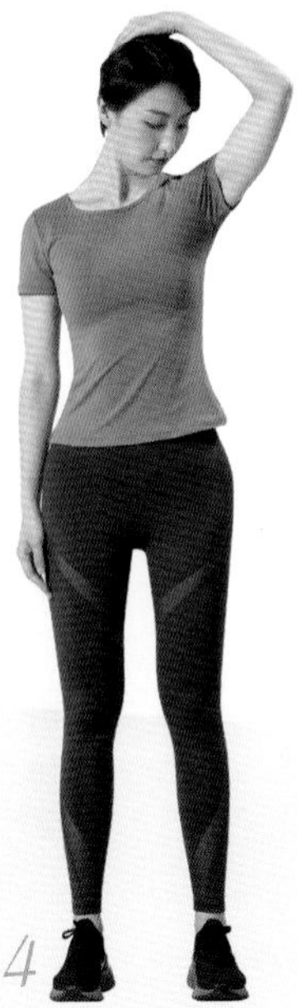

Step 2

以下巴为支点带动头部，水平方向扭转至锁骨位置。

Step 3

抬起一侧手臂，放在头顶。

Step 4

呼气，轻轻将头部向锁骨方向摁压，感受对侧颈部斜后方的拉伸。

动作三 颈部拉伸 3

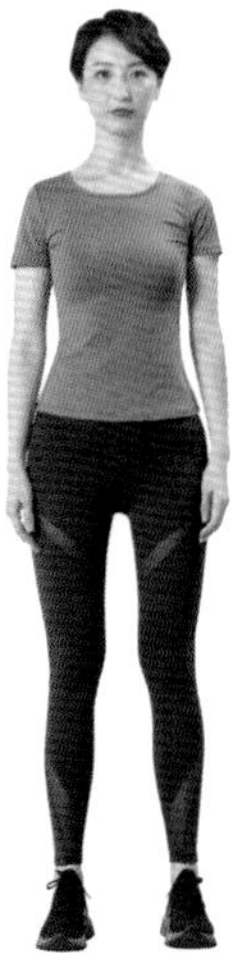

Step 1

站立或者坐立，头部放正。

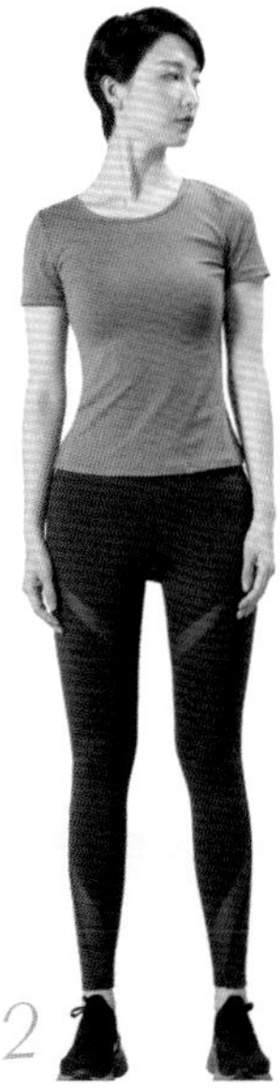

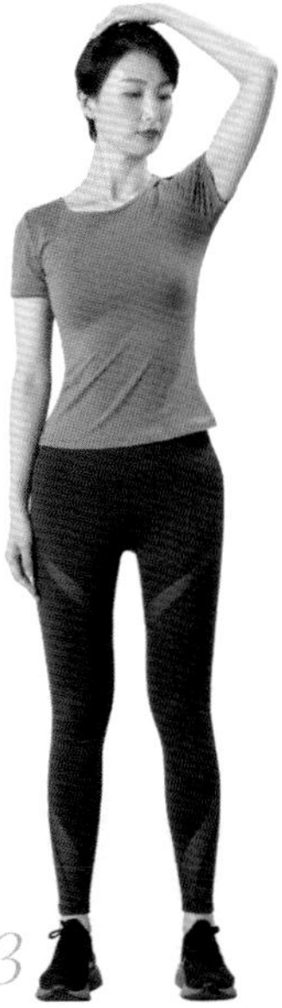

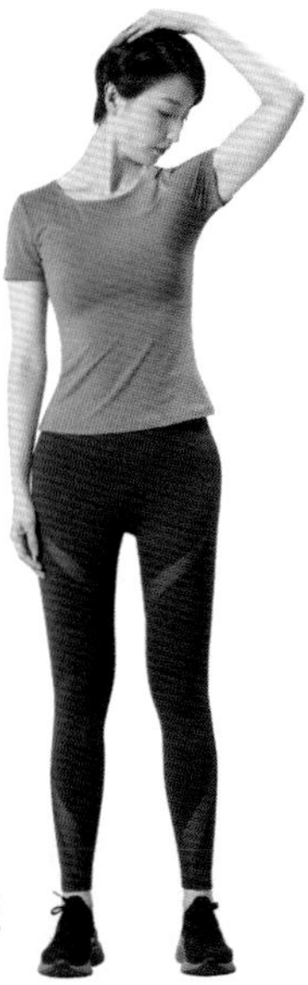

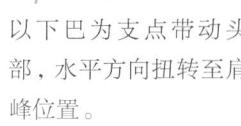

Step 2

以下巴为支点带动头部，水平方向扭转至肩峰位置。

Step 3

抬起一侧手臂，放在头顶。

Step 4

呼气，轻轻将头部向肩膀方向摁压，感受颈部后侧的拉伸。

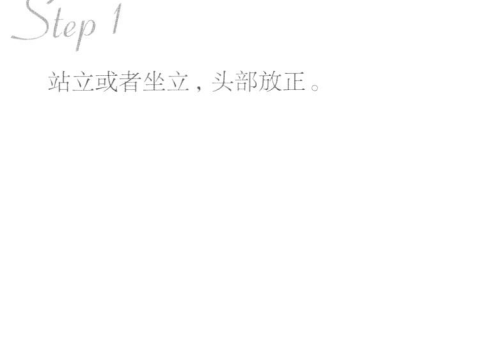

训练：背部加强

长期低头使用手机等电子产品，会让身体始终处于含胸的状态，造成背部肌肉长时间放松，胸部前侧肌肉紧张，因而出现肌肉不平衡的情况。因此，在肩颈肌肉得到放松以后，我们还需要进行背部肌肉的加强训练。

动作一 哑铃屈臂夹胸

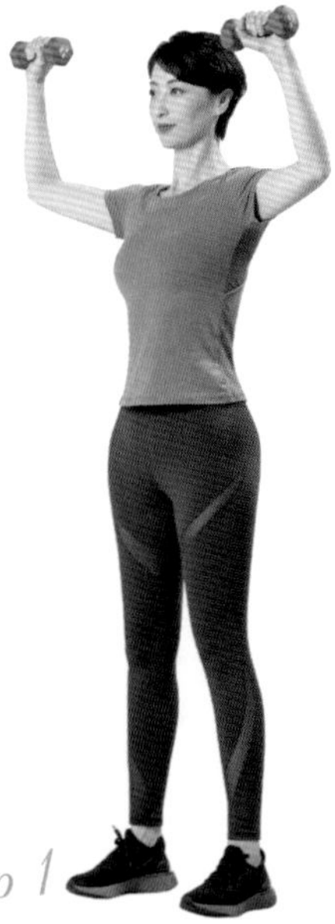

Step 1

站立，双腿分开，与髋关节同宽，膝关节微微弯曲，身体保持稳定。双手持哑铃放在身体两侧，大臂与小臂保持垂直。

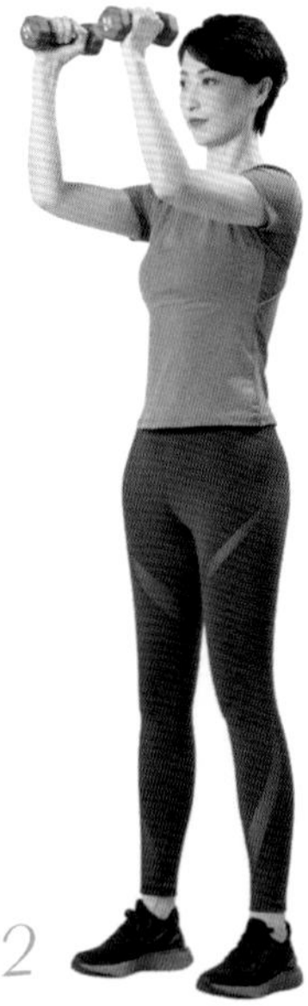

Step 2

呼气时手臂向内收紧至两个拳头的距离，不要完全并拢。

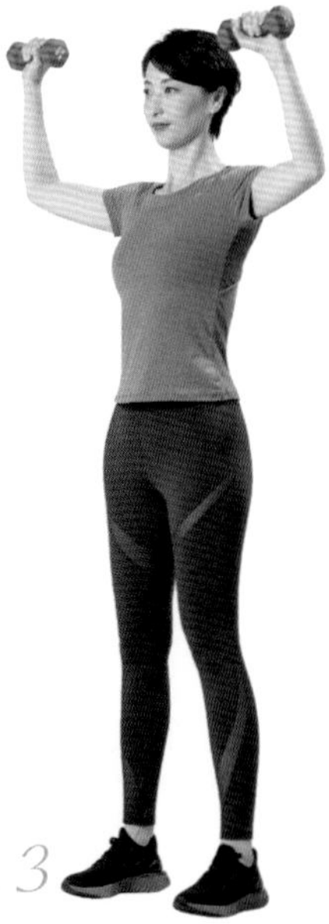

Step 3

吸气还原，手臂回到初始位置，肩胛骨微微向后收紧，背部肌肉发力。在训练中感受背部肌肉发力、斜方肌放松的平衡状态。

动作二 哑铃单手划船

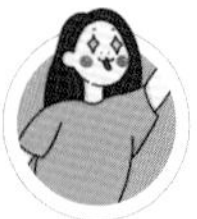

注意 在训练时，身体要一直保持稳定和平衡，避免侧面倾斜。

扫描二维码 看同步视频

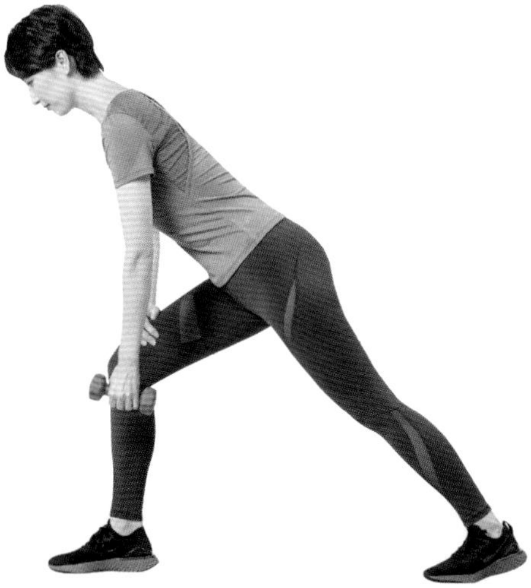

Step 1

弓步站立，上半身向前倾斜，手掌放在膝关节上侧位置做支撑，眼睛看向地面。另一侧手臂拿哑铃，放在身体侧面。

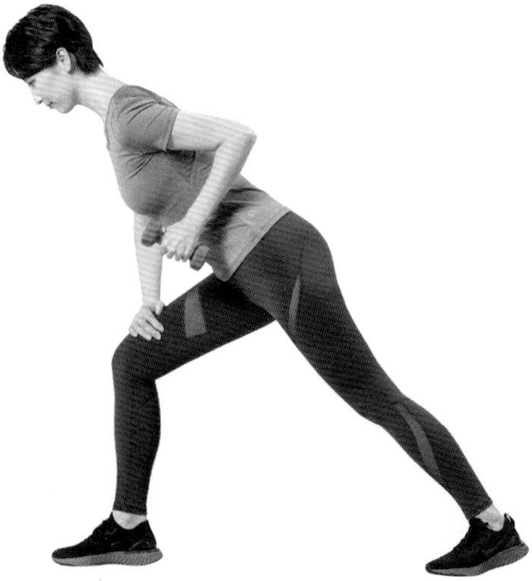

Step 2

呼气，手臂向上抬高，感受背部肌肉的收紧。吸气，放松手臂向下。依次循环练习，集中注意力关注背部。

扫描二维码 看同步视频

动作三 哑铃直腿硬拉划船

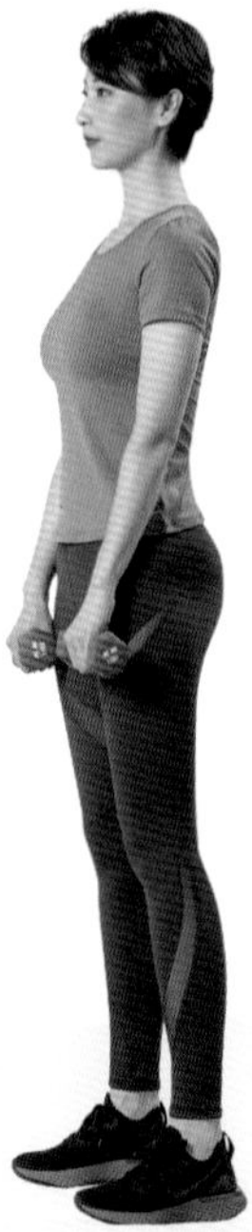

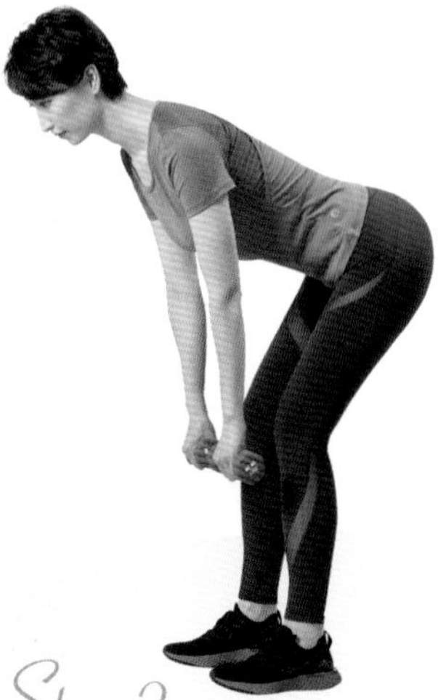

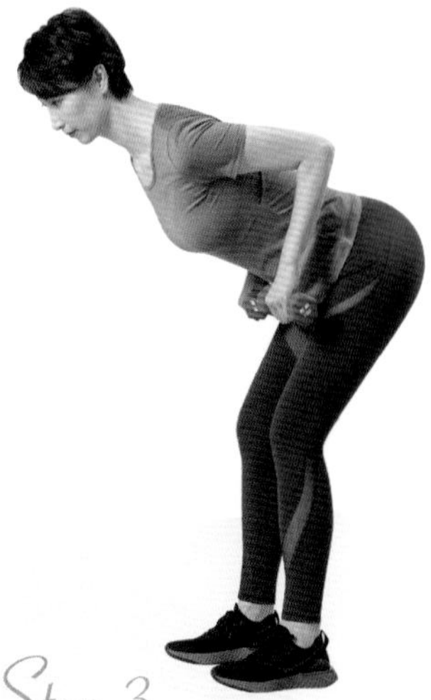

Step 1

双腿分开，与髋关节同宽，双手握哑铃放于身体前侧，拳心相对。

Step 2

眼睛看向斜下方地面，保持腰背挺直，屈髋向下俯身，把哑铃下放至低于膝盖的位置。

Step 3

屈肘，把哑铃向肚脐方向提升，肩胛骨收紧，感受背部肌肉发力。

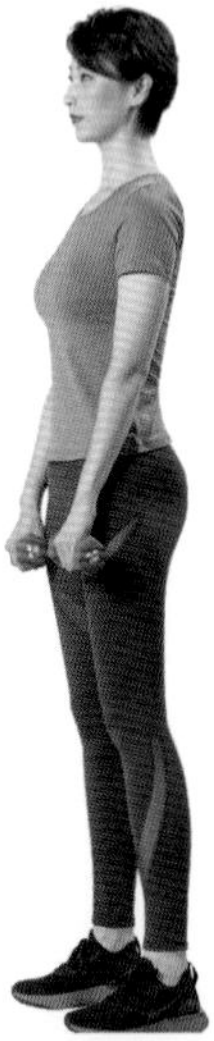

Step 4

放松手臂，垂直向下，同时起身，臀部发力收缩，哑铃贴着腿部向上，腰背挺直，站直时夹紧臀部。

动作四 背部字母练习进阶

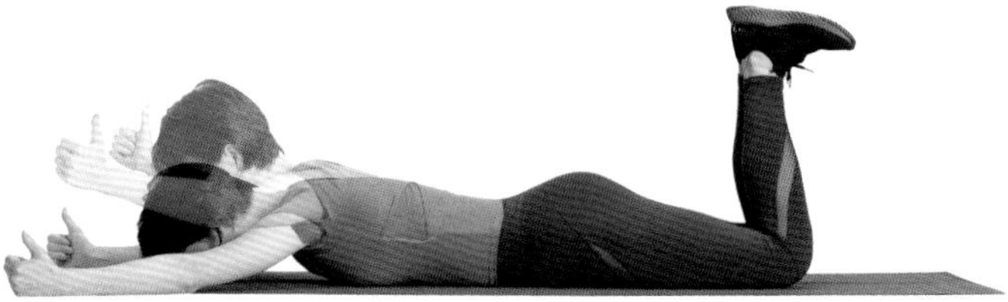

Step 1 俯卧，屈膝，大腿与小腿成90°。勾脚尖，手臂放在身体两侧，呈“A”字形，双手伸出，大拇指指向天花板。吸气准备，呼气时手臂伸直向上抬，抬起胸部，收紧肩胛骨，感觉肩胛骨之间可以夹住一支笔。

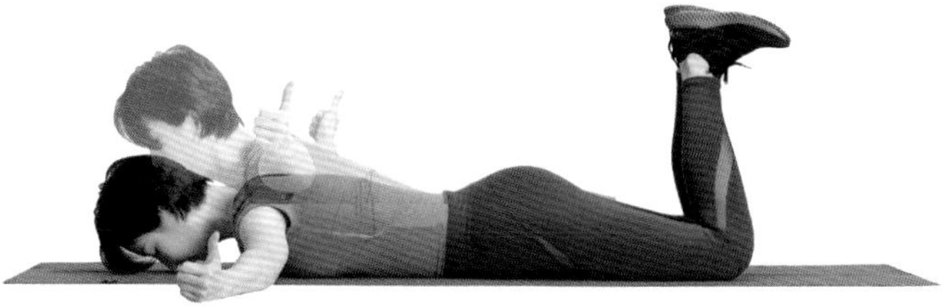

Step 2 俯卧，屈膝，大腿与小腿成90°。手臂水平伸直，与身体组成“T”字形，双手伸出，大拇指指向天花板。吸气准备，背部用力向上收紧，呼气时手臂伸直向上抬，抬起胸部，收紧肩胛骨，感觉肩胛骨之间可以夹住一支笔。

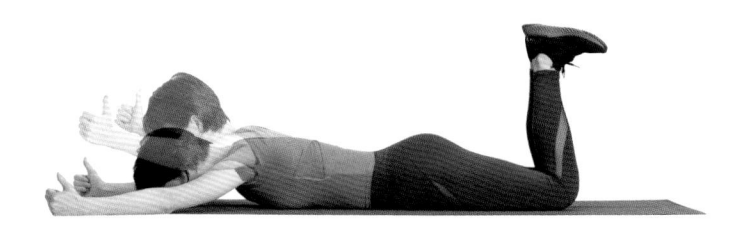

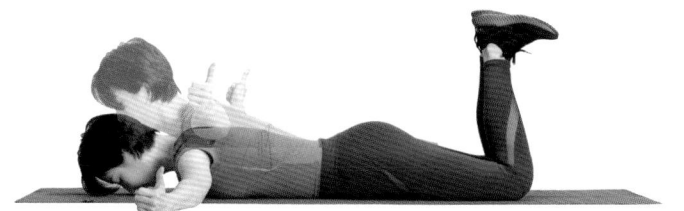

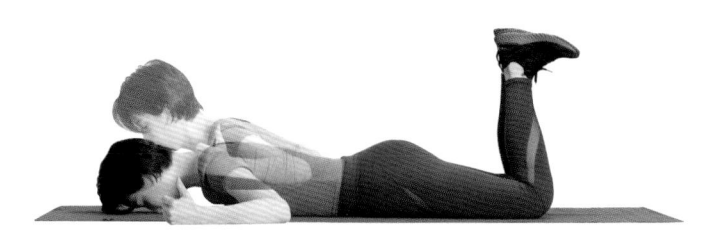

Step 3 俯卧，屈膝，大腿与小腿成90°。手肘微屈，手臂下拉，呈“W”字形，双手伸出，大拇指指向天花板。吸气准备，呼气时抬起手臂，抬起胸部，收紧肩胛骨，感觉肩胛骨之间可以夹住一支笔。

背部雕刻 拥有性感迷人的背影

人们常说“背薄一寸，年轻十岁”，从体形的角度来看，这确实有道理。“虎背熊腰”让很多女性与性感的抹胸衣、吊带裙通通无缘了。其实背部厚重不仅影响美观，还会影响我们的体态健康，而背部肌肉无力更容易导致上交叉综合征，这也是很多办公一族、学生常见的问题——圆肩、颈部前移等引起身体上的各种疼痛。

对症下药，练出芭蕾舞演员的挺拔背部

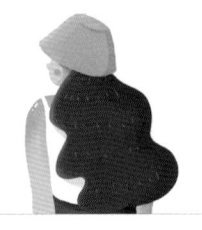

一般来说，“虎背熊腰”分为两种类型：

1 体脂肪过多

经过体脂测算，体脂率在25%以上会变成“厚背侠”。这种情况需要进行全面减脂，否则任何的肌肉训练都是徒劳。通过减脂把体脂率控制到23%及以下，就可以开始针对背部的“雕刻训练”了。不过，在很多以美背为训练目的的健身计划中，只有关于上背部肌肉的训练，这样的训练计划，效果是很有限的。

2 上肢体态变化

上肢体态变化也容易导致虎背熊腰的形象，常见于办公室一族。长期久坐、含胸驼背、颈部前移，导致肩膀和后背变宽，从侧面看，整个背部和上半身呈现一个“C”字形，看起来很厚重。

我们需要先调整体位：站立，肩膀向后向下，沉肩挺胸，脊柱延展，收回颈部，保持肩膀和颈部在同一条直线上。之后，再加上动作，巩固训练。

训练：紧实背部

动作 **游泳支撑**

扫描二维码 看同步视频

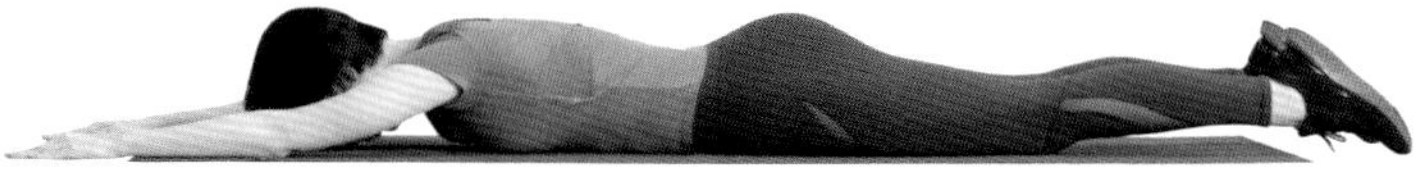

Step 1 俯卧，趴在垫子上，双腿分开，与髋关节同宽，脚尖着地，双手打开，放在身体前侧，与肩同宽。

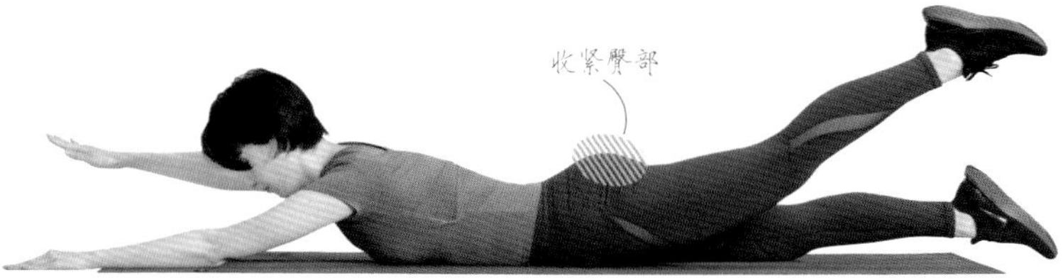

Step 2 吸气准备，呼气时抬起对侧手臂和腿部，离开地面，手臂伸直掌心向下，颈部放松。

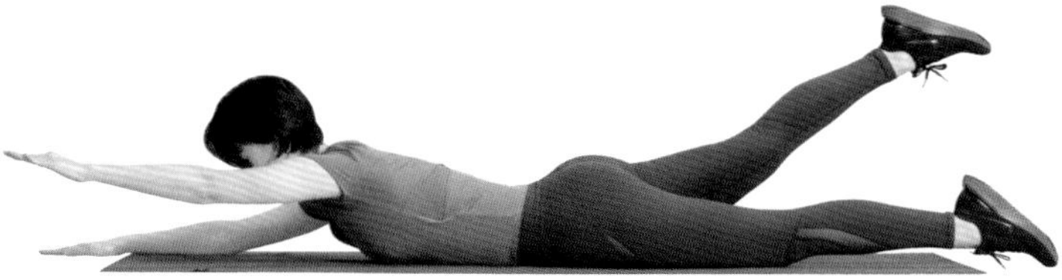

Step 3 吸气放松，换另外一侧重复动作。

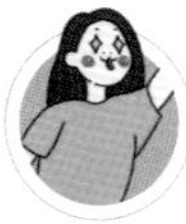

注意 手臂的摆动使身体处于一种不稳定的状态，此时需要收紧核心和臀部，双腿抬高，尽力保持身体稳定，持续练习。

训练：巩固加强

动作 俯身 W 字训练

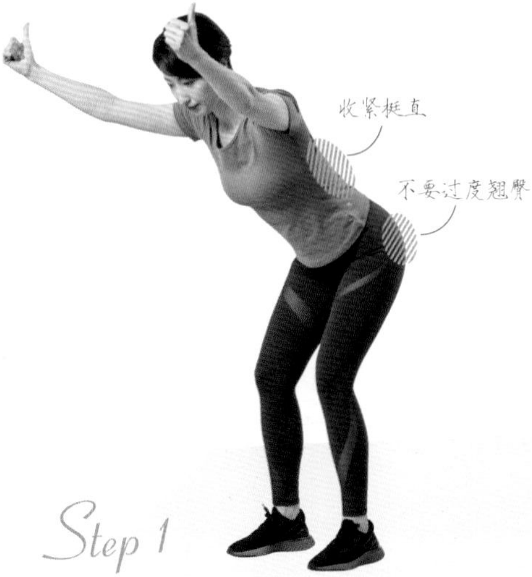

Step 1

双脚分开，与肩同宽，脚趾向前，膝盖微微弯曲，曲髋臀部向后，上半身前倾，眼睛看地面，双臂向前，放在耳朵两侧。

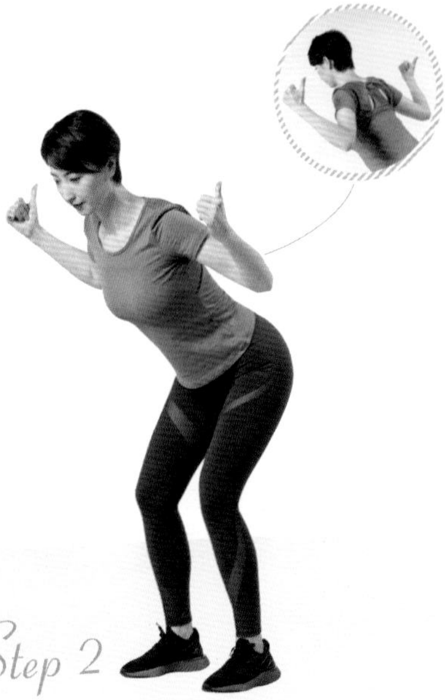

Step 2

呼气时手臂下拉至身体两侧，背部肌肉收紧，呈“W”字形。

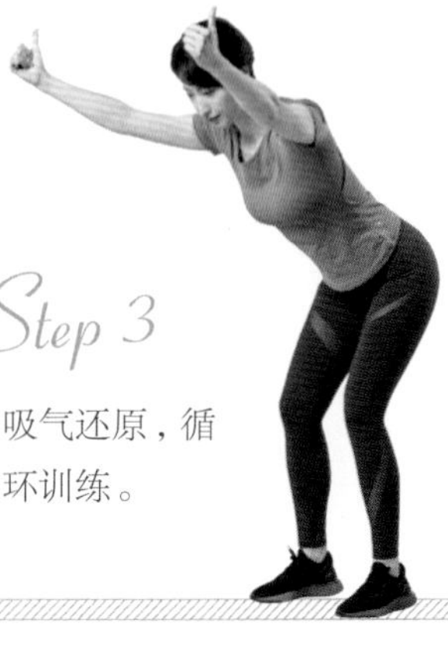

Step 3

吸气还原，循环训练。

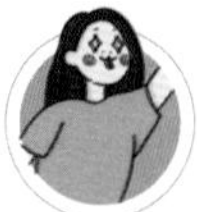

注意

背部肌肉收紧挺直，不要过度翘臀塌腰。

训练：挺拔背部

动作一 坐姿脊柱转动

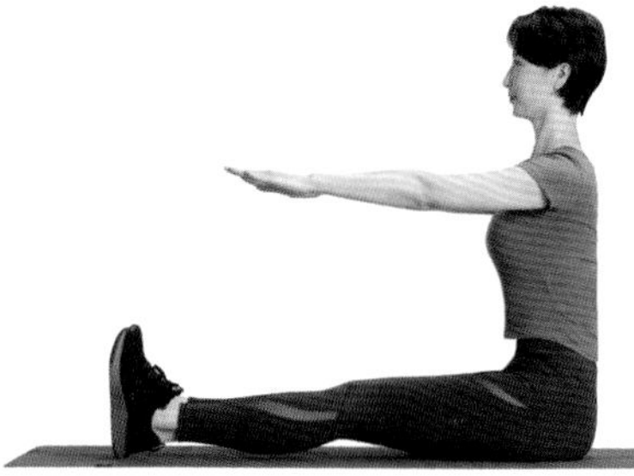

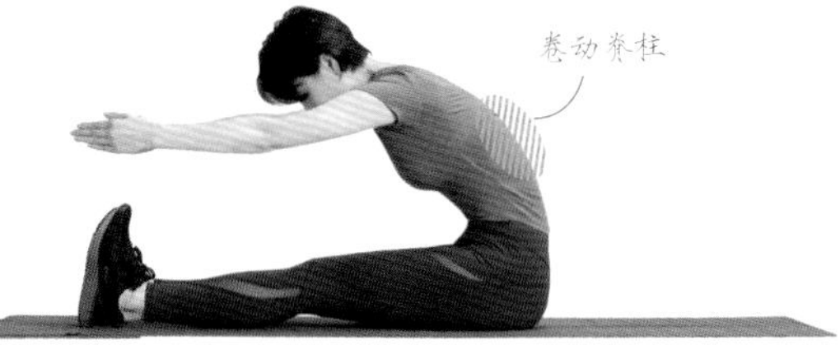

Step 1 坐姿，双腿分开与髋关节同宽，勾脚尖保持身体稳定，背部挺直脊柱延伸，双手向前平举。

Step 2 呼气时卷动脊柱，从头部开始向前含胸，同时向前推送身体。

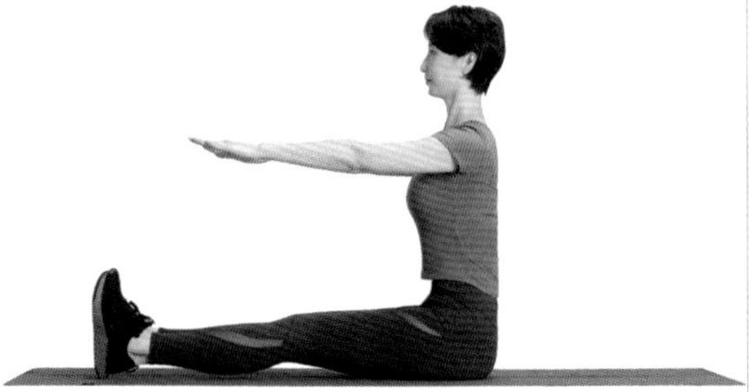

Step 3 吸气时反方向从尾骨位置逐渐挺直脊柱至动作还原。

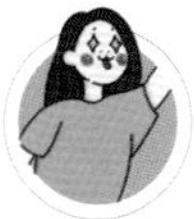

注意

训练时肩膀位置不要过于紧张。

动作二 胸部拉伸

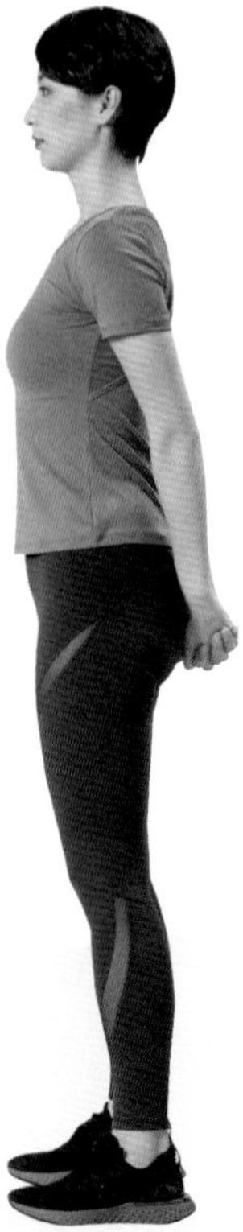

Step 1

站立，背部挺直，双手十指相扣，手腕并拢。

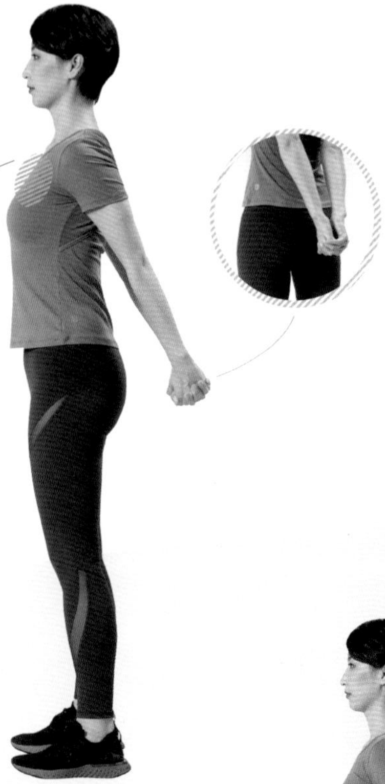

Step 2

呼气，手臂抬高离开身体，拉伸胸部前侧的肌肉。

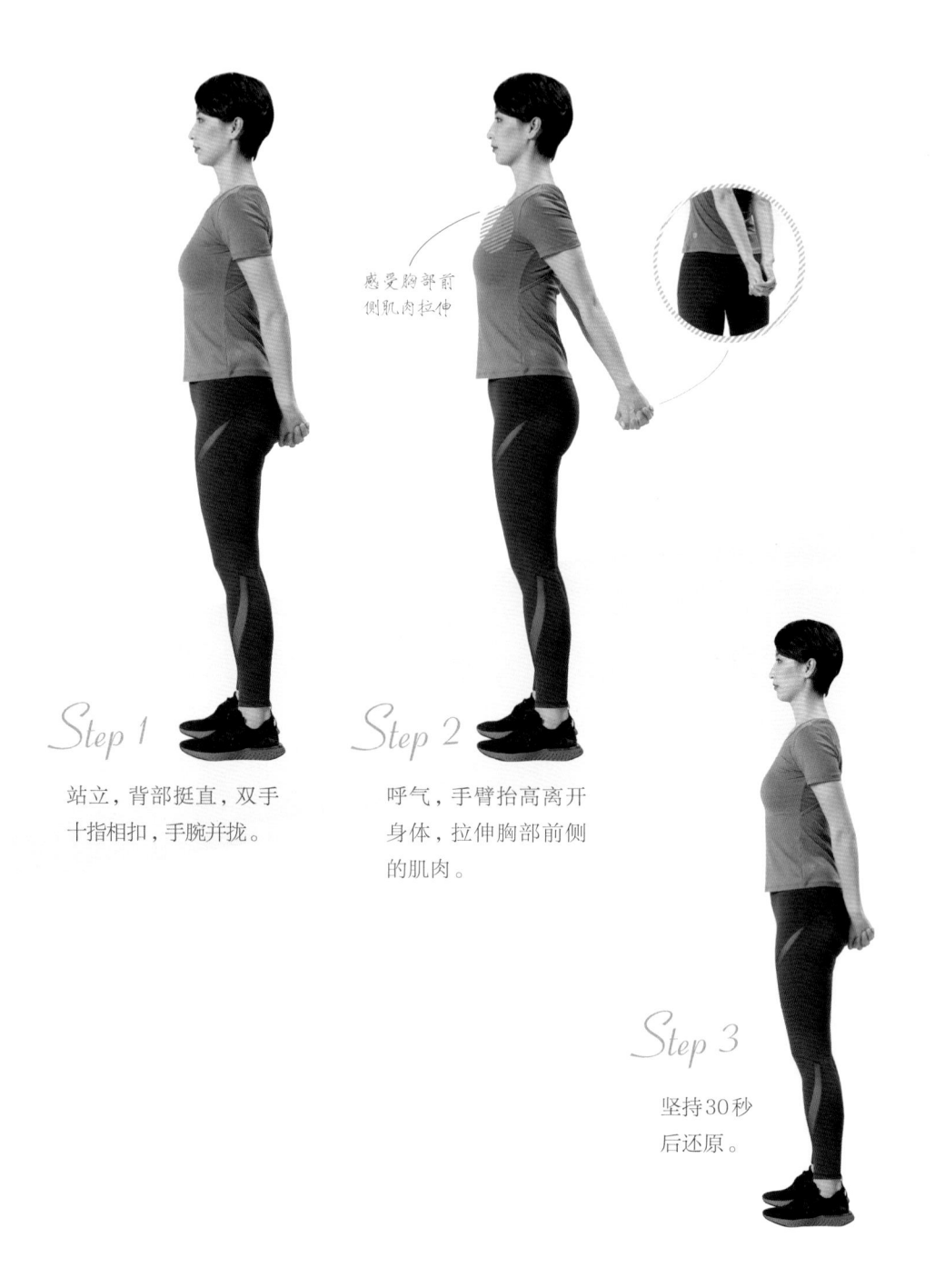

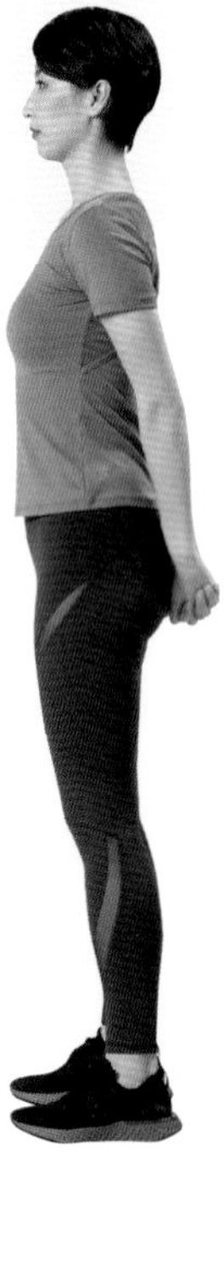

Step 3

坚持30秒后还原。

动作三 放松上背部

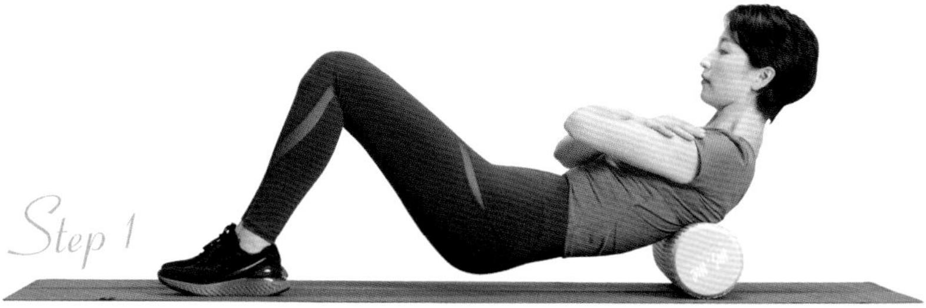

双手抱住对侧肩膀，双肩充分展开，臀部离地，颈部放松，减少颈部受力。

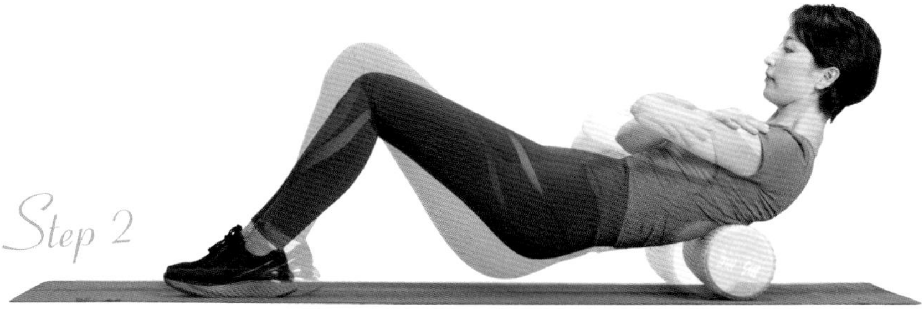

全程保持均匀呼吸，来回滚动速度不可过快，缓慢来回滚动，也可在疼痛敏感处持续按压20秒左右。

瘦手臂 塑造纤细紧实的手臂线条

一个优雅的体态，少不了对平坦的小腹、修长的大腿、浑圆的胸部这些身材主要曲线的塑造。而手臂、肩颈这些小肌肉群，看似无足轻重，却承担着身材细节修饰的重任，不可忽视。虽然女性并不需要练出像男性那样的“麒麟臂”，但谁不想拥有一双纤瘦紧实、隐约有肌肉线条的手臂呢？

现代生活造就的“拜拜肉”

和别人告别说“拜拜”时，手臂上的肉会随着胳膊的摆动而来回晃悠——“拜拜肉”，因此得名。

随着生活习惯的改变，我们很少从事重体力劳动，手臂力量缺乏一定的锻炼，因而出现了手臂力量退化、手臂肌肉松弛等情况。工作中长期使用电脑或者手机，始终保持坐着的姿势，手臂常常搭在桌子的边缘。每天上肢做的最多的活动，除了刷牙之外，可能就剩手指打字了。总之，关于胳膊的活动是少之又少，这才导致了“拜拜肉”的产生。

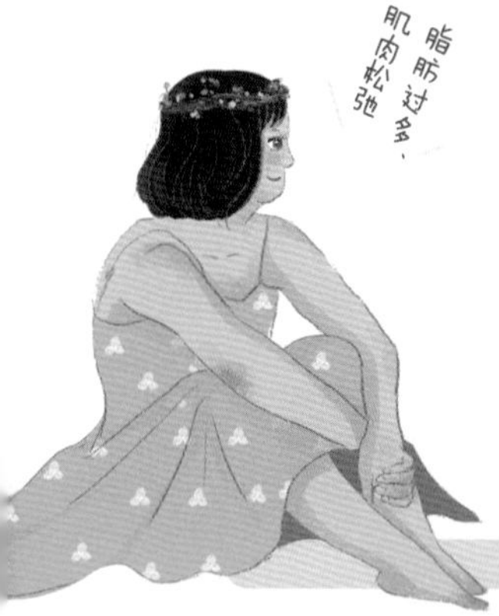

紧实手臂肌肉是关键

到了夏天，女孩们的焦虑就来了：漂亮的泳衣和吊带裙可望不可及——就算把自己裹得严严实实，只要有一对肥肉横生的上臂，无论什么衣服，穿起来都特别显胖。

> 从名字来看，我们也可以看出“拜拜肉”的问题所在——其实就是一个字：松。如果你的体脂率比较高，建议先进行全身性的减脂运动，再针对重点区域局部塑形。如果全身脂肪都不多，就只有“蝴蝶袖”突出，那就要针对肌肉紧实度做训练。

锻炼肱三头肌，告别“拜拜肉”

想要紧实手臂，首先要了解它。我们所说的“拜拜肉”位于手臂肱三头肌处。肱三头肌由三块肌肉组成：肱三头肌外侧头、肱三头肌长头和肱三头肌内侧头。它们位于大臂的后侧，它们的紧实程度决定着你的手臂后侧会不会有赘肉。当手臂保持挺直时，就是肱三头肌收缩最紧的时候。

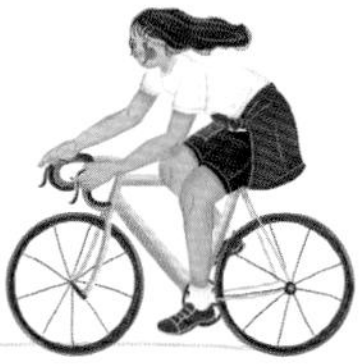

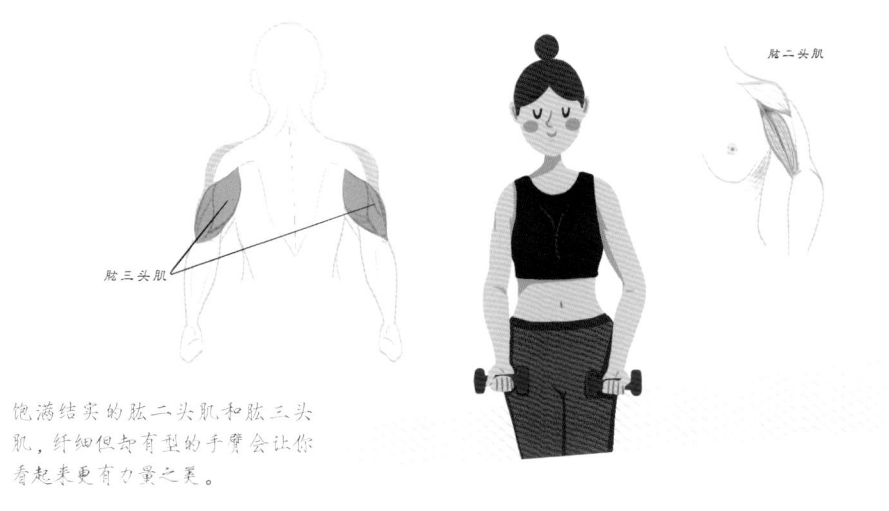

完美手臂线条，靠的是肱二头肌

我们的身体肌肉群以平衡的方式在运作，当一组肌群用力时，另一组肌群一定是放松的状态。比如当你向前弯腰的时候，你后背的肌群会拉长、放松，腹肌则会收缩。因此，还需要认识一下肱三头肌的“好朋友”肱二头肌。

肱二头肌，位于手臂前侧，由两块肌肉组成，分为肱二头肌短头和肱二头肌长头。想练就好看的手臂后侧线条，手臂前侧也就是肱二头肌的锻炼，一定也不能少。否则，不平衡的前侧肌肉会影响你的训练效果。

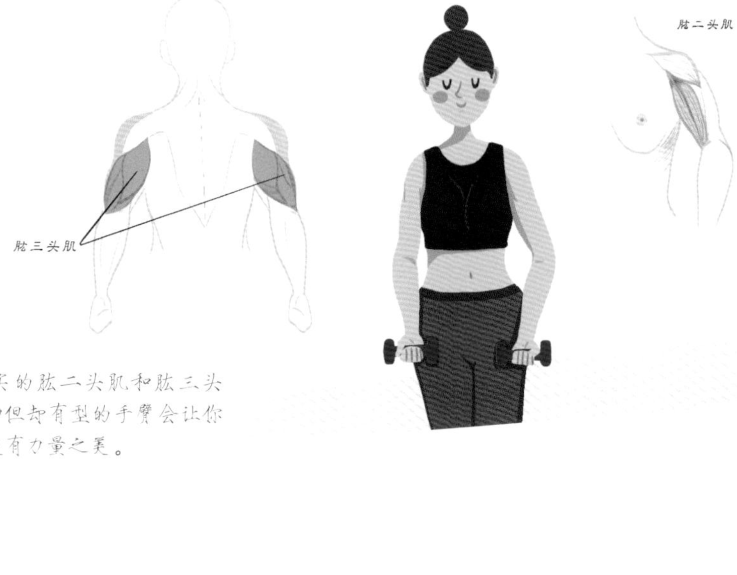

饱满结实的肱二头肌和肱三头肌，纤细但却有型的手臂会让你看起来更有力量之美。

训练：锻炼手臂肌肉力量

动作一 哑铃 L 字伸展

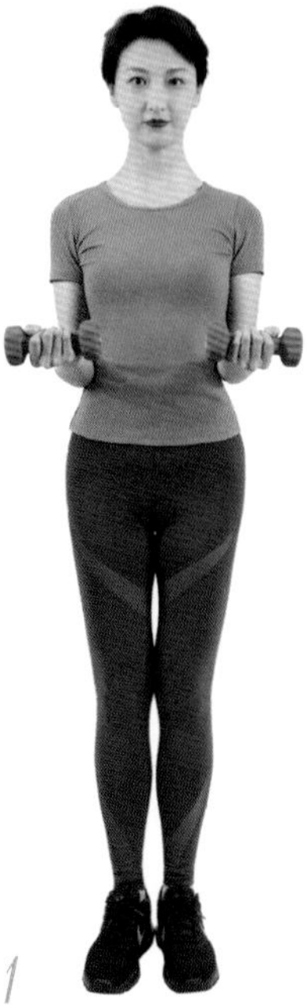

Step 1

站姿，将哑铃握在手上，双臂夹紧身体两侧，双小臂抬起向前伸直，双手掌向上。

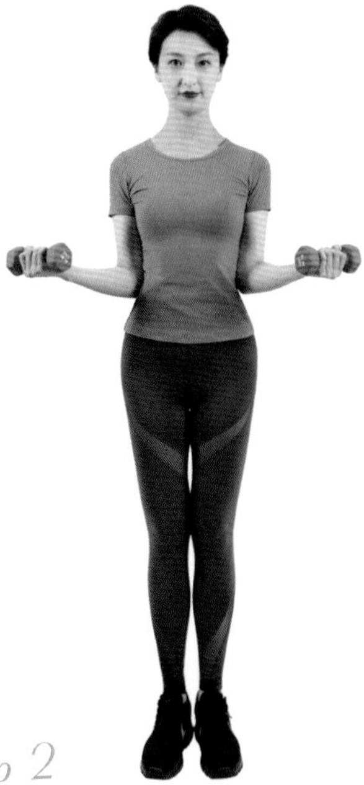

Step 2

吸气准备，呼气时用力将哑铃向两侧水平拉开，手肘保持不动。吸气还原，重复练习。

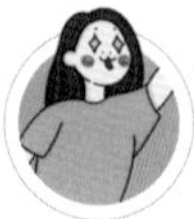

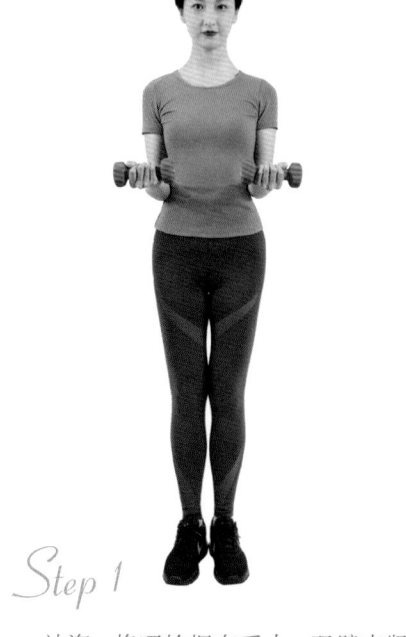

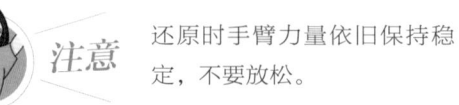

注意 还原时手臂力量依旧保持稳定，不要放松。

动作二 腿后弯举与肱三头肌后伸展

扫描二维码 看同步视频

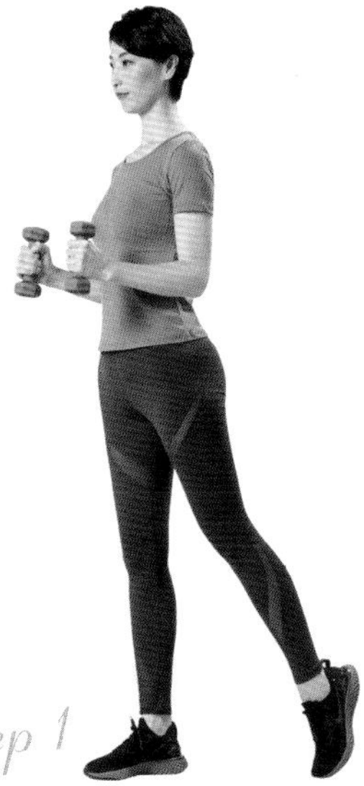

Step 1

站立，两手各握一个哑铃，置于身体两侧，肘关节成90°，掌心朝内，右腿后伸展，脚尖接触地面。

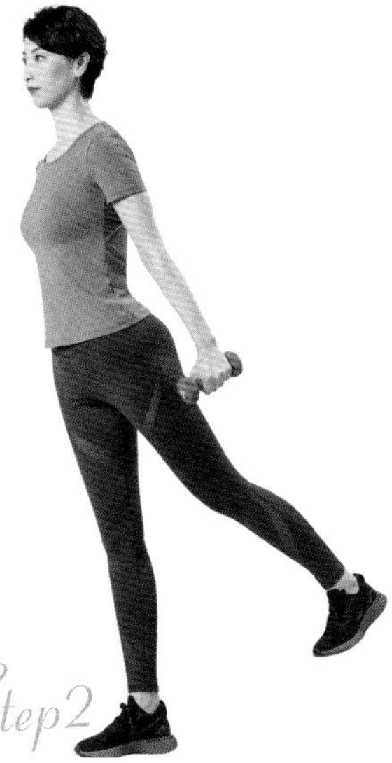

Step2

上半身略微前倾，双臂伸直向后伸展，腿部后踢，脚尖离开地面。

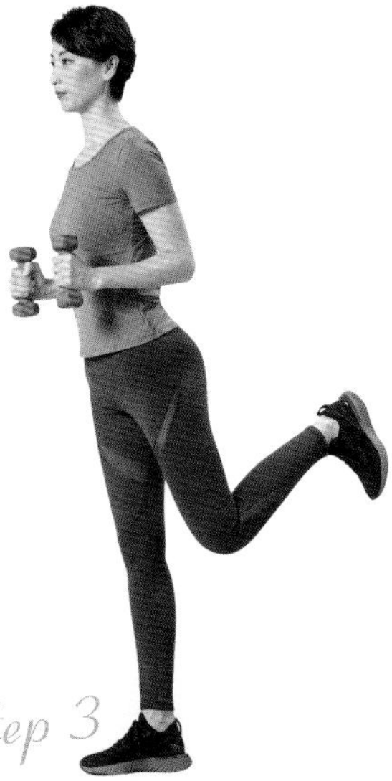

Step 3

将哑铃拉回初始位置，同时将左脚跟向臀部弯举。

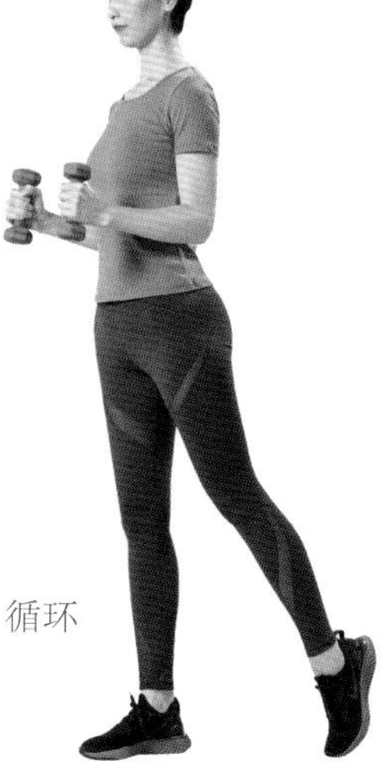

Step 4

腿部还原，循环训练。

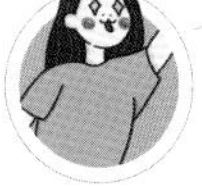

注意

核心收紧，动作过程中保持身体稳定。

动作三 哑铃三角侧平举

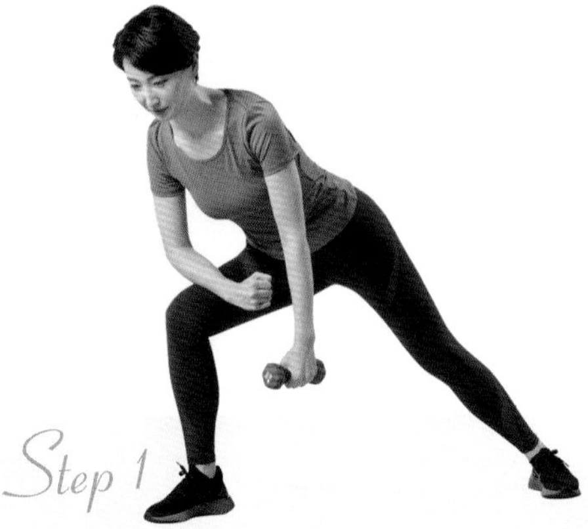

弓步站立，右腿在前，脚趾面向前侧，左腿在后，脚掌踩地，脚趾微微向外。左手拿哑铃，与地面垂直，掌心向内。右手弯曲，肘关节放在大腿上。

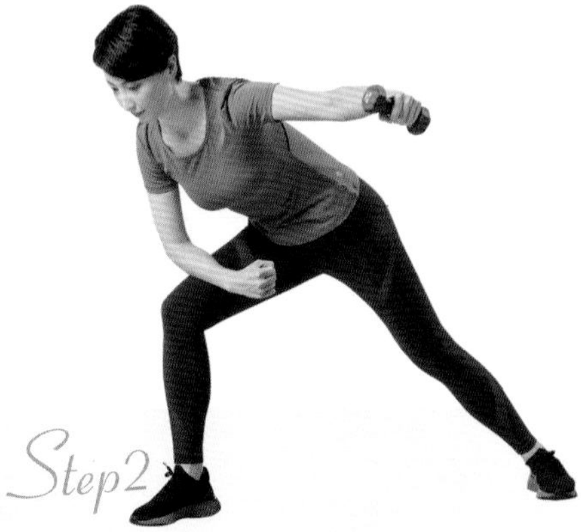

呼气，左手伸直，两侧肩胛部夹紧，左手往侧面抬高，与肩膀平行。

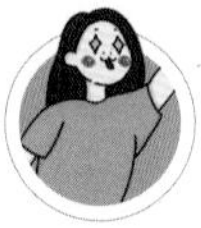

注意

动作过程中，肩膀要保持稳定，不要耸肩。

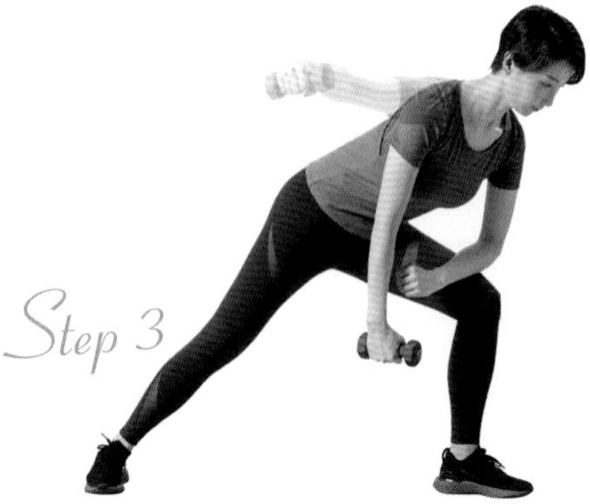

吸气，还原到与地面垂直，完成后换另外一侧。

训练：紧实手臂线条

动作一 哑铃翻举推肩

扫描二维码 看同步视频

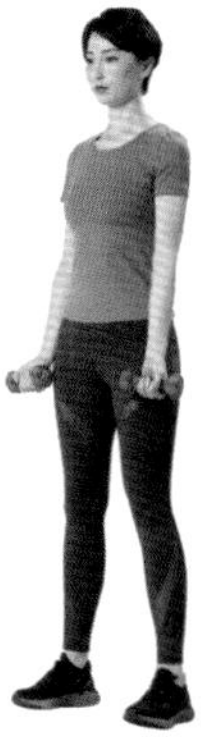

Step 1

站立，双脚分开，与髋关节同宽，保持身体稳定，双手握哑铃，放在身体两侧，肘关节微弯曲夹紧身体。

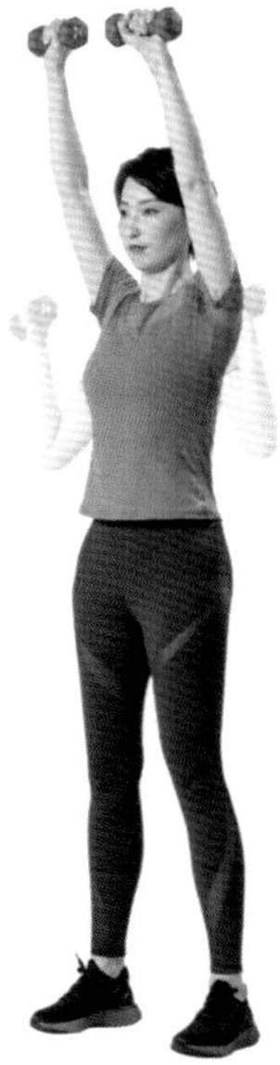

Step 2

吸气，手臂弯曲向上靠近肩膀，呼气，翻转手腕向前，手臂上举分开与肩同宽。

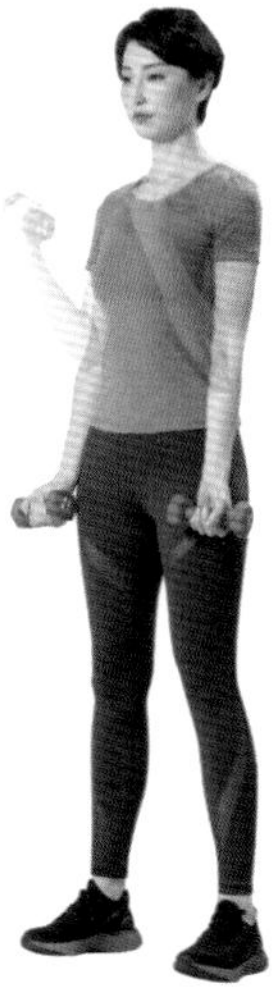

Step 3

吸气，还原到身体前侧，反转手腕向外，呼气，放松手臂向下。

动作二 哑铃俯身臂屈伸

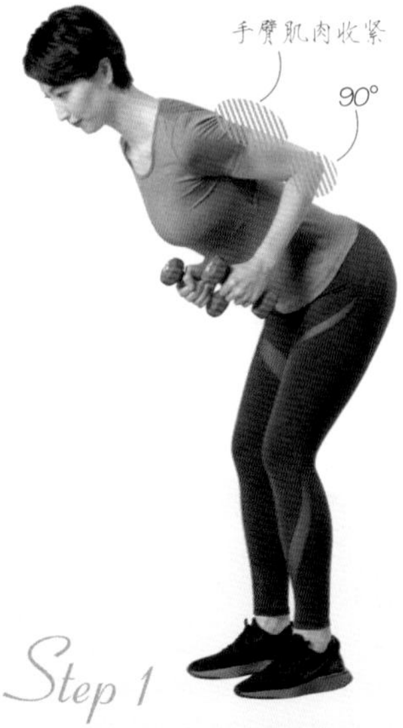

Step 1

双脚分开，与髋关节同宽，脚尖指向正前方，屈髋俯身向前向下，上半身保持几乎与地面平行，眼睛看地面，双手拿哑铃，弯曲肘关节成90°，放在身体两侧，收紧夹住身体。

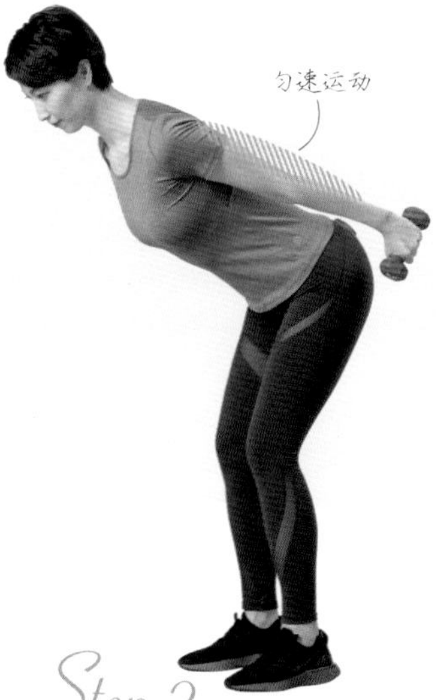

Step 2

呼气，小臂向身体后侧延伸，肘关节微微弯曲，不要完全伸直。

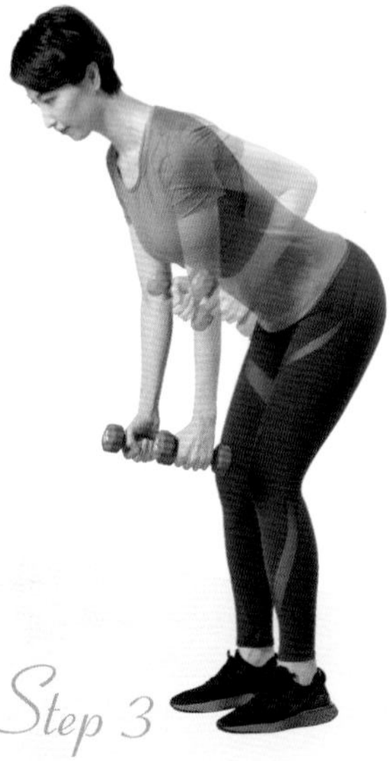

Step 3

吸气，控制小臂肌肉缓缓收回，再次回到90°。

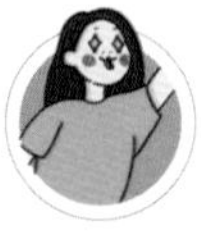

注意　整个过程中一直控制手臂肌肉，不要放松，匀速进行动作。

动作三 弹力带颈后臂屈伸

Step 1

站立姿势，将弹力带的一头放在地上，用脚踩住，另一只脚向后撤半个脚掌的距离。双手拿住弹力带的另一头，将弹力带绕至身体后侧，放于头后，大小臂成90°。

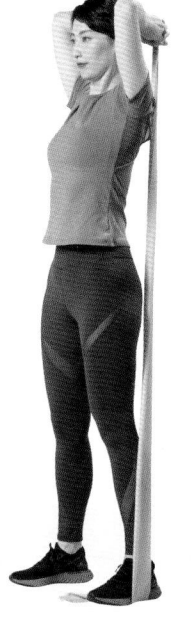

Step 2

吸气准备，呼气手臂向上伸直，然后再缓缓下落。

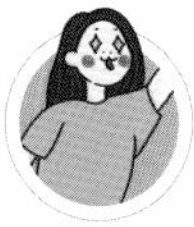

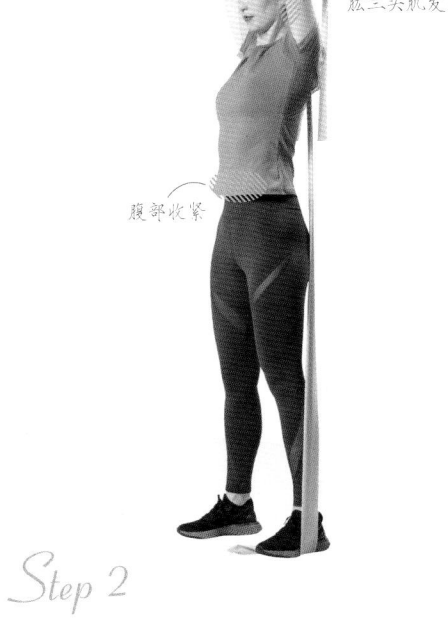

注意

抬头挺胸，下巴微收，大臂贴近耳朵，腹部全程收紧，同样也能感受肱三头肌发力。

瘦腰
展现完美“A4腰”

拥有迷人的腰部曲线是每个女孩的梦想。为了拥有完美的“A4腰”，很多女孩每天疯狂地做卷腹、平板支撑，可是做了一段时间之后发现，腰部丝毫不见紧致，特别是当穿起紧身的牛仔裤时，从侧面看，或许肚子还不是那么突出，可是一旦从正面看起来，整个身体就像一个直筒，完全没有性感的曲线。

练对腹斜肌，才能练出“人鱼线”

真正掌管着我们腰部曲线的两块肌肉是腹内斜肌和腹外斜肌，这两块肌肉的松弛，会导致我们腰部出现赘肉、水桶腰等问题，让优美的曲线“隐没”。

说起腹内斜肌和腹外斜肌，也许你会感到有些陌生，但是提到“人鱼线”，相信你一定听说过。“人鱼线”指的就是腹内斜肌和腹外斜肌。不过，被誉为“美”与“性感”标志的“人鱼线”，却是典型的“好看不好练”。

由于功能几乎相同，所以腹内斜肌和腹外斜肌被总称为腹斜肌。通过对腹斜肌的训练，可以减少腹部侧面的脂肪，肌肉也会变得紧实，迷人曲线也就出来了。如果可以坚持不断地训练，那么“人鱼线”也就指日可待。

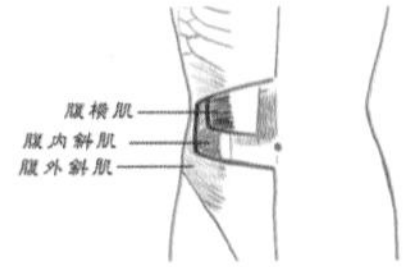

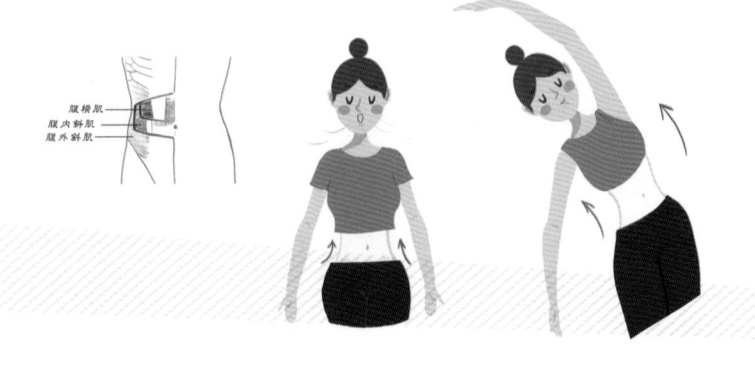

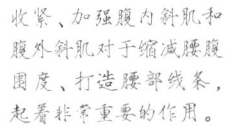

收紧、加强腹内斜肌和腹外斜肌对于缩减腰腹围度、打造腰部线条，起着非常重要的作用。

强壮被“荒废”的腹斜肌

作为经常被遗忘的肌肉，其实在生活中你无时无刻不在使用它，训练时却常常想不起它的存在。生活中，如果你经常遇到下面这些情况，就说明你的腹斜肌需要加强了！

- 弯腰时，经常感到下背部肌肉酸痛。
- 扭转身体或伸长手臂时，经常出现肌肉痉挛。

这两个情况都是腹斜肌无力的表现，也是提醒我们该关注身体这个部位的信号。

训练：精准找到腹斜肌

动作 侧支撑

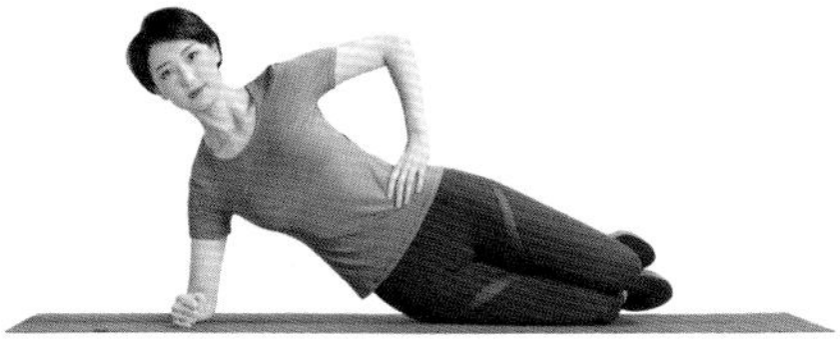

Step 1 侧卧在瑜伽垫上，双膝弯曲并拢在一起，让身体保持从头到膝关节在一条直线上，手臂弯曲，放在肩膀的正下方，手掌握拳，另外一侧手臂放在髋关节处。

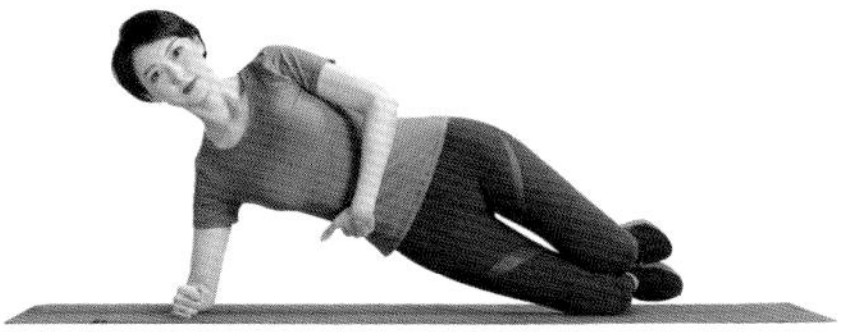

Step 2 呼气，抬起臀部向上保持不动，身体成一条直线，在训练时，保持均匀呼吸。

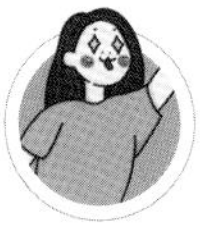

注意 完成动作之后，伸出手指轻轻摁压一下腹部的侧面，你会感受到肌肉硬邦邦的，收紧的肌肉就是腹斜肌。

训练：紧致腹内外斜肌

扫描二维码 看同步视频

动作一 俄罗斯转体

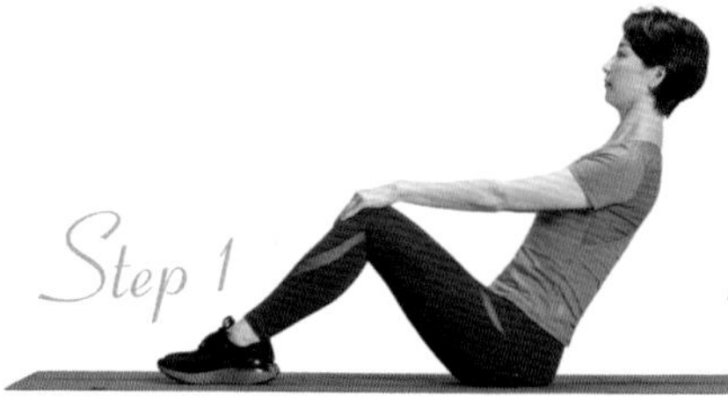

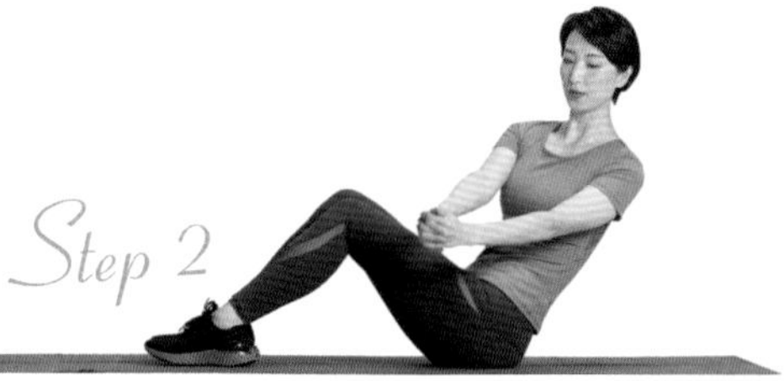

坐立，双脚踩地分开，与髋关节同宽，双手轻握膝关节，背挺直，身体慢慢向后，眼睛看向前方，身体呈“V”字形。

手臂伸直，手掌交握在膝关节正上方，吸气收紧腹部，呼气时带动手臂转身向一面，同时转动胸椎，像拧毛巾一样，双腿膝关节始终指向天花板，核心收紧。

扫描二维码 看同步视频

进阶动作

完成俄罗斯转体后，可尝试其进阶动作，双脚离开地面，以此增加训练强度。

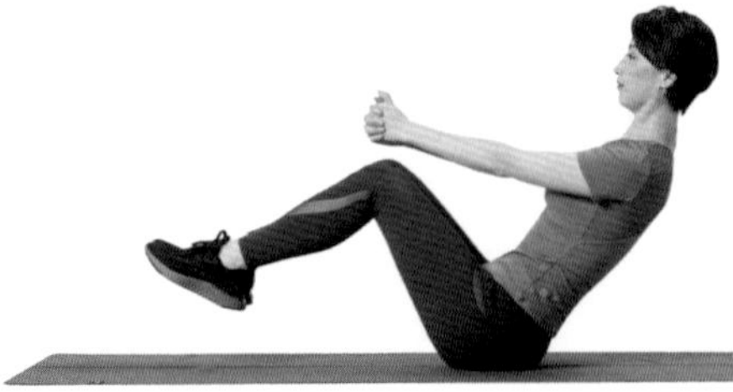

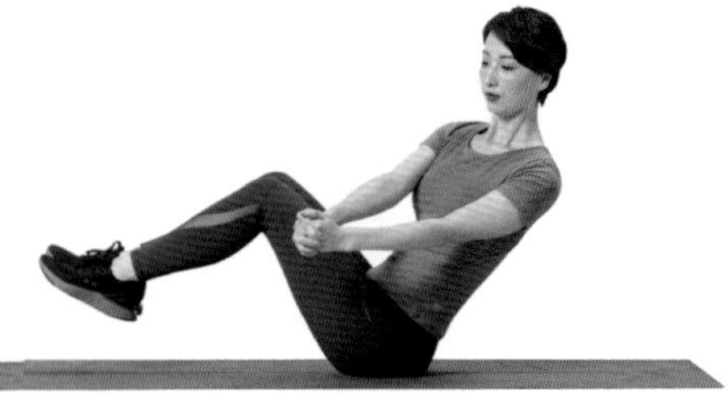

动作二 侧支撑转体

注意

保持均匀呼吸，全程关注腹斜肌。

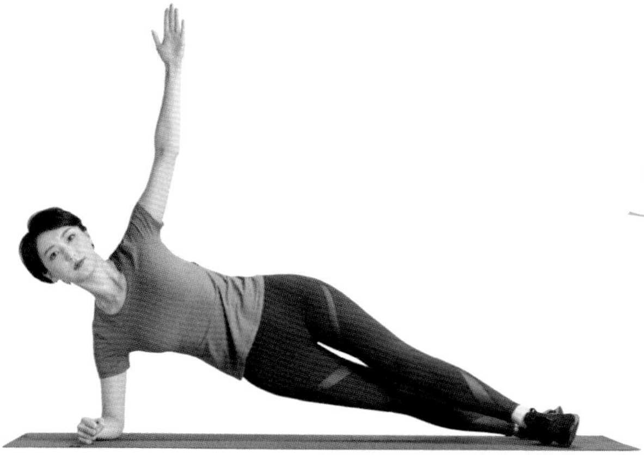

Step 1

侧支撑，右侧手臂放在肩膀正下方，肘关节微微放松，左侧手臂伸直，手指指向天花板，双腿伸直交叉，脚侧支撑地面，保持头和脚跟在一条直线上。

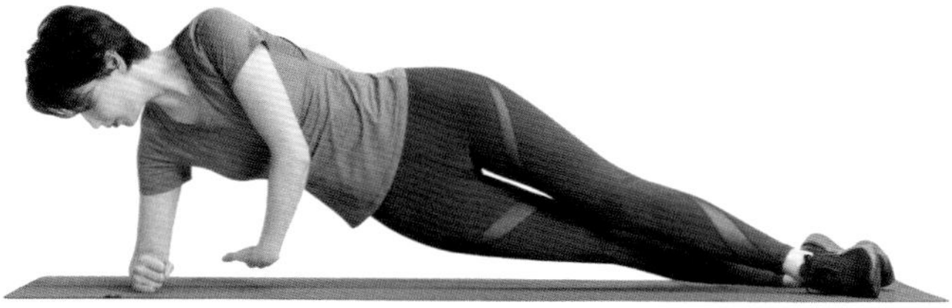

Step 2

吸气时延展脊柱，呼气时手臂向下穿过身体，转动胸椎段。

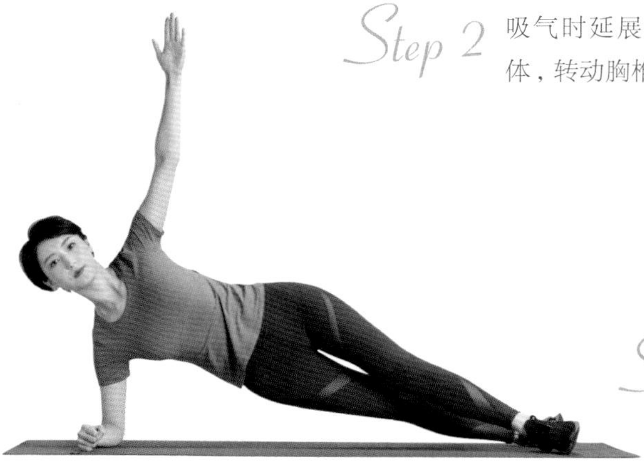

Step 3

再次吸气，回到初始位置。

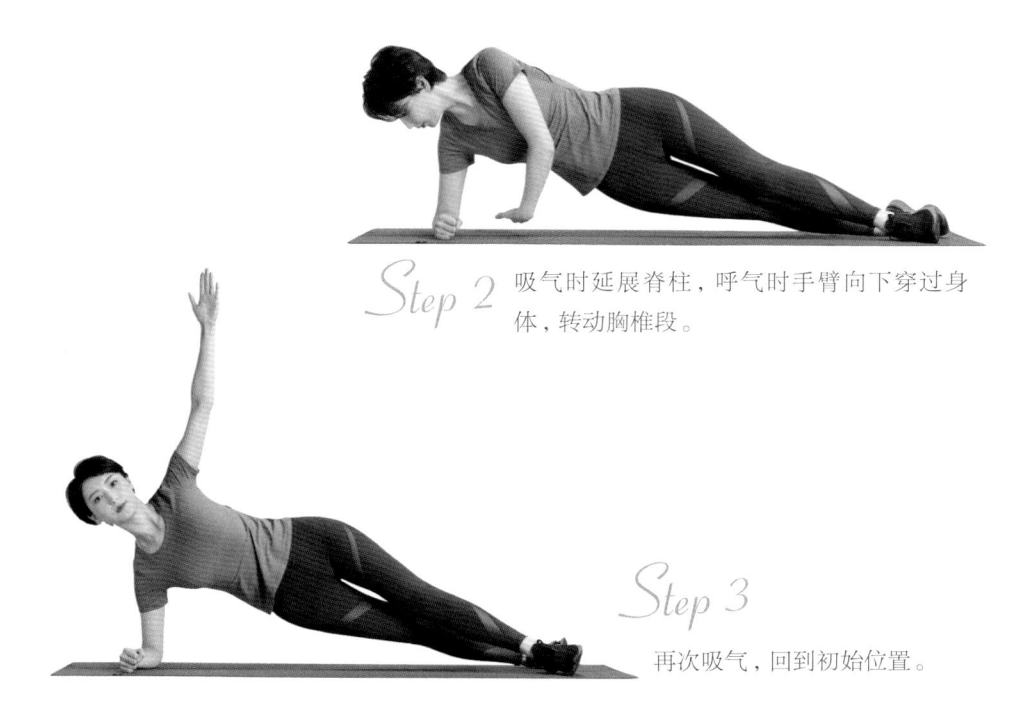

扫描二维码 看同步视频

动作三 俯身侧提膝

注意：正常呼吸，不要憋气，在做动作时，身体始终保持头和脚在一条直线上。

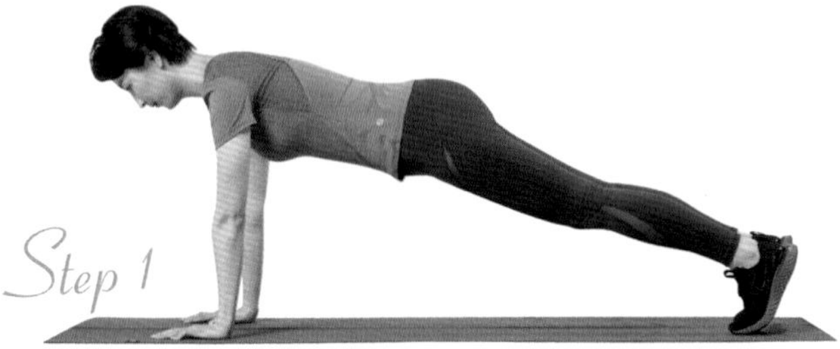

俯身在垫子上，斜板支撑位，肘关节微微放松，身体挺直，腹部收紧，双腿分开，与髋同宽，脚尖着地。

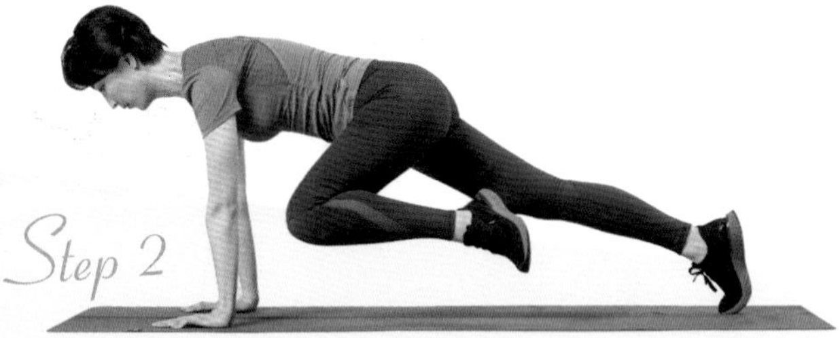

将一条腿向侧面弯曲，使膝盖尽可能接近同侧手肘，稍稍停留后回到起始位置。

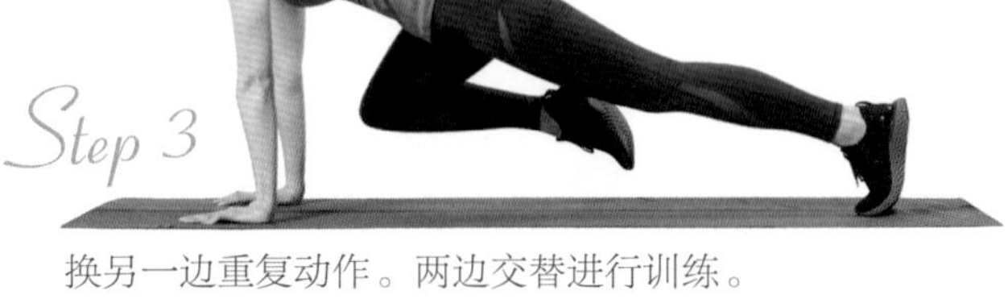

换另一边重复动作。两边交替进行训练。

训练：减少腰部脂肪

动作一 仰卧屈膝旋转

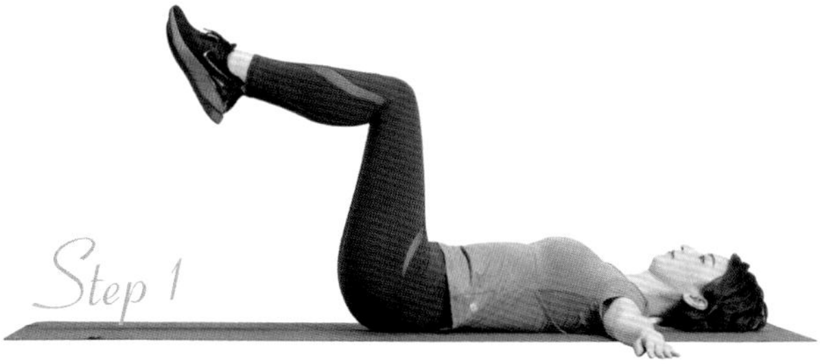

仰卧，呼气时双手手臂打开，和肩膀在一条直线上，掌心向下，抬起双腿，大腿与地面垂直，小腿与地面平行，双脚并拢。

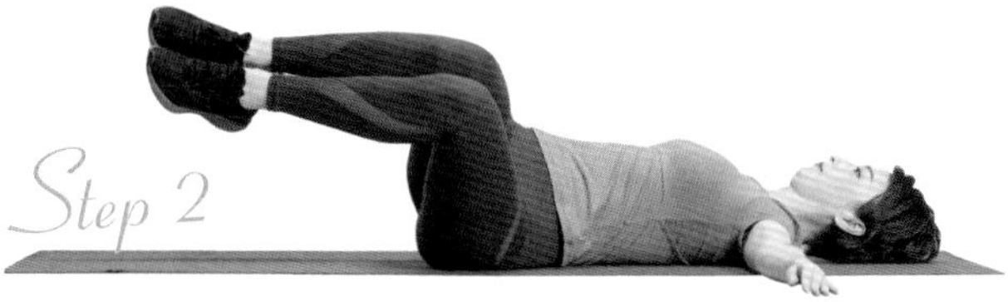

吸气时整个腿部一起向一侧地面倾斜，不要碰触地面。

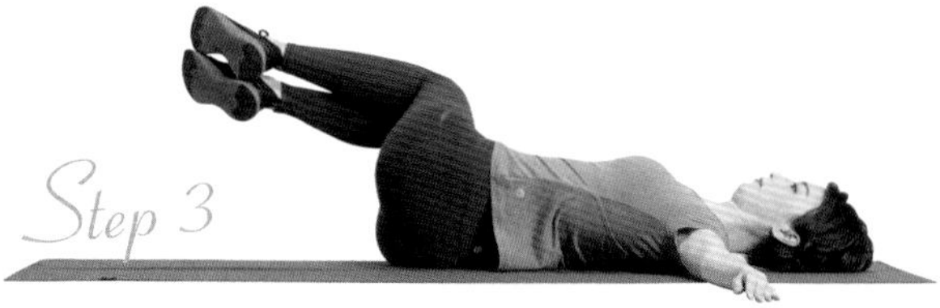

呼气时收紧腹部，带动腿部还原，完成后换另一侧。

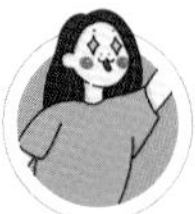

注意 训练时，肩膀始终不离开地面。

动作二 侧腹 V 字挺身

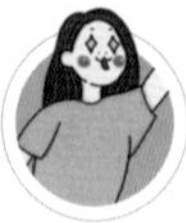

注意

背部收紧挺直，不要弓背，感受核心肌肉发力。

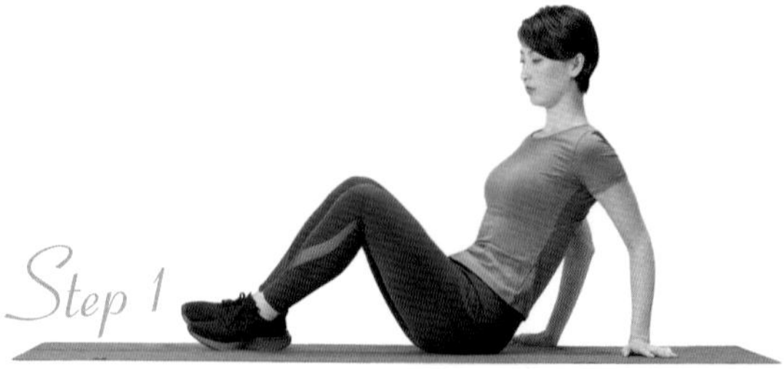

坐姿，重心移动身体向一侧倾斜，双手放在身体后侧做支撑。

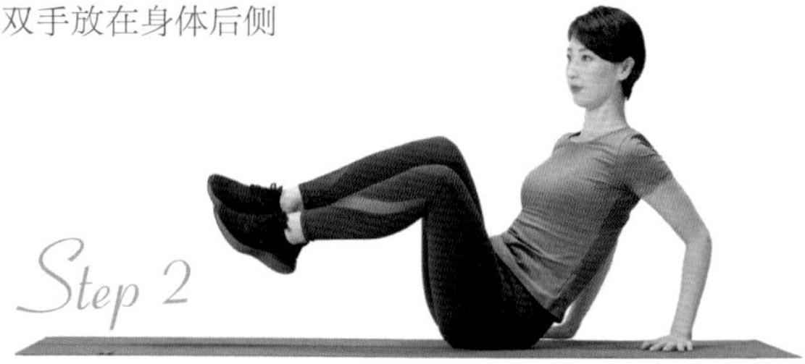

抬起腿部，大小腿成90°，腰背挺直，身体向后倒，呈一个“V”字形。

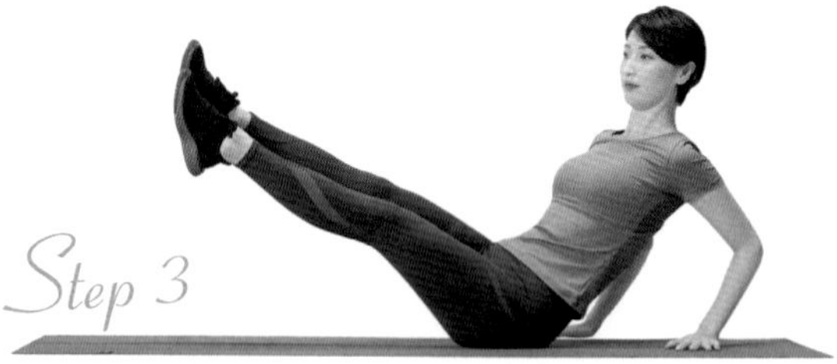

呼气时腿部伸直，腹部收紧，保持身体稳定。

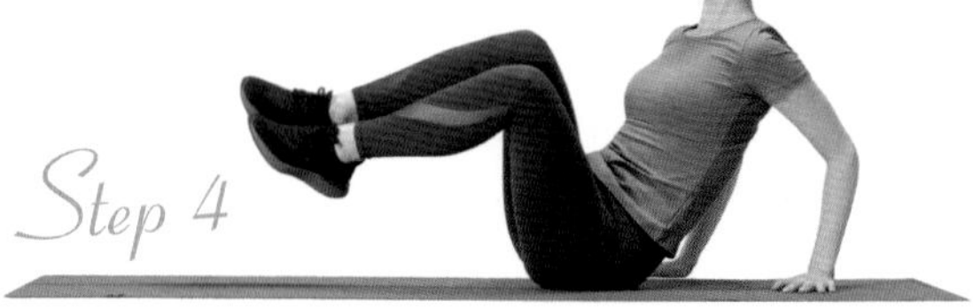

吸气还原到“V”字形，完成后换另一侧。

动作三 双侧斩刀式屈身

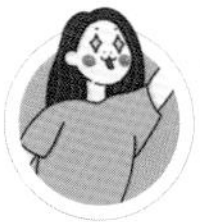

注意

训练时身体不要向一侧倾斜，保持稳定。

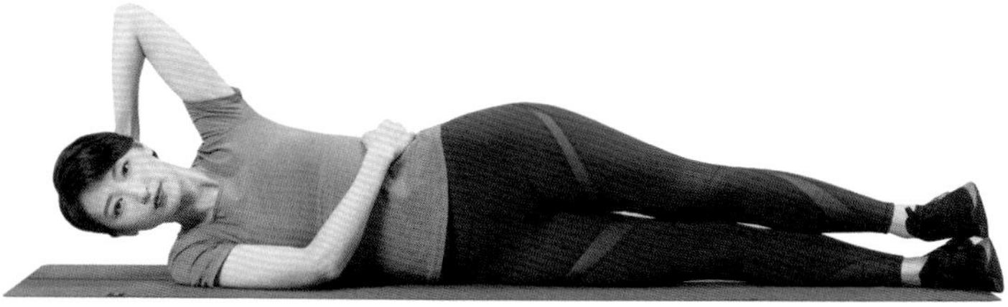

Step 1 身体右侧卧，双腿伸直叠放，右臂环抱上半身，置于左侧髋关节处，左手放在头后，身体在一条直线上。

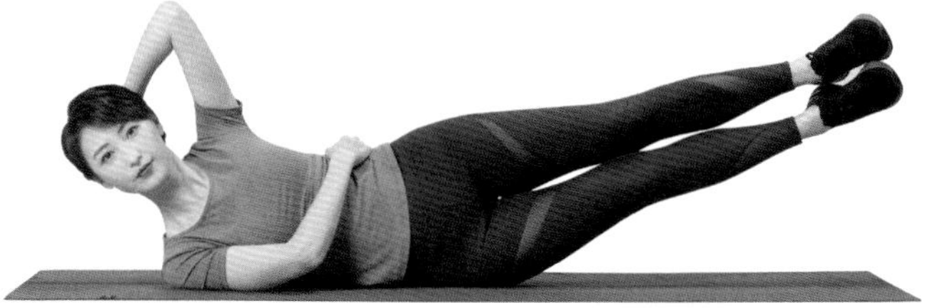

Step 2 呼气，同时抬起上半身和双腿，将肩膀带向髋关节处。

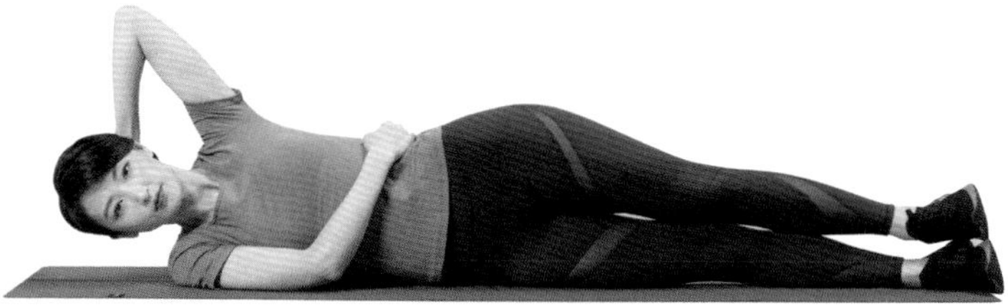

Step 3 吸气，还原动作，完成训练后换另一侧。

瘦小腹 练出诱人的“马甲线”

关于健美身材的定义，很多人脑海中浮现的第一个关键词是：马甲线！理想很美好，然而无论做多少训练，就是无法摆脱莫名突出的小肚腩，更别提什么“马甲线”了。这到底是哪里出错了呢？

重视整体训练才能练出完美腰线

首要我们要了解所谓的“马甲线”或者“川字线”，其实是腹部的一整块肌肉，叫作腹直肌。收紧腹直肌可以帮助我们打造出平坦的小腹，但很多女性发现，无论她们多么拼命地锻炼腹直肌，腹部却始终瘦不下去。这很可能是在训练时进入了一个误区，即“哪胖练哪里，猛练一个部位”。**腹部是一个整体，训练也要完整，即使你只出现了下腹部松弛，上腹部的训练也万万不可忽略。**

此外，腹部的问题，不一定全是由于腹部肌肉松弛引起的。我们的身体像是一个整体运作的精密仪器，各个肌肉组织之间相互配合，协调工作。**单纯只练腹直肌，也永远无法练出完美的腰线，正确的训练方法应该是采用系统性的训练。**

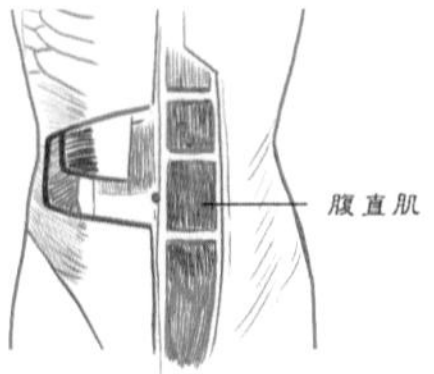

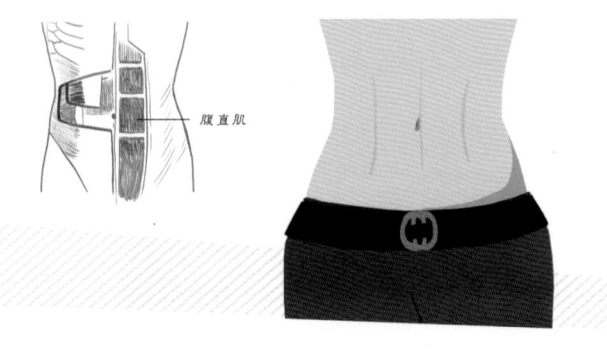

正确的呼吸模式助你练出理想体型

不适宜的训练不仅体现在肌肉训练不够系统的问题上，有些人训练一阵后，发现自己的脖子好像短了，肩膀好像也有点上耸，肋骨看起来快比胸还高了。是不是运动的方式不对或是运动量太大导致肌肉变形了？

其实，造成这一系列问题的原因，既不是训练强度不够或太大，也不是运动方法不对，而是忽略了一个重要的问题——呼吸方法。没有正确的呼吸模式，不仅无法练出理想的体形，甚至还可能让身材变得更加难看。

Case

例如卷腹，正确的呼吸模式是吸气准备，呼气向上，抬起肩胛骨离开地面，这里的重点在于——呼气时我们需要把肋骨圈下压内收。很多人会忽略这个环节，导致在训练一段时间之后，不但没有效果，还会发现自己胃、肋骨越来越大——肋骨圈没有内收，在向外扩张的时候发力，会造成腹部肌肉无力、肋骨外翻。

除了不美观之外，肋骨外翻还会对脊柱造成影响，产生胸椎曲度变直，本应由其承担的压力分摊到了其他椎关节，增加了关节负荷，呼吸过程中没有胸廓向两侧的维度变化，出现呼吸变浅等问题。

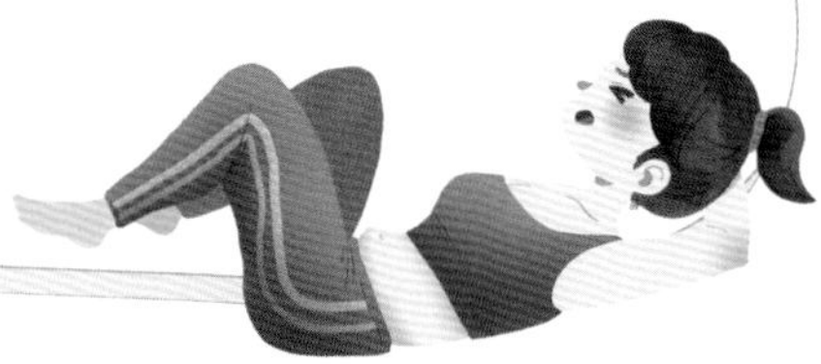

呼吸是一切运动的基础，呼吸的节奏、模式决定了每次训练的质量。正确的呼吸模式，可以让腹部训练效率更高。因此，当我们在做每一个腹部训练动作的时候，应先吐气收紧腹部，这样才能给腹部深层肌肉更大的刺激。

训练：正确的呼吸模式

动作 **卷腹时呼吸**

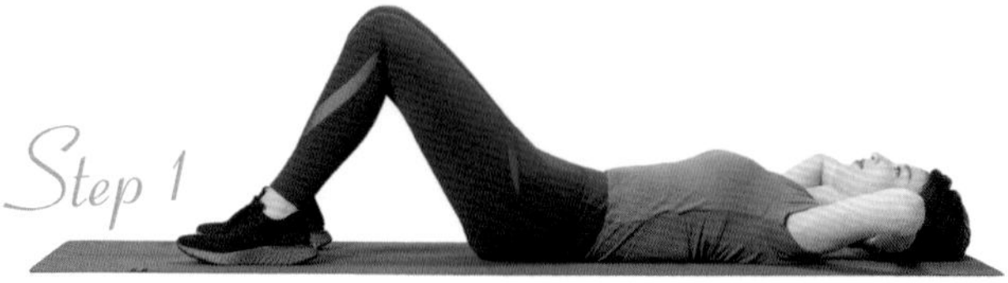

平躺在瑜伽垫上，双腿弯曲，与髋关节同宽，配合呼吸调整姿势。

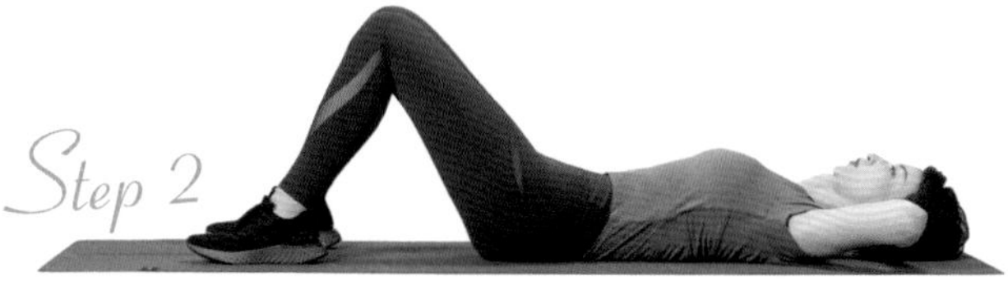

呼气，将腹部肌肉向内收紧。继续呼气，收紧肋骨圈，向内向下压。

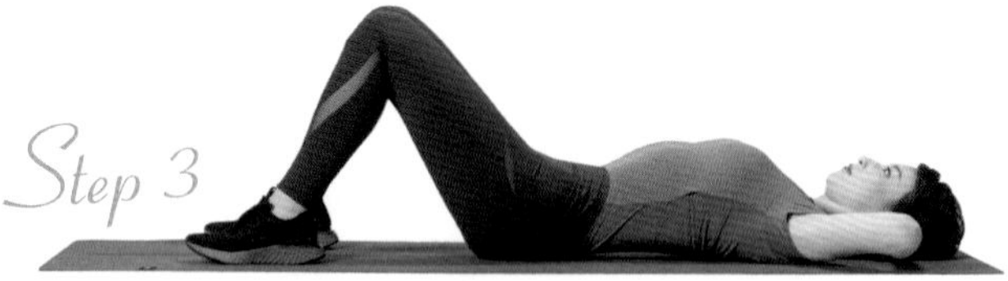

当看到高高耸起的肋骨变得平整时，保持不动，再开始上、下腹部的训练。

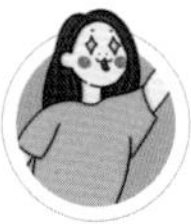

注意 在训练过程中，时刻保持正确的呼吸模式，才可以让训练效果达到理想的状态。当整个腹部都保持紧张状态时，不管是针对下腹部还是上腹部的训练，都将达到很好的训练效果。

训练：收紧腹部肌肉

动作一 卷腹

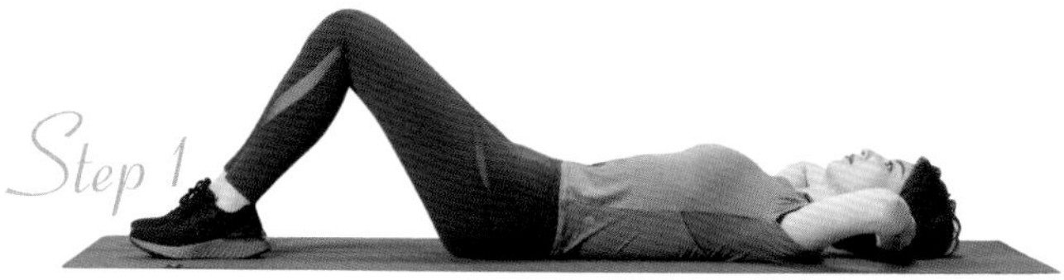

仰卧屈膝，双手轻放耳朵两侧（双手不要抱头）。下巴收回到距离锁骨一个拳头的距离，颈部保持放松。

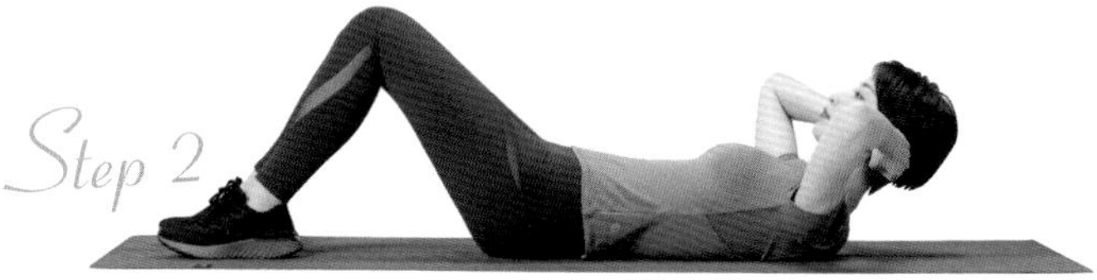

张开手肘，呼气，将身体卷起。收肋骨，肩胛骨离开地面，眼睛看向前方。头部保持稳定，不要跟着身体晃动。

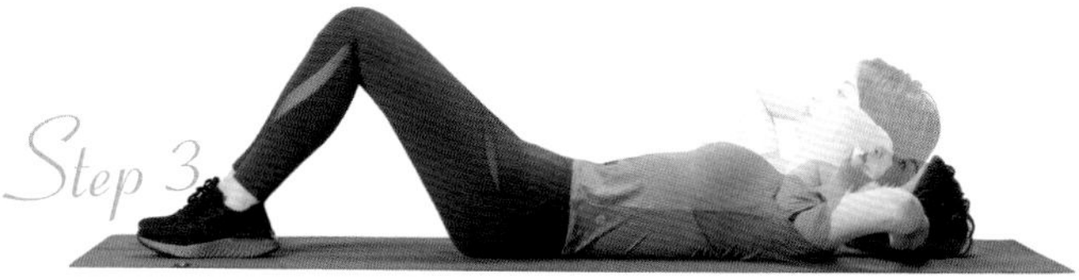

吸气，慢慢还原。呼气，再次抬高。

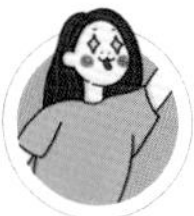

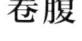

注意 在做腹部训练时，需要收紧腹部的所有肌肉。

扫描二维码 看同步视频

动作二 鹰式反向卷腹

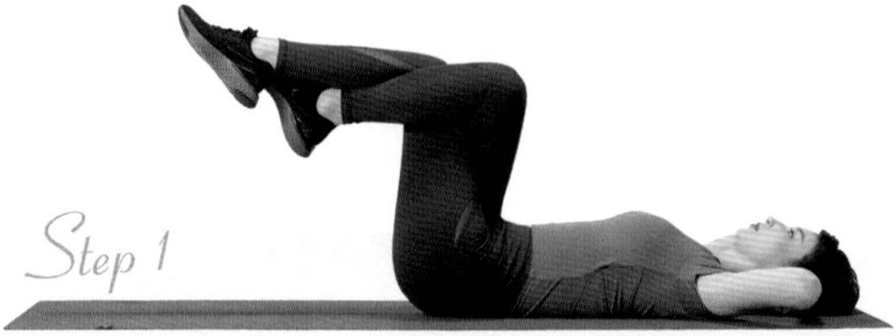

仰卧，将左膝拉向胸部，右腿抬起盘于左膝上，右脚勾住左腿下方，让双腿紧紧盘在一起。

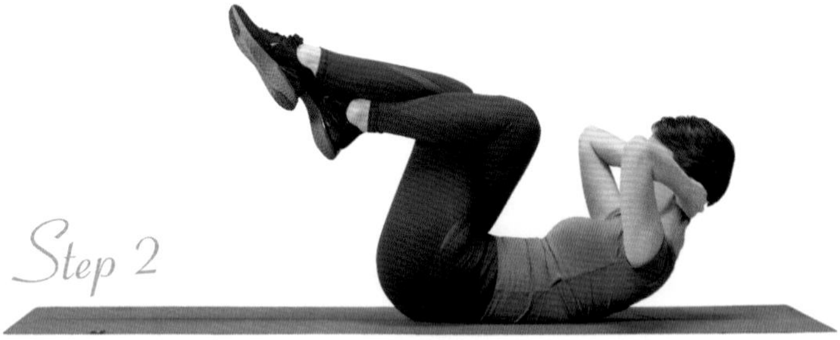

指尖扶住后脑勺，同时肩部抬离地面，呈卷腹姿势。完成之后换腿重复练习。

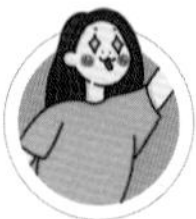

注意 每次卷腹时尽量将腿部拉近额头。

动作三 **侧支撑**

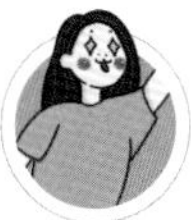

注意

肘、髋、膝在一条直线上。

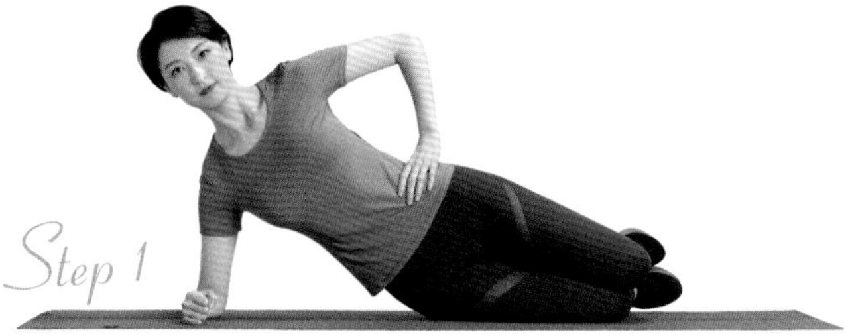

侧卧在瑜伽垫上，右肘关节放在肩下方，左手放在髋部，双腿屈膝成90°。

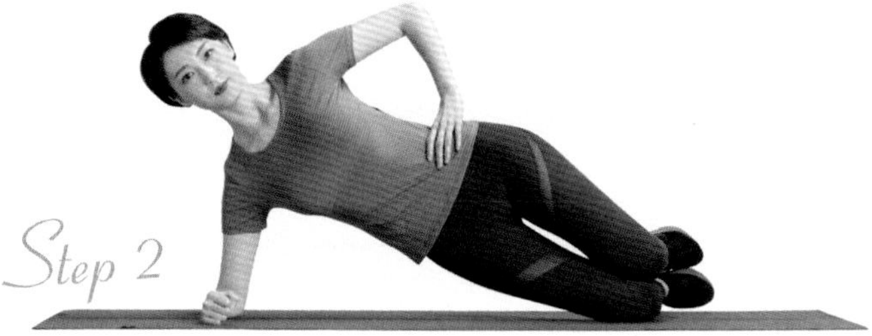

吸气准备，呼气时一侧腰臀部用力，向上抬高。

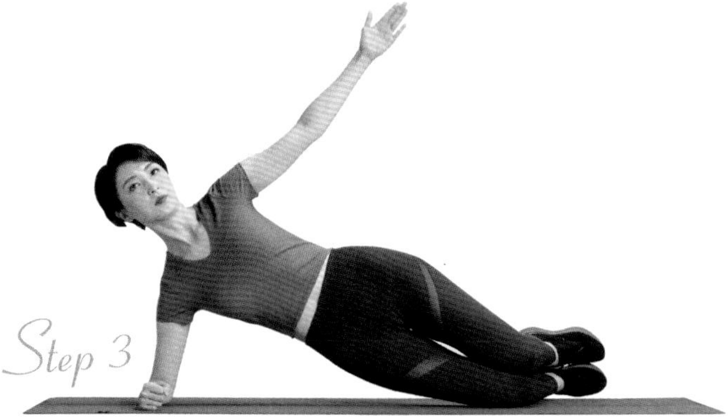

左手臂向上抬高，掌心向前，抬头看手掌，保持不动。完成后换另一侧做练习。

提臀部
打造挺翘的“蜜桃臀”

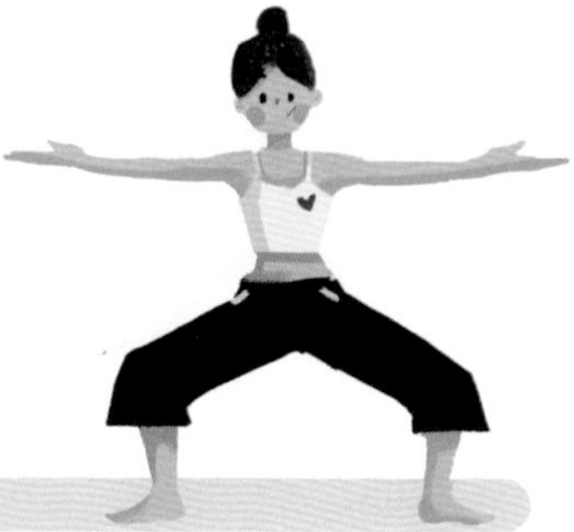

“翘臀”可以说是很多女孩的追求。提高臀位线，臀部挺翘还可以在视觉上营造出腿部的修长感。所以，做好臀部训练对身材塑造来说，可谓“一箭双雕”。

练就翘臀的第一步，**用臀肌发力**

很多人以为走路、跑步靠的是腿，其实臀肌收缩才是推进人体向前的主要动力。因此，臀部肌肉无力的人在日常行走、运动跑步中会造成大腿肌肉过度工作，日积月累，大腿越来越粗壮。

大腿前侧肌肉发达的女生，可以在走路的时候关注一下自己的肌肉发力，通常是大腿用力更频繁。当改用臀部带动大腿走路的时候，走路更有劲，速度也会更快，不像原来走路时拖着腿走路，或者抬不起腿的感觉。如果尝试用臀部带动大腿走路2千米以上，第二天，你的臀部就会出现前所未有的酸痛感。这种酸痛感代表你用到了臀肌，恭喜你，你已经开启了练就翘臀的第一步！

无深蹲不翘臀，**前提是做对深蹲**

应该如何对臀部系统性地进行锻炼呢？深蹲！但很多人在练习深蹲之后，发现自己臀部没有变翘，腿却变粗了！这是什么原因呢？动作错误导致发力肌肉错误。

做深蹲的时候，身体重心前倾，膝关节承受的压力会更大，靠腿部肌肉发力就会更多，如果长期练习靠腿部发力的深蹲，腿部肌肉就会越蹲越发达，越蹲越粗壮。而当我们的身体重心靠后时，才能更大程度地激活臀部肌肉发力。

训练：找到臀部发力的感觉

动作 **脚踩地面深蹲**

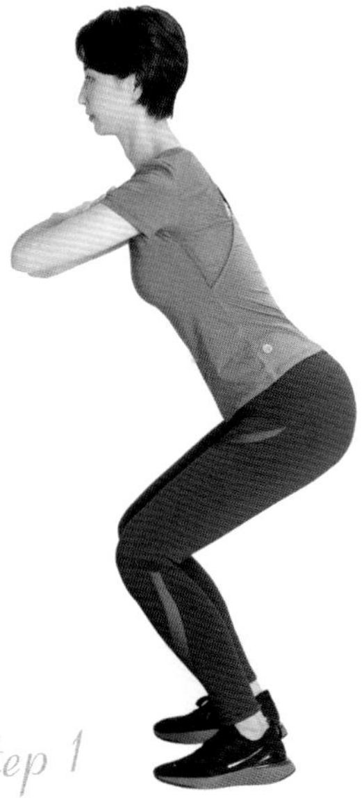

Step 1

当脚心及脚尖踩实地面，此时你的身体重心是靠前的。以这种姿势做深蹲时，你会感觉大腿发力更多。

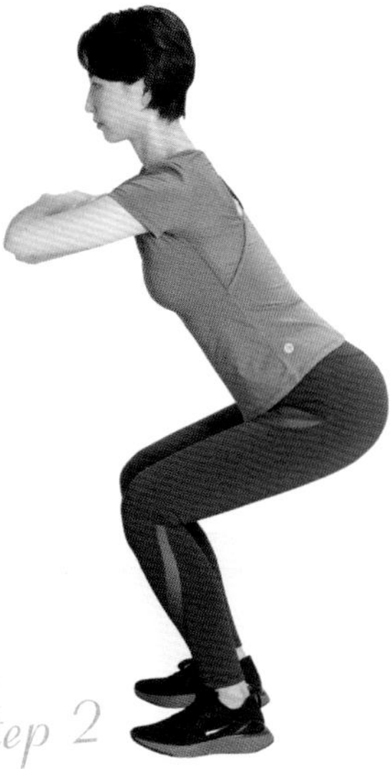

Step 2

用脚跟踩实地面，脚尖尽量轻放在地面上，会感觉重心更靠后。此时做深蹲时，你会逐渐找到臀部后侧发力的感觉。

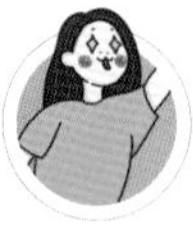

注意 在做深蹲的时候，要保持收腹，腰背挺直，切勿弯腰驼背。

浑圆的臀部要靠臀大肌

臀大肌是全身最大的肌肉，它的发达程度，决定了你的臀部围度到底有多大。练就一副结实的臀大肌可以让你的臀部更浑圆。

训练：爬楼梯锻炼臀大肌

动作 上台阶姿势

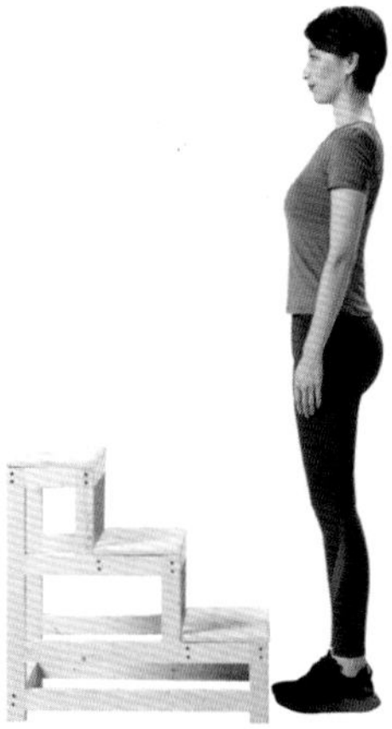

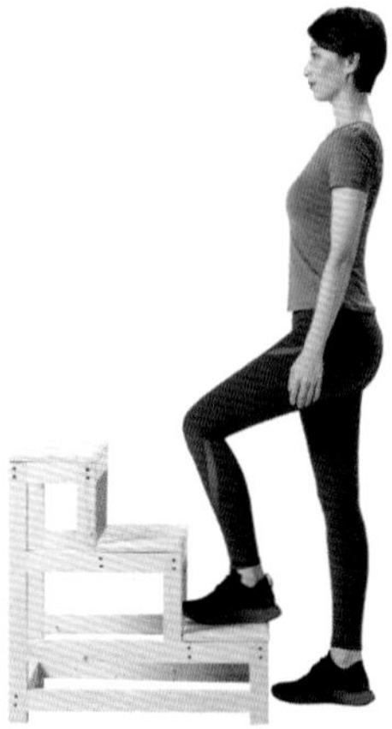

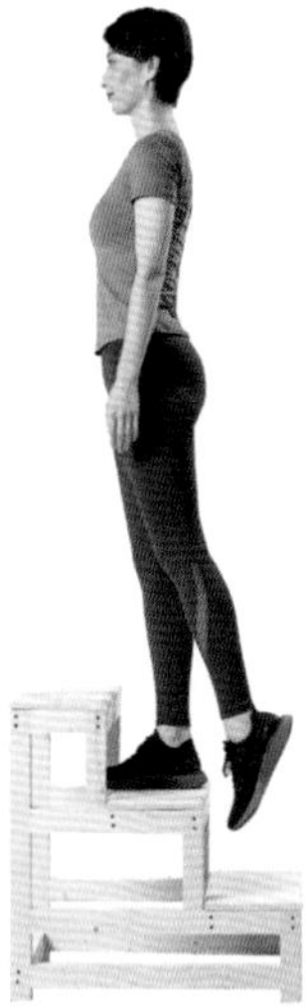

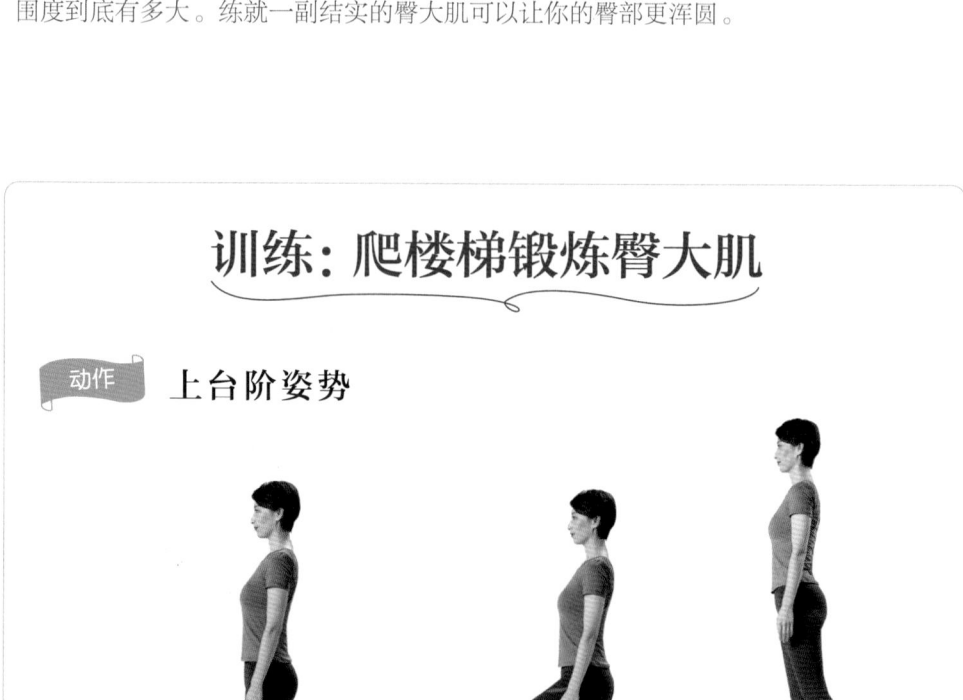

Step 1

原地站立，双脚并拢，夹紧臀部，感觉臀部肌肉变硬，有夹臀的感受，静态收缩10秒，然后放松，反复做4次。

Step 2

抬起一条腿上楼梯，再抬腿把脚放上台阶的过程中，支撑腿的臀部肌肉始终夹紧，延续第一个步骤激活臀部、夹臀的感觉，不要松懈支撑腿的臀部肌肉。

Step 3

抬起上台阶的腿，臀部发力，轻微夹臀，让自己的骨盆保持水平，然后臀部肌肉发力，让整个身体上一层台阶，另一条腿继续上抬。慢抬腿，快发力，循环向上做练习。

挺翘的臀部要靠臀中肌

想要拥有一副挺翘的臀部，臀中肌的训练也不能忘。若臀中肌不够发达，那么在外观上整个臀部就会有下垂或下坠的现象。相反，如果臀中肌发达，不仅可以使臀部的重心得到改善，还可以提升整个身体重心，我们身体的其他部位的肌肉都会得到明显的改进。

训练：提髋锻炼臀中肌

动作 **提髋练习**

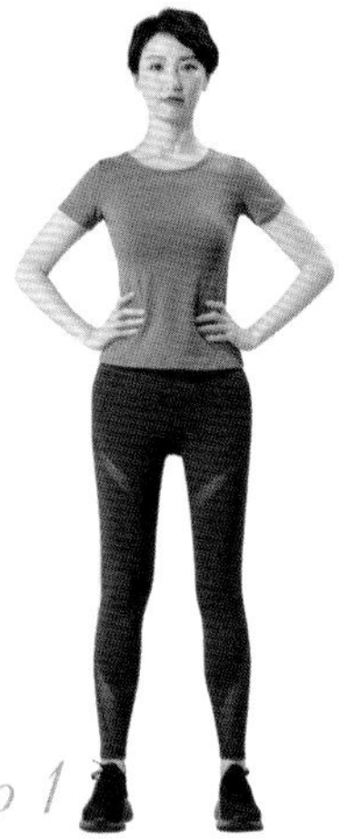

Step 1 站立姿势，双手叉腰，双脚打开，与髋关节同宽。

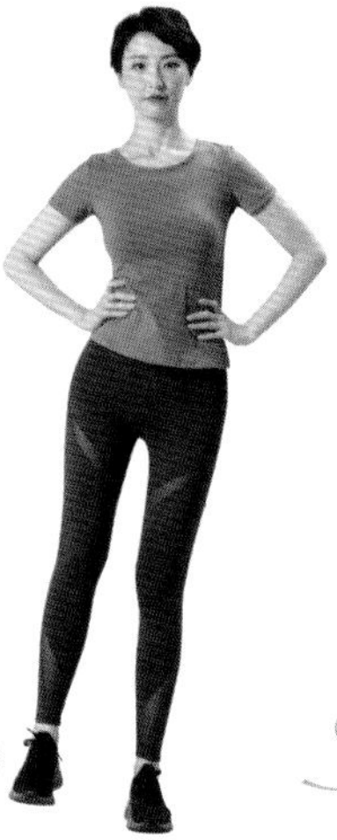

Step 2 使一侧腿垂直地面，另一侧腿抬起悬空，注意收紧骨盆两侧的肌肉。臀中肌发力，提起悬空的腿。

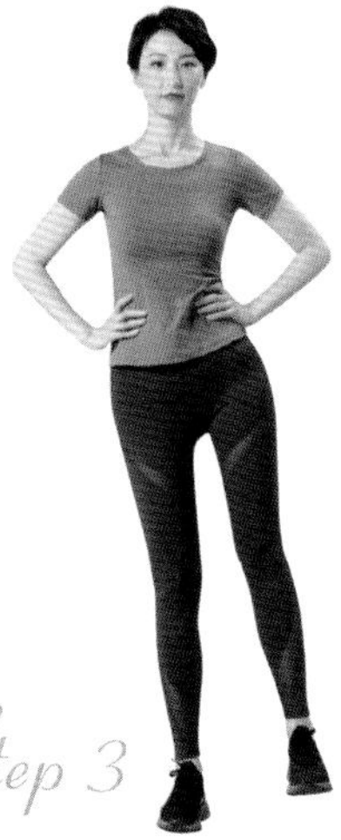

Step 3 落腿，一提一落，每侧各做15次，做3组，左右腿依次做练习。

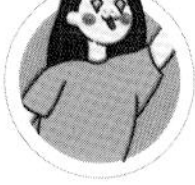

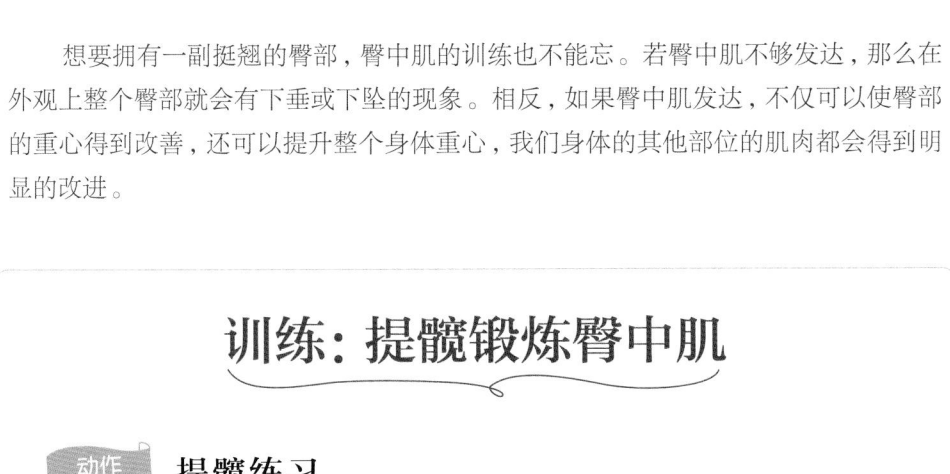

注意 也可以在脚踝上加上沙袋负重做练习，或者双手提哑铃，加大练习难度。

训练：加强臀部肌肉

动作一 臀部激活

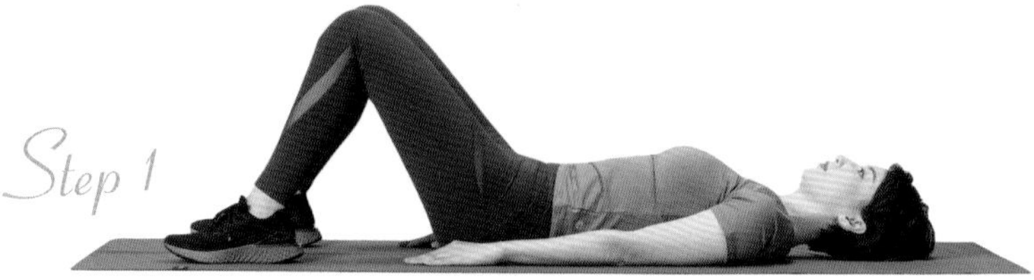

仰卧在瑜伽垫上，两手臂放于身体两侧，两腿弯曲，小腿与大腿成90°，两脚分开，与髋同宽。

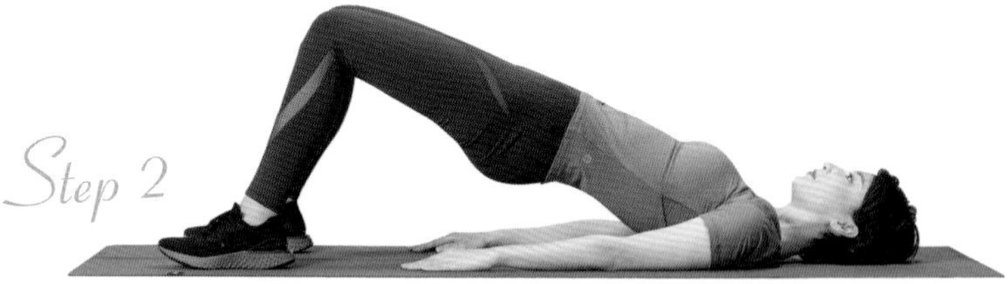

吸气准备，呼气时收紧腹部，把髋关节向上顶，在顶点位置停顿保持，感受到臀部肌肉收紧。

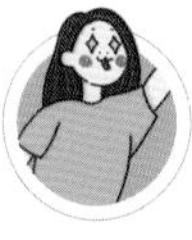

注意 肋骨不要外翻，保持均匀呼吸。

动作二 侧卧腿部画圈

扫描二维码 看同步视频

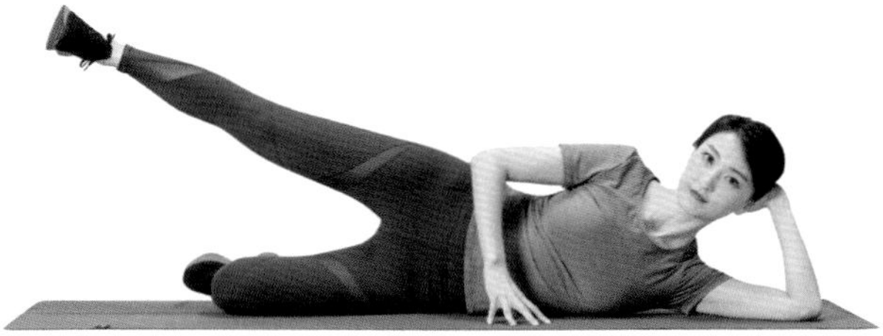

Step 1 侧卧，从头到脚保持一条直线，抬起手臂，放在后脑勺的位置做支撑，另一侧手臂放在身体前侧稳定身体，靠近地面的腿弯曲，另一条腿抬起。

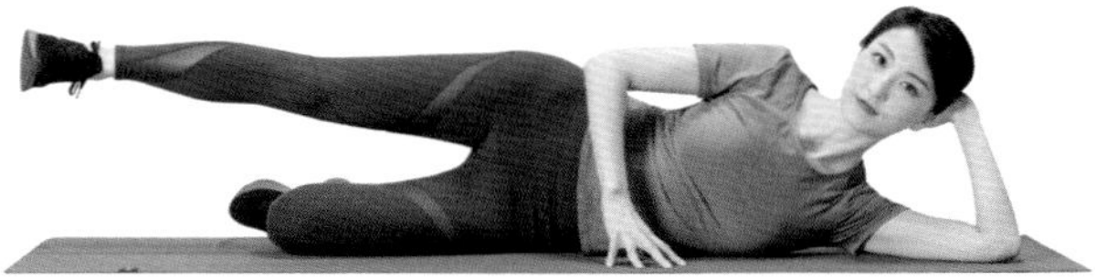

Step 2 腹部肌肉和臀部肌肉收紧，抬腿勾脚尖，保持腿部肌肉收紧。

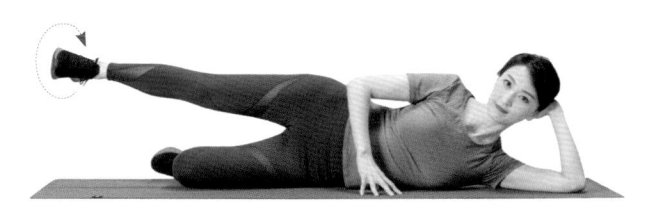

Step 3 脚掌带动着腿部向后画圆圈，激活臀部肌肉。

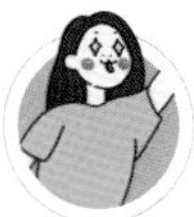

注意 训练时身体始终在一条直线上，不要倾斜。

动作三 负重臀桥

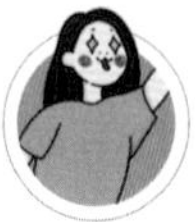

注意

吸气向下时，臀部不要着地，保持跟地面一掌的距离，让臀部一直收紧。

Step 1

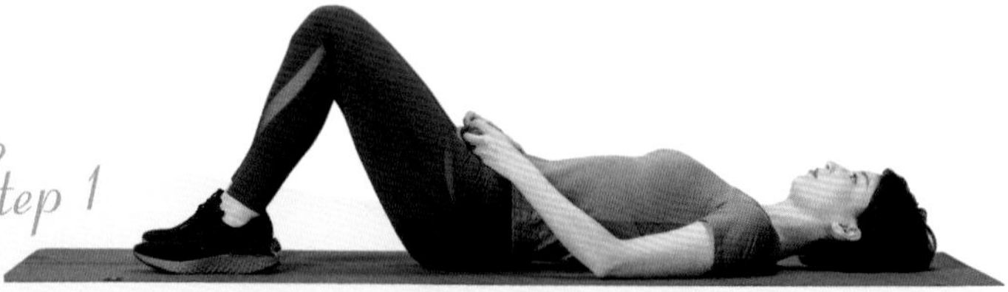

仰卧在瑜伽垫上，双脚分开，与髋同宽，大小腿成90°，将哑铃放置于小腹部。

Step 2

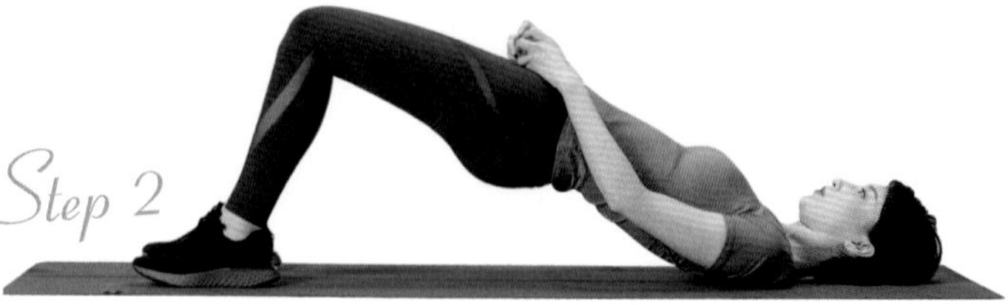

吸气准备，呼气时将髋关节向上顶，核心收紧，肋骨不要外翻，感受到臀部夹紧。吸气向下，重复动作。

动作四

仰卧髋外展对抗

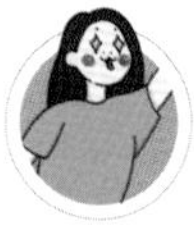

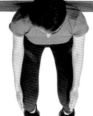

注意　做动作时，感觉髋关节外侧发力，身体尽力保持稳定，收紧腰腹，下巴微收。

扫描二维码 看同步视频

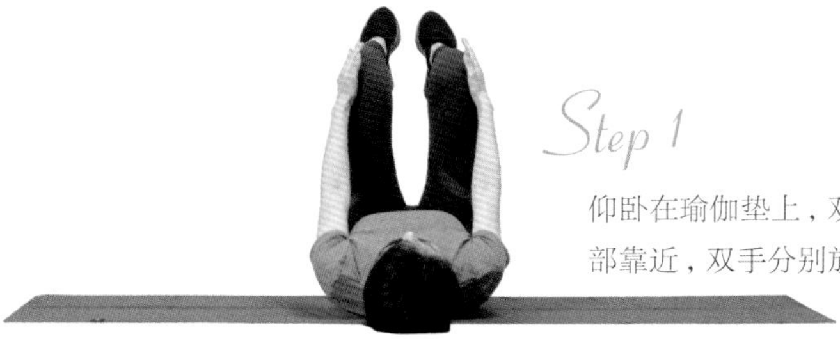

Step 1

仰卧在瑜伽垫上，双腿屈膝抬起，向胸部靠近，双手分别放在膝盖外侧。

Step 2

吸气准备，呼气时双膝向外分开，同时用双手向内发力，与腿部做对抗。

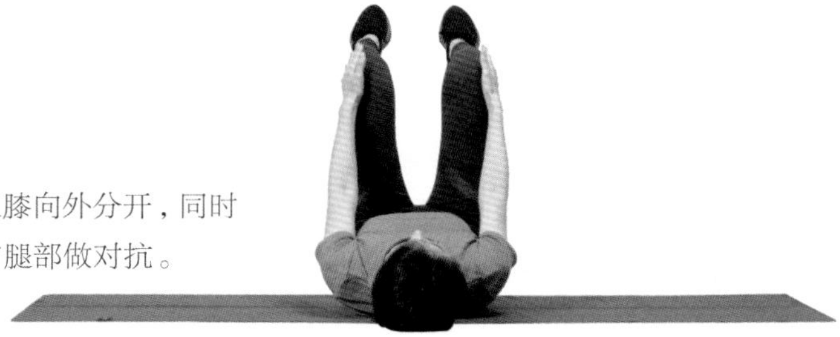

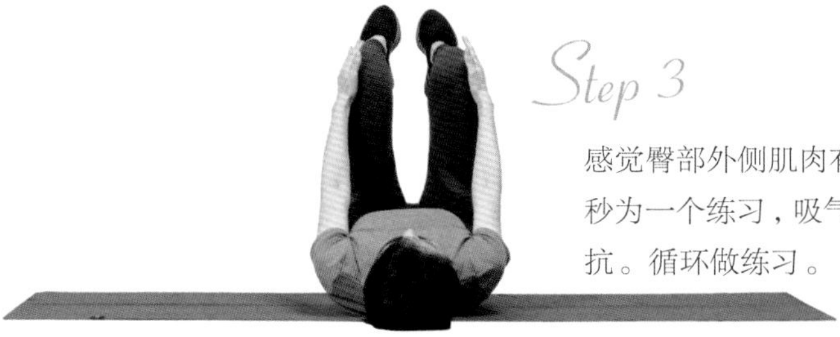

Step 3

感觉臀部外侧肌肉有收缩感，对抗3~5秒为一个练习，吸气放松，呼气重复对抗。循环做练习。

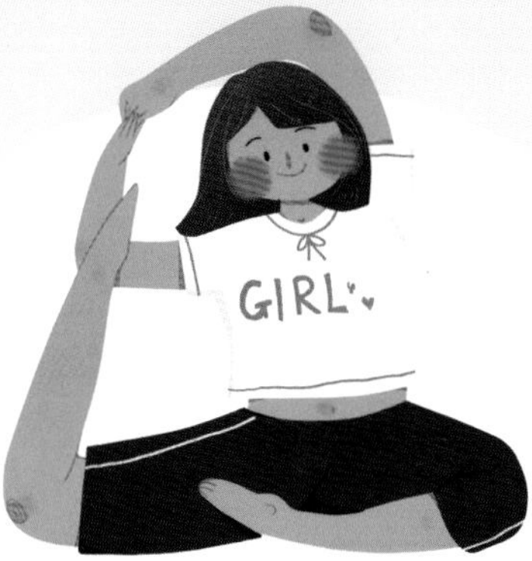

调整代谢模式，激发身体燃脂本能

学生党
早餐不吃，体重不低

案例

莫莫是某医科大学临床专业的学生，平日里十分忙碌，白天满满当当的课程，晚上还要自习到深夜。因为休息时间有限，莫莫几乎天天晚起，能够踩点到教室已经很难得，根本没有时间吃早餐。到了周末，莫莫更是恨不得睡上一整天，把缺的觉全都补回来。就这样，她逐渐养成了不吃早餐的习惯。

结果，大一入学体检时体重只有45千克的她，毕业时竟长到了60千克，毕业照都没敢拍几张……明明少吃了那么多美食，为什么还要受到长胖的"惩罚"？

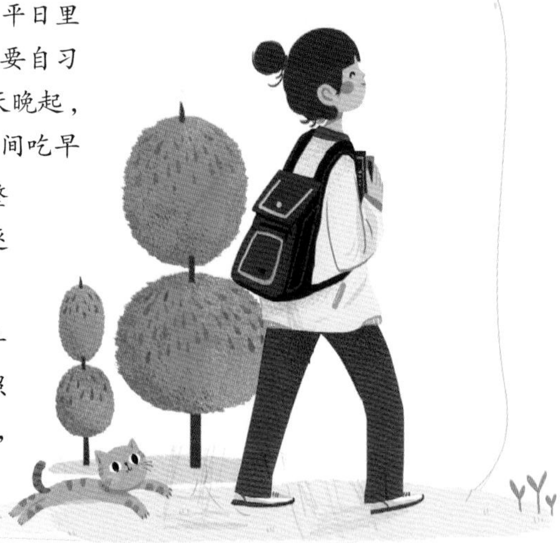

不吃早餐更容易长胖

一项对3 598人长达18年的跟踪调查发现，每周吃早餐不超过3次的人，和吃3次以上早餐的人相比，平均体重高1.9千克，腹型肥胖率高22%。这说明少吃了一顿早餐，人反而更容易长胖！

吃早餐加速体脂燃烧

经过一夜的睡眠，身体里的能量几乎耗尽，需要通过早餐来补充能量，以获得身体活动的动力。在早餐后的8个小时内，身体脂肪会加速燃烧。如果不吃早餐，会降低身体的代谢水平，自然容易发胖。

改善对策：调整饮食习惯和生活习惯

做一名好学生，既要德智体美劳全面发展，也要吃好早餐健康成长。

好好学习，也要好好吃早餐

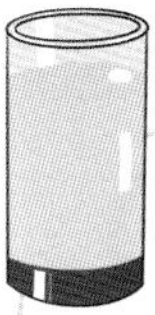

1 杯温开水

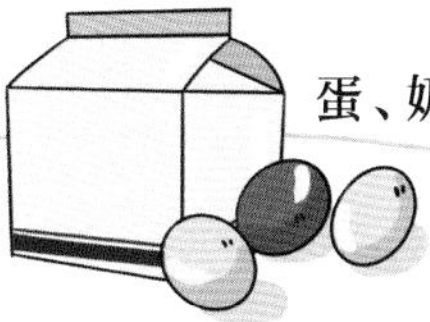

蛋、奶、豆类

- 睡醒后先来杯温开水，“启动”身体的新陈代谢。
- 早餐中最好要含有蛋、奶、豆类中的两种食物，它们不仅能提供充足的优质蛋白，还可以增强饱腹感。
- 碳水化合物能在体内转化为葡萄糖，为身体提供最直接的能量，对需要学习思考的学生来说更是不可或缺的营养物质。
- 蔬果可以提供丰富的维生素、矿物质、膳食纤维等营养物质，有效维护肠道功能。水果还可以作为早餐后的课间加餐。

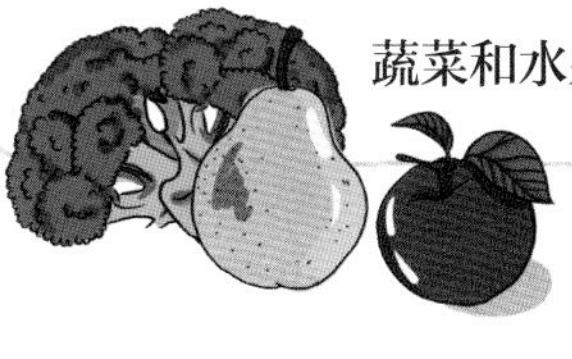

蔬菜和水果

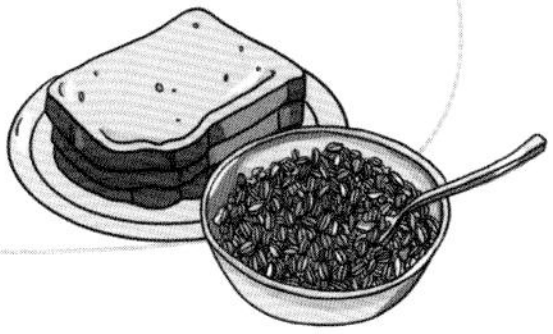

淀粉类主食

适当锻炼不可少

坚持跑步

- 每天慢跑 30 分钟，或者让你的微信步数至少达到 6 000 步。

打篮球、踢足球、打羽毛球

- 如果你不喜欢跑步，也可以参加团体运动，记得坚持锻炼 30 分钟以上。

勤走动

- 课间到教室外走动走动，去远一点的食堂吃饭，走路去上课，帮同学打水等，增加活动量，提升代谢效率。

上班族
常吃外卖，加速肥胖

案例

会计出身的娜娜是个"工作狂"，年终接到一个项目，因为时间紧迫，她几乎从早到晚都无法离开办公室，天天吃外卖。2周后，原本不到50千克的娜娜，体重竟一下子长到了54千克，脸上也变得油光满面，没有了以前的青春活力。

和娜娜同组的琳琳，每天都有男友送来爱心便当。因为学习过饮食搭配的原则，她不仅自己对制作便当和选择外卖有一套特别的方法，还教会了男友怎么做便当才能营养更加均衡合理。经历了连续的"加班周"，琳琳不仅没有变胖，气色反而更好。

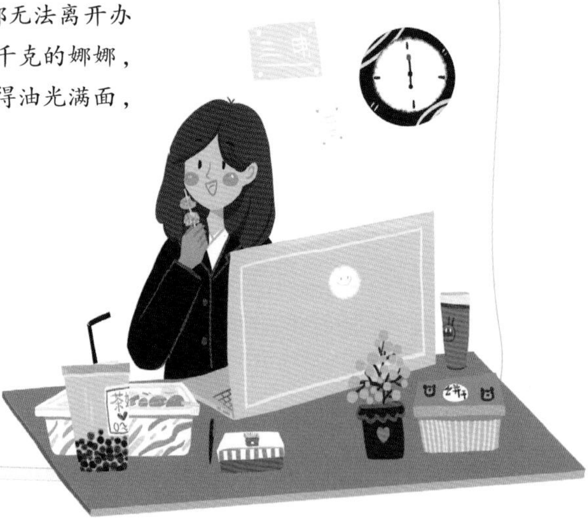

在"速食"生活里"速胖"

研究发现，经常吃外卖的人，肥胖的风险更高，上班族尤为明显，因为他们接触到外卖的概率远高于在家时，这也是上班族发胖的原因之一。

外卖食物热量高

吃外卖食物之所以更易使人发胖，是因为商家在制作食物时，为了让其口味更好，销量更高，会添加比较多的油、糖、盐等各种调味料和食品添加剂。此外，由于外卖需要时间运输，为了在顾客下单后能快速送出并保存食物口感，商家往往会用煎、炸、烤或腌制等烹饪方式提前做好，使热量大大增加。

改善对策：巧搭配、微运动，照样能瘦

吃外卖变胖是因为热量的摄入远大于消耗。要避免摄入高油高糖的食物，最好的方法就是自己做饭，管理饮食结构。但对于大部分上班族来说显然不太可能。那么有吃外卖不长胖的妙招吗？有！

1 点餐时选对食物

点餐时，尽可能选择清淡饮食，避免摄入高热量的食物。减脂期最好不选水煮肉、麻辣香锅、炸鸡排、红烧肉、酸辣粉等食物。

多选择蔬菜，补充足量膳食纤维，但是不要只吃素，优质蛋白的摄入也很重要，可选择简单制作的鸡胸肉、牛排等食物。

2 讲究吃饭顺序

先吃蔬菜和肉，增加饱腹感，再吃主食，可以控制热量的摄入。如果你选择的配菜中有土豆、莲藕、山药等，比如土豆炖牛腩，山药炖鸡，这种淀粉类的蔬菜已经充当了一部分主食，所以先吃菜再吃米面，感觉饱了后就不容易吃下更多的主食，这样可以帮助你减少摄入碳水化合物。

3 “过水”去油脂

我们无法控制外卖的制作过程。如果你感觉太油或太咸，也可以准备一碗水，把菜放水里涮一下再吃，这样可以去掉过多的油和盐。

4 细嚼慢咽

吃饭时让食物在嘴里多嚼几下，唾液中的淀粉酶能帮助分解糖分，促进血糖上升，我们的大脑接收到血糖的信号，就会产生饱腹感，防止摄入过多。一般来说，一口食物咀嚼30次左右比较合适。

5 饭后消化

在饭后半小时喝杯酸奶、绿茶，或者饭后在周围环境中走动半小时，能够促进胃肠蠕动，帮助消化，有助于减少腹部脂肪堆积。

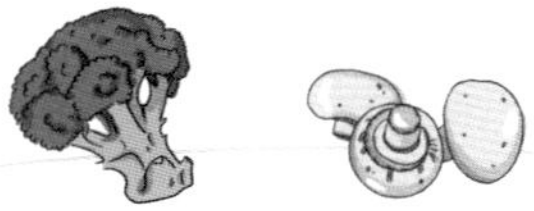

孕妇
孕期水肿，体型臃肿

案例

很多女性在孕期都会出现水肿。天一孕前50千克，孕期全身水肿，体重达到85千克，而孩子出生时只有2千克；小蕾孕前只有40千克，孕期水肿，体重暴涨到70千克……但是，通过调整饮食，加上科学的运动，她们最终都恢复了辣妈身材！

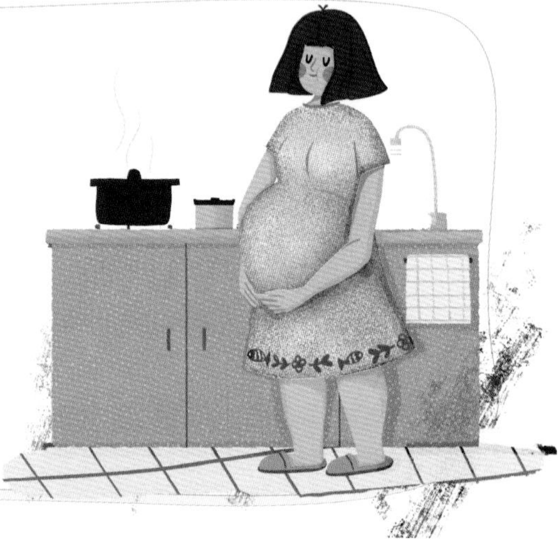

饮食是造成水肿的重要原因

孕期水肿的女性，体内脂肪不一定多，但是水潴留的情况却比较严重。水从细胞"跑"到组织间隙里，把身体撑得肉肉的，看上去像充满气的气球一样。水肿最容易出现在下半身，比如一天下来，腿又酸又胀，鞋子好像也变小了；或是早上腿还很纤细，到晚上腿就粗了好几圈；或是早上起床时腿发肿，按下去还有白印子，弹起比较慢。

蛋白质摄入不足

体内蛋白质不足时，血液中的蛋白质含量随之下降，会造成胶体渗透压降低，水分就从血管"跑"到血管外的组织中了。

B族维生素缺乏

孕期时常会没有胃口，如果主食吃得太少，容易引起B族维生素摄入不足。缺乏B族维生素，身体对蛋白质的利用率也会下降，导致身体水肿。

改善对策:"排水饮食"模式

其实,水肿型肥胖很大程度是由日常饮食不当造成的,所以又叫营养不良性水肿。想改善"喝水都胖"的水肿体质,最重要的是调整饮食,再加上合理运动和良好的生活作息。

1 多喝水

孕妈妈出现水肿时,不仅不该"控水",反而应该适量补水。因为孕妈妈的身体负荷增加,排汗会增多,特别是夏天,水液流失加快,需及时饮水。此外,多喝水有助于排出体内多余的盐分,在一定程度上有利于缓解水肿。

这里的"多喝水"指的是喝够身体一天所需的水量,而不是无节制地饮水。一般情况下,每天喝6杯水(1 200毫升)就能满足身体所需。

2 盐分摄取平衡

很多水肿型肥胖的人平时吃得太咸,钠摄入过量。孕期应回归到清淡饮食,每天的食盐量不宜超过6克(1瓶盖)。

3 补充蛋白质和钾

平时应多吃些富含优质蛋白质的食物,避免造成营养不良。

钾能帮助身体排出水分,可以适量吃些富含钾的食物,比如香蕉、马铃薯、萝卜等。

4 适量吃排水利尿的食物

适量摄取有助于排水、利尿的天然食物,如燕麦、红豆、绿豆、薏仁、冬瓜、黄瓜、白菜和哈密瓜等。

5 运动和睡眠

孕妈妈可以按照自身的体能状况做一些低强度的运动,比如散步、抬腿等,通过"微运动"加速血液循环。另外,充足的睡眠也能促进新陈代谢,缓解水肿。

家庭主妇
回归家庭，减肥意识变薄弱

案例

身高165厘米的薇薇，从小身材微胖，体重一直徘徊在65千克左右。从怀孕开始到哺乳期，各种食补，最后把自己吃成了75千克！一度出现产后抑郁。

莉莉是易胖体质，体重虽然反复波动，但没超过60千克。怀孕生产后体重一度达到80千克。尝试各种减肥方法，暴瘦过后，反弹到63千克，无论怎么节食，身材也回不到原先的样子。

梅梅怀孕时体型大变样，和怀孕前判若两人。产后2年体重依旧不降，心情压抑导致乳腺增生，身体抵抗力也明显下降。

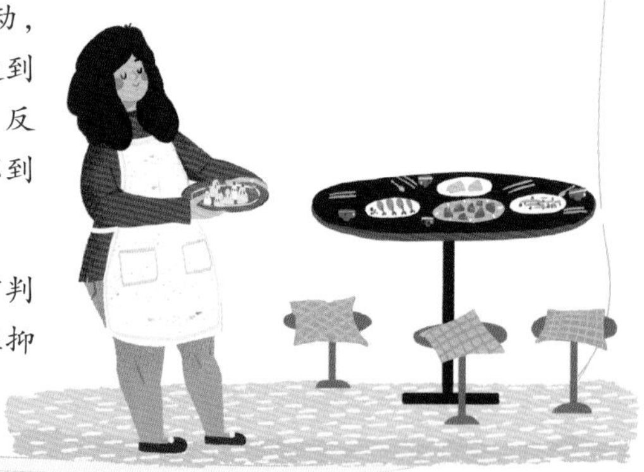

瘦身难度增大和饮食不当有关

家庭主妇看似比上班族时间更加自由，并且有条件自己下厨制作营养餐，想要保持身材应该是很轻松的事情。然而大多数女性成为家庭主妇之后，就发现自己的身体越来越胖，怎么减肥也减不下去。其实，很多因怀孕回归家庭的女性是在怀孕后才开始发胖的。

孕期“超量饮食”

怀孕期间“一人吃，两人补”，加上身体激素的变化，泌乳将会消耗很多能量，孕妈妈们需要补充大量食物来满足身体所需，这时孕妈妈们的食欲会大大增加，身体也会储备一些脂肪以供日常所需，体重上升是正常的。而生产之后，新陈代谢恢复正常，身体已经不需要那么多的能量，但大脑中枢还没反应过来，进食量却仍不受控制，所以生产6个月后，瘦身难度依然很大。

改善对策：找到正确方法，“对症戒胖”

对于“产后肥胖”，改变饮食习惯是关键。多喝水、少食多餐、用健康零食加餐都是简单易行的减肥方法。千万不能节食，也不要乱用“减肥药”“减肥针”等不科学的饮食减肥法。

Methods

除了产后“发胖后遗症”，还有一些其他原因也是主妇们减肥路上的“拦路虎”。

···下厨做饭···

场景：主妇们一般都会“先尝为快”，等到吃正餐时仍然一口都不少。久而久之食物热量摄入过多，毫无察觉。

建议：菜肴出锅前尝味道，先让家人帮忙品尝，更有助于了解家人的口味，及时调整，关键是能够避免自己吃太多。

···生活不规律···

场景：日常忙于收拾家务、照顾家人。晚上洗衣服，整理房间；早起空着肚子做饭，睡眠不好、饮食不规律。

建议：早上可以吃些高质量、不需要长时间烹调的饭菜，比如鸡蛋、牛奶、燕麦、面包等。主食类可以在前一天晚上用电饭煲预约蒸煮，蔬菜可以用凉拌、白灼等烹调方式。尽量把家务放在白天完成，保证每天 7~8 小时睡眠。

···缺乏运动···

场景：每天忙于家务劳动，其实是长期重复同样的动作，腿部等部位得不到有效锻炼，腿部很容易发胖。

建议：适当做些腿部运动。如早上把食物放进锅里蒸煮的时候，可以上下楼梯来回走动或到院子里慢跑，饭后在房间里走动或挺背站立半小时。步行去远一点的地方买菜，完成送孩子上学的事后不要急着回家，可以在家附近走一走。

更年期女性
内分泌失调，身材走样

案例

2年前，48岁的刘大姐深陷体重激增的困扰。身高168厘米的她，体重高达75千克，而且腹部赘肉明显。后来，刘大姐运用健康餐和运动训练，1个月成功减重3千克！将这套方法坚持下去，刘大姐的体重逐渐降到60千克左右，而且再也没有反弹过。

如今，50岁的刘大姐是社区老年模特队的队长，最爱的运动就是广场舞。穿上舞蹈服，腰线依然明显，完全没有人到中年的“身材危机”。

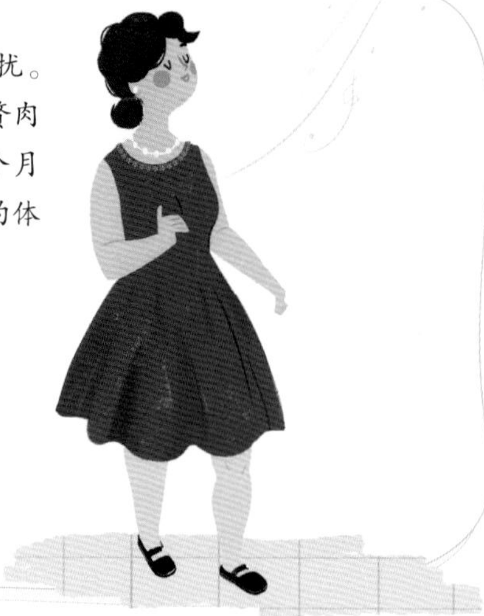

激素稳岁月静好

女性的身体一直很敏感，从青春期少女到成为妈妈，再到更年期，身体的细微变化都可能带来体型的变化。因此，青春期、孕期和更年期是女性最容易长胖的三个时期，如果某一阶段对自己要求太过放松，不注重饮食管理，赘肉就可能出现在你身体的每一个地方。更年期之所以更容易发胖，是因为此时身体会经历一系列变化，导致身体代谢力下降。

激素变化导致局部脂肪堆积

更年期肥胖和雌激素分泌失衡有关，雌激素会影响身体脂肪的分布，雌激素水平失衡，会引起脂肪在腹部堆积，导致身材走样，所以我们看到很多中年女性，肚子上肥肉堆叠、下垂松垮。

改善对策：科学瘦身，让身体“减龄”！

多数女性都会经历青春期的丰满、孕产后的发胖和更年期的身材走样。但只要科学、合理地瘦身，依旧有可能找回少女气质！

1 减少进食热量

随着年龄增加，食量会逐渐减少。更年期女性每天摄入总热量会比青春期时少5%～10%。此时如果想要减重，摄入的食物热量还要进一步减少。

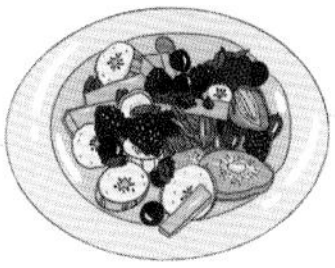

2 优化饮食结构

适量饮食，不要暴饮暴食；营养均衡，可以多吃粗粮，戒甜食和含糖饮料，摄入更多的优质蛋白，如瘦肉、蛋、奶、豆类，尽量不吃脂肪含量过高的动物内脏等食物；烹调过程应少油少盐，饮食尽量清谈。

3 避免情绪化进食

当你心情不好，出现紧张、焦虑、生气、烦躁等情绪，会特别想吃东西。此时，我们先冷静想想自己现在究竟是感觉饿还是就只想往嘴里塞东西。如果是后者，那么你就是在情绪化进食了。这时外出走走，缓解一下紧张情绪。其实食物只能带来短暂的安慰，吃对了才是爱护自己。

4 培养健康的生活习惯

合理运动能有效促进热量消耗。把日常锻炼当作一种生活习惯，饭后下楼散步半小时，到公园散散心，都是不错的选择。同时，保持良好的心态和规律的作息时间，特别是要保证充足的睡眠，这些对于减脂同样重要。

5 切勿乱用减肥药

不要滥用市场上五花八门的“减肥药”“减肥茶”。更年期时，人的体内激素正在发生改变，乱用减肥药可能造成代谢紊乱。

代谢慢人群
体重就像跷跷板，忽高忽低

案例

凯丽身高160厘米，体重一直维持在65~70千克。曾经盲目节食，连续1个月早餐只吃水果，晚上根本不吃，出现了低血糖的情况，体重虽降到了55千克，但吃点零食，体重又反弹回64千克。后来她停止这种做法并且恢复正常合理的饮食后，体重不仅降到了53千克，而且平时正常吃饭，也没有出现反弹的情况。

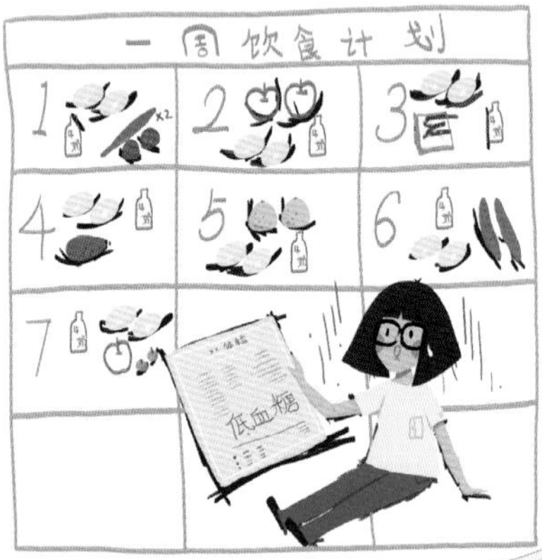

代谢率决定减肥效率

通常，食物能量有三个去处：一是维持基础代谢；二是日常活动的消耗；三是用来消化食物。我们所说的代谢，主要指的就是基础代谢。即便在休息的过程中，身体也需要能量来维持呼吸、血液循环和细胞修复等功能，即基础代谢。我们日常摄入的食物，它们产生的热量有65%~70%在维持人体的基础代谢。所以吃同样食物的两个人，基础代谢率高的人，减肥效率会明显高于基础代谢率低的人，而且前者比后者更不容易出现减肥后又发胖的情况。

影响代谢率的因素主要有三点：

年龄：随着年龄增长，肌肉量会减少，基础代谢率会逐渐降低。

性别：男性的代谢水平比女性的相对要高。

肌肉量：肌肉活动时，骨骼产生的热量会增加若干倍，能相应地提高基础代谢水平。

改善对策：运动饮食3:7，提高代谢率

基础代谢率低，不一定会引起肥胖，但一定会影响减脂的速度。所以，提高基础代谢率，才可能瘦得快又不反弹。

运动——提高代谢率的好方法

在锻炼中安排一些高强度的运动，可以很好地提升人体的基础代谢水平，做一些肌肉训练可以使基础代谢率提高6%~7%。

饮食——长期拥有理想身材的关键

既然代谢变慢，热量需求是否会相应减少？能否通过节食来减少热量摄入？绝对不行！刚开始节食，体重下降很快，但减少的都是水分和肌肉。一旦到减脂阶段，身体为了减少不必要的消耗，会主动降低基础代谢率，以适应低热量摄入的身体状况。也就是说，节食会让你的基础代谢率变得更低。哪怕你恢复正常饮食，体重也会出现较大反弹，严重影响身体健康。正确的做法是构建合理的膳食结构来提升代谢率。

- 水可以加速新陈代谢，适量喝水有助于提高基础代谢率，使脂肪不易囤积。
- 补充优质蛋白质。一般来说，饮食中蛋白质含量越高，新陈代谢速度就越快。特别是优质蛋白质，可以促进身体肌肉的合成。而且在消化蛋白质时，食物热效应高，身体消耗的能量也更多。平时适量摄入白肉（如鸡肉、鱼肉）和豆制品，坚持至少1杯牛奶、1个鸡蛋。
- 适量吃高质量的碳水化合物。一些简单的碳水化合物（如白面包和饼干）会快速提高胰岛素水平，使得更多的糖被转化为脂肪储存起来。减脂期应适量摄入高品质的碳水化合物，如全谷物、杂豆类、果蔬等食物。
- 少食多餐。每一次进食都会启动新陈代谢。所以少食多餐，避免因为饥饿而一次性大量进食，既可以增加饱腹感，又能促进身体的新陈代谢。

“夜猫族”
睡眠越少越容易肥胖

案例

琳琳将男友小明4年前后的对比照发在了朋友圈，引起了朋友们的热烈讨论。从前的小明清秀中带着帅气，朝气蓬勃，而4年后的他判若两人——发际线变高、皮肤变差，实际上他只有28岁！这4年来小明总是拼命熬夜加班，如今已臃肿得如中年男士。感同身受的朋友们也纷纷发出对比照，甚至有人的体重工作前75千克，熬夜工作一年后增至90千克！

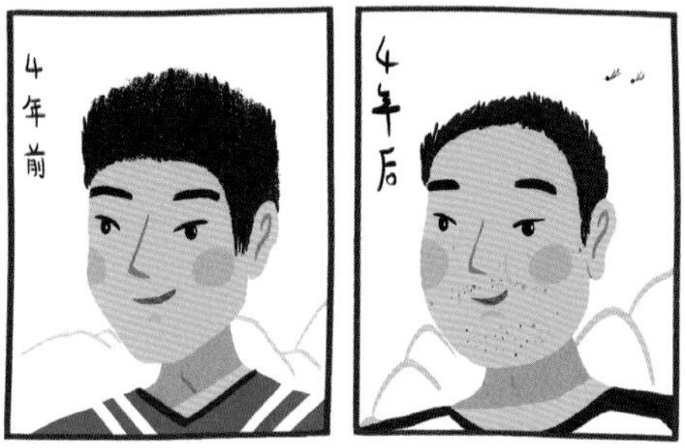

晚睡会分泌刺激食欲的激素

研究发现，每天只睡5小时的人比每天睡7小时的人更容易“长肉”。

睡眠不足会影响体内的激素平衡，让人更容易感觉到饿。身体里有两种激素在调节我们的饥饿感和饱腹感，分别是胃饥饿素和瘦素。胃饥饿素会激发食欲，瘦素能抑制食欲，增加饱腹感。当你熬夜时，胃饥饿素分泌增加，瘦素分泌减少，你会比平常更想吃甜食或薯片、面包、面条等食物。你是不是也有这样的情况：熬夜时肚子饿得“咕咕”响，然后给自己又煮上一碗泡面，或点一份夜宵？

缺少睡眠更渴望高热量食物

不熬夜的人对于食物的自控力更强。一项研究发现，延长睡眠可以让人们在饮食偏好上抑制对糖的渴望，更倾向于选择低脂肪和高蛋白质食物。

改善对策：好好睡觉就能减肥

充足的睡眠能促进新陈代谢。人在睡眠时身体各项机能运作会趋于迟缓，但新陈代谢功能仍会持续进行，不断消耗热量，这就是在睡眠中减肥！“夜猫族”们应尽快恢复正常作息，尤其是要避免熬夜！

1 用“入睡纪律”爱自己

熬夜对很多人来说，其实是种习惯。平时睡前喜欢玩手机，周末更是晚睡晚起，这样不仅不利于健康，也会影响减肥效果。给自己制定一个睡眠时间表或者定个睡眠闹钟，时间设置在11点之前，到点就去睡觉吧！

2 努力补充睡眠时间

时常会有不可避免的加班，若能提高工作效率，就能早点下班；若始终无法获得较多的睡眠时间，尽量在白天找时间闭目休息，减少身体的疲惫感。有条件的话，午睡半小时“补眠”，每天至少保证有7个小时的睡眠时间。

3 睡前别再吃东西

晚餐时间最好在睡前4个小时，用餐时不要吃大鱼大肉，因为高脂肪、高碳水化合物的饮食不利于消化，还会影响睡眠质量。

尽量不吃夜宵，若有明显饥饿感，可适量食用有助睡眠的食物，比如牛奶、香蕉、菊花茶等。

4 有氧运动能助眠

饮食加运动是瘦身的不二法则。把日常锻炼当作一种习惯，在下午抽点时间做些有氧运动，不仅可以减压和改善情绪，还有助于提高晚上的睡眠质量。

5 舒适的方式助眠

睡前听舒缓的音乐、洗个热水澡、做几次深呼吸都能有效减轻精神压力，身心放松更容易入睡。

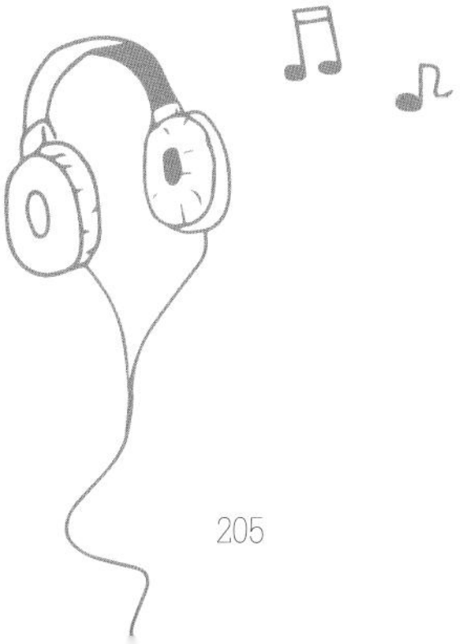

旅行者
在外放飞自我，回家体重反弹

案例

还在上大学的小伊是一个“资深旅游达人”，她想趁着自己还有相对自由的时间，深入各地体验风土人情和美味小吃,国内的大城市几乎走遍了。她对吃也特别挑剔，比如她不能吃辣，到了四川，好多东西吃不了，却对冰粉情有独钟，于是一天吃好几碗；到了广西，觉得那里蒸煮的海鲜太腥，但是油炸食物好吃，就每餐必点，一次能吃20串；到了日本，因为吃不惯生冷食物，只好每顿都吃拉面，猪骨汤一次能喝几大碗……

结果天天喊着减肥的小伊，体重一直都超重。每次刚瘦下去一点，一到放假，体重又瞬间反弹。

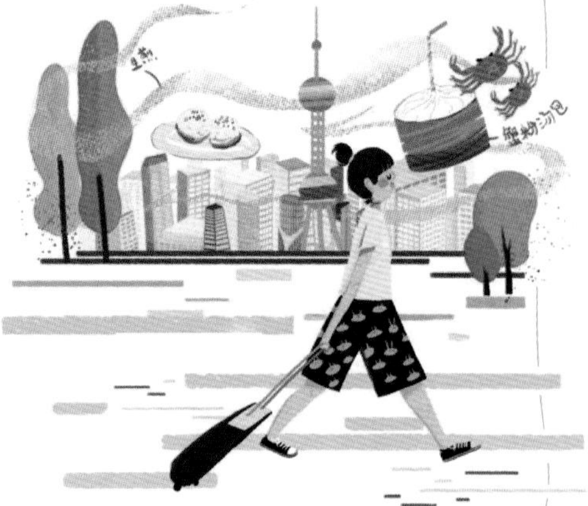

出门旅游并不意味着减脂计划停滞

经常有很多小伙伴下定决心减肥，设计好每日食谱、买好厨房秤、准备了皮尺和体重秤、制订了每天的运动计划……结果一出门旅行，“减肥大业”就这样被抛诸脑后。

规律饮食要保持

运动？没时间！饮食？不能自己做减脂餐！何况，旅游活动最不能放过的就是体验当地美食。出门旅游，最难掌控的就是一日三餐。在不同的地方游玩，当地饮食文化不一样，食物的种类、搭配方式、口味甚至卫生状况都变得不确定。此时如果不注意选择，很可能会给减脂带来很大的障碍。

改善对策：合理饮食+运动，边玩边瘦

作为一名专职的旅行自媒体人，露露天天都在世界各地来回穿梭，看起来可比小伊忙碌得多。但是她的身材却一直保持得很好。每天环游世界，还能拍各种美丽的照片，这不就是很多女孩梦寐以求的生活吗？

Methods

- 在学习了专业的营养知识后，露露结合自己的实践心得，总结出了自己的瘦身方法。比如，拍完重庆麻辣火锅的照片后，她将锅中的食材先过水再吃，把多余的油脂和辛辣味去除，佐料常选择海鲜酱或蒜泥酱油代替麻辣酱，减少热量摄入。吃西餐时，她会要求厨师煎牛排少油，自助取蔬菜沙拉时不放沙拉酱，饮料一般只喝柠檬水。

- 即使行程再忙，她也坚持吃早餐，偶尔也晒出酒店自助早餐的照片。虽然酒店的自助餐多种多样，但露露的早餐一般都搭配有粗粮的主食、优质蛋白质、大量的果蔬，少量油脂。比如一顿早餐有一份全麦三明治（搭配有生菜叶、黄瓜片、虾仁、少油煎蛋）、一份蔬菜沙拉、一杯牛奶、一个核桃和三四个腰果。

- 旅行行程满满，就没有时间运动了吗？露露在工作中，会“忙里偷闲”地锻炼，一有空就会去酒店里的健身房，跑步机、动感单车、游泳池……换下商务通勤装的她转眼变身健身美少女。

- 另外，在拍摄风景和“探店“的过程中，她经常选择步行。除了能发现更多令人惊喜的美景外，还能利用行走、爬坡等有氧运动帮助燃脂和热量消耗。

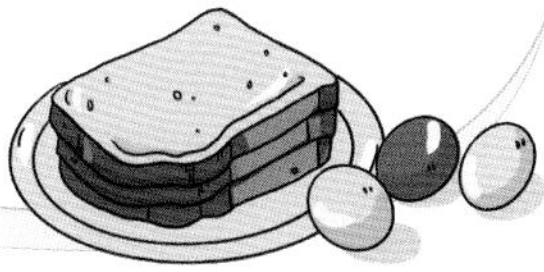

“空中飞人”出差多，越忙越胖

案例

30岁的贝妮是一名从事产品设计和制造的项目经理。因为工作需要，她经常在全世界各地出差，日常行程总是穿梭在机场、高铁站、酒店之间。因为工作原因，没时间运动，吃饭也不健康，肥胖、抵抗力下降等情况相继出现，晚上更是经常因为全身酸痛而无法入睡。

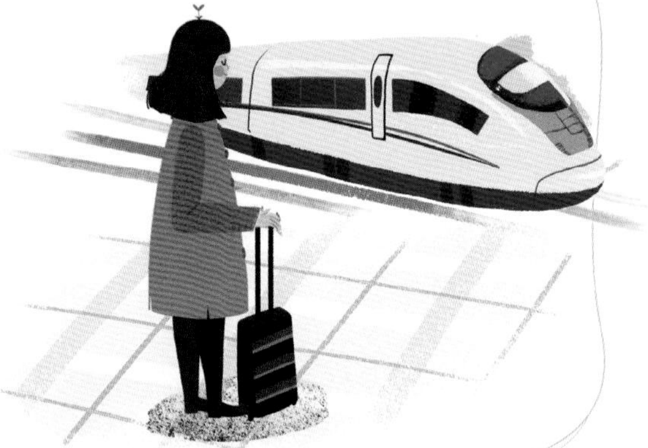

三餐不规律导致身体储备更多脂肪

有人认为舟车劳顿消耗了我们更多的体能，所以即使没有刻意减肥，也会因为疲累而变瘦。真的是这样吗？我们来看看经常出差者的日常：在不同的时间和地点来回奔波，经常不能按点吃饭，饥一顿饱一顿是常有的事。

其实饮食不规律，不仅不会瘦，很可能变得更胖！这是因为身体在代谢的时候也会像大脑一样进行“思考”。如果经常吃饭不规律——该吃饭的时候没胃口，不在饭点的时候又吃太多零食，身体就会失去“安全感”，被迫进入一种“节能状态”，细胞会拼命地吸收能量储存起来，若大部分能量被存起来了，人很快又会觉得饿了，随后又食用很多高热量的零食来解馋。

旅途缺少有效运动

出差时易缺乏持续有效的运动时间。最终你会发现，自己忙碌了一圈，不但没有瘦，反而更胖了。

改善对策：巧用时间，无时无刻不在瘦

减肥离不开六字真言——“管住嘴，迈开腿”。出差的难题也是有办法克服的：想办法在饭点的时候填饱肚子，多一些有效运动的时间。

随身携带健康零食

由于工作原因经常无法正常吃饭的小伙伴，可以随身带些健康零食，比如低GI的水果、黄瓜、酸奶、低脂饼干、粗粮面包、每日坚果等，在饭点的时候“充饥”。

不过要注意的是，如果你在饭点已经吃过一些零食，或者一天中有过几次加餐，那么到了正餐的时候，要适当少吃主食（比平时饭量减少1/3左右），避免全天总能量摄入过多。

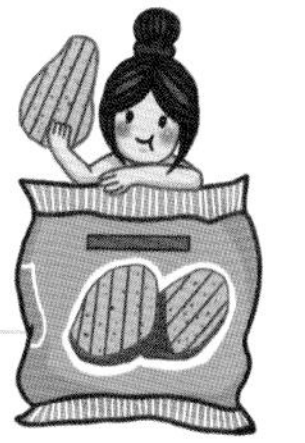

利用碎片化时间运动

首先，酒店的健身房一定要利用起来。你可以选择稍早起床，在健身房锻炼完回房间洗个澡，再精神百倍地出门工作，一天的工作效率也会更高。如果有游泳池就更好了，自在地游上半个小时，就能达到有氧减脂的效果。

其次，在机场、火车站等候的时间也不要浪费。可以在候机厅、候车室来回走几圈，这也算是有氧运动。出行时间安排合理的情况下，除去换票时间，你会有半个小时的有氧运动时间。

最后，如果你很熟悉抗阻运动项目，那么一定要挤出一些碎片时间来练习。可以随身带一条弹力带或长围巾，在合适的环境中练习一些简易动作。

饭局常客
过量饮酒增加肥胖风险

案例

对地产销售部的王经理来说，陪客户吃饭应酬是家常便饭，有时一晚至少有3场商务聚餐。饭桌上的食物通常是多荤少素，结束时往往已经是后半夜。工作3年，王经理不仅体重激增了20千克，更是在30岁的年纪就查出了严重的酒精性脂肪肝，不得不住院治疗。

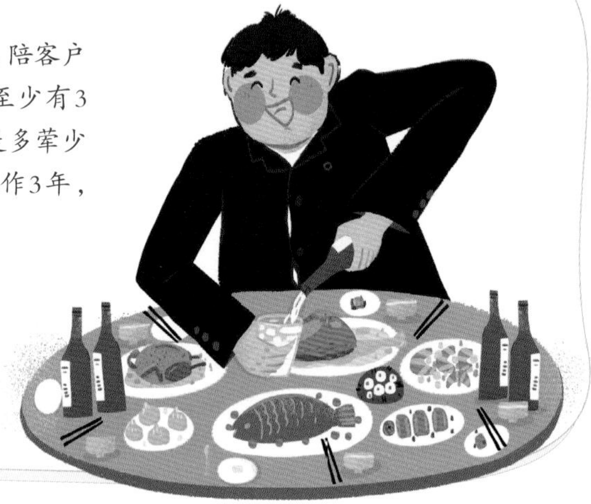

酒精为什么会让人发胖?

不少男性到中年后都挺着大大的“啤酒肚”。过度饮酒确实是引起男性发胖的重要原因之一。关心我们的家人和朋友的身体素质，就要从劝导他们“少喝酒”开始。

酒精的热量

酒精的热量比蛋白质和碳水化合物都高，仅次于脂肪！不过，这些热量并不会直接变成脂肪。根据研究表明，人体摄入的酒精大约95%会通过能量代谢被分解。喝酒之后，身体对脂肪的消耗率会下降73%。也就是说，身体减速消耗脂肪，转而使用酒精作为“燃料”了。

热 量 对 比

酒精	28千焦/克
脂肪	36千焦/克
蛋白质	16千焦/克
碳水化合物	16千焦/克

改善对策：多一份沟通，少一点饮酒

除了在职场上，生活中，逢年过节、亲朋好友聚会，人们也很难做到滴酒不沾。但是沟通与合作不仅仅是要通过“酒局”来实现的。

- 实在推不掉的应酬，尽量把时间定在中午。因为午餐时间一般较短，食量和酒量都比较好控制。
- 聚餐时，可以采用分餐制，把每样菜都夹一点到自己盘中，盘子满了就不再夹，吃完换下一样，或饭局到一半就主动放下筷子。
- 饮酒时，选择红酒、轻淡型啤酒，但也要适量饮用。在饮酒间隙多喝水，多吃蔬菜。建议先吃菜，再喝酒，千万不要空腹饮酒。
- 喝酒后，少吃或不吃主食，也不要马上运动，因为酒精会使激素失衡，加速分解代谢，比如皮质醇增多，加速肌肉分解。酒后运动不仅不会瘦，反而带来更多健康隐患。
- 如果饭后仍有应酬，最好吃饱了再出门，饱腹感可以帮助你控制食欲和饮酒量。或者备些健康零食，以防喝酒后又大吃大喝。

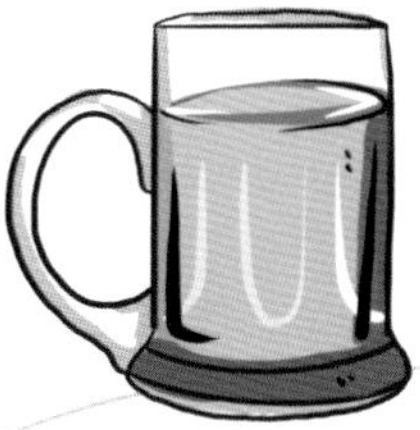

啤酒

1 罐（330 毫升）啤酒的热量相当于两片切片面包（约 40 克）的热量。

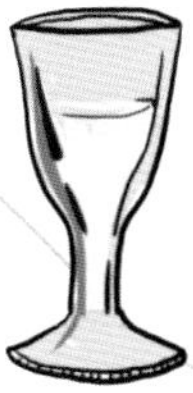

白酒

1 小杯（50 毫升）中度白酒的热量与 2 根香肠的热量差不多。

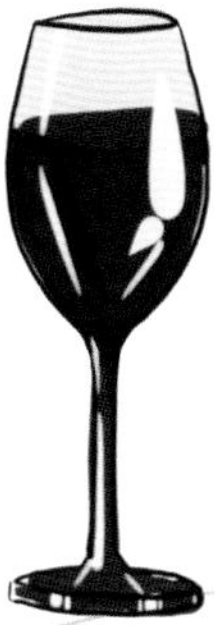

红酒

1 杯（100 毫升）红酒的热量约为 400 千焦。

图书在版编目（CIP）数据

代谢好 自然瘦 / 金紫亦著 . -- 南京 : 江苏凤凰科学技术出版社 , 2020.4
（汉竹 · 白金女人系列）
ISBN 978-7-5713-0829-2

Ⅰ.①代… Ⅱ. ①金… Ⅲ. ①女性—减肥—基本知识 Ⅳ. ① R161

中国版本图书馆 CIP 数据核字（2020）第015927号

凤凰汉竹

中国健康生活图书实力品牌

代谢好 自然瘦

著　　者	金紫亦
主　　编	汉　竹
责任编辑	刘玉锋
特邀编辑	徐键萍　许冬雪
责任校对	杜秋宁
责任监制	刘文洋
出版发行	江苏凤凰科学技术出版社
出版社地址	南京市湖南路1号 A 楼，邮编：210009
出版社网址	http://www.pspress.cn
印　　刷	南京新世纪联盟印务有限公司
开　　本	720mm × 1 000 mm　1/16
印　　张	14
字　　数	300 000
版　　次	2020年4月第1版
印　　次	2020年4月第1次印刷
标准书号	ISBN 978-7-5713-0829-2
定　　价	42.00元

图书如有印装质量问题，可向我社出版科调换。